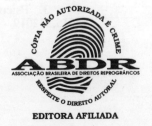

EDITORA AFILIADA

Dados de Catalogação na Publicação (CIP) Internacional
(Câmara Brasileira do Livro, SP, Brasil)

Whitmont, Edward C., 1912-
Psique e substância : a homeopatia à luz da psicologia junguiana / Edward C. Whitmont ; [tradução de Maria Léa Schwarcz, Maria Sílvia Mourão Netto]. — São Paulo : Summus, 1989.

Bibliografia.

1. Homeopatia — Discursos, ensaios, conferências 2. Jung, Carl Gustav, 1875-1961 I. Título. II. Título: A homeopatia à luz da psicologia junguiana.

89-0160

CDD-165.532019
-155.264
NLM-WB 930

Índices para catálogo sistemático:

1. Homeopatia e psicologia : Ciências médicas médicas 615.532019
2. Jung, Carl Gustav : Teoria : Psicologia individual 155.264
3. Psicologia e homeopatia : Ciências médicas 615.532019

Edward C. Whitmont

PSIQUE E SUBSTÂNCIA

A Homeopatia à Luz da Psicologia Junguiana

summus editorial

Do original em língua inglesa
PSYCHE and SUBSTANCE — *Essays on Homeopathy in the Light of Jungian Psychology*
Copyright © 1980 by Edward C. Whitmont

Tradução de:
Maria Léa Schwarcz
Maria Sílvia Mourão Netto

Revisão Técnica da Parte de Homeopatia:
Grupo de Estudos — Associação Paulista de Homeopatia:
Antonio Vital Dourado
Cecília H. Piraino Grandke
Célio Bernardes Andrade
Dornelis Benato
Eduardo Peixoto
Jeni M.M. Coronel Lustosa
Rubens Lara Nunes

Revisão Técnica da Parte de Psicologia:
Núcleo de Estudos em Psicologia Analítica:
Denise Mondejar Molino
Lucy Coelho Penna
Maria de Lourdes Pereira Minari
Valéria Peluso Marques

Fotografia da capa:
Nebulosa Planetária NGC 7293 em Aquarius,
telescópio Hale de 200 polegadas.

Proibida a reprodução total ou parcial
deste livro, por qualquer meio e sistema,
sem o prévio consentimento da Editora.

Direitos para a língua portuguesa
adquiridos por
SUMMUS EDITORIAL LTDA.
Rua Cardoso de Almeida, 1287
05013-001 - São Paulo, SP
Telefone (011) 872-3322
Caixa Postal 62.505 - CEP 01295-970
que se reserva a propriedade desta tradução

Impresso no Brasil

ÍNDICE

Apresentação à Edição Brasileira — Grupo de Estudos.
Associação Paulista de Homeopatia.................................. 9
Apresentação à Edição Brasileira. Núcleo de Estudos em Psicologia Analítica 11
Introdução 13

1a. Parte
Uma Visão Geral

A Prática da Homeopatia... 20
A Caminho de uma Lei Básica para o Inter-relacionamento Psíquico e Somático 30
A Lei dos Semelhantes na Psicologia Analítica 47
Constituição e Disposição... 52
Natureza, Símbolo e Realidade Imaginária...................... 58

2a. Parte
Remédios Homeopáticos e Suas Formas Arquetípicas

A Não-Causalidade como Princípio Unificador da Psicossomática Sulphur 78
Licopodium — Um Estudo Psicossomático 91
Natrum Muriaticum... 97
Análise de uma totalidade dinâmica: Sepia...................... 104
Phosphor.. 118
Calcarea e Magnesium — Uma comparação..................... 134
Reflexões Psicofisiológicas sobre o Lachesis 146
Carbo Animalis 154
Policrestos *versus* Medicamentos menos usados — Sintomas Adicionais do Lactrodectus Mactans............................. 157

Lactrodectus Mactans 161
Mandragora 164
Aristolochia Clematis 170

3a. Parte
A Prática

O Problema do relacionamento corpo-alma na prescrição ... 176
Os Problemas da Prescrição Crônica............................ 184
A Psicossomática 194
Impaciência: Um diagnóstico diferencial...................... 200
Cirurgia: Uma atitude da medicina atual 209

4a. Parte
Estudo de Casos

Diáteses alérgicas 216
Indicações Novas ou Esquecidas de tuberculinum............. 219
Nosódios Intestinais... 222
Miasmas Crônicos.. 225

AGRADECIMENTOS

Com exceção de dois dos artigos deste livro, todos os demais foram apresentados em várias reuniões profissionais entre 1948 e 1955. Teriam permanecido esquecidos em meio a pastas de cópias abandonadas se não fosse pela insistência da dra. Maesimund B. Panos. Sou-lhe profunda e sinceramente grato pela existência deste livro. Se ela não tivesse reunido os vários ensaios e instado comigo durante todo esse tempo para que os revisse, e depois encontrado um editor, eu ainda estaria aguardando uma oportunidade, que talvez jamais se concretizasse, para a possível apresentação de uma teoria de campo mais consistente sobre a psicossomática. É graças a seus esforços que todo esse material encontra-se atualmente disponível, nesta forma fragmentada. Espero que possa servir como auxílio e incentivo para aqueles que ousam aventurar-se pelos limites em que se entrelaçam psique e matéria, essa obscura e misteriosa área da substância desmaterializada.

Sou muito grato a Dana Ullman que, por sua própria iniciativa, coletou e começou a divulgar este material, assim como a Richard Grossinger que, junto com Ullman, empreendeu a tarefa de publicá-lo.

Quero agradecer também a *Spring Publications*, pela autorização para reproduzir "Nature, Symbol and Imaginal Reality", e à *Princeton University Press* pelas citações de Carl G. Jung.

The Collected Works of Carl Gustav Jung, tradução de R.F.C. Hull, Bollingen Series XX. Excertos reproduzidos com autorização de *Princeton University Press*.

Agradecimentos especiais a Barbara T. Blair que transpôs os rodapés dos *Collected Works* de Carl Jung (Princeton University Press), em seis dos artigos.

Alguns destes ensaios foram previamente publicados por *The Homeopathic Recorder* e *Journal of the American Institute of Homeopathy*.

APRESENTAÇÃO
à Edição Brasileira

Grupo de Estudos
Associação Paulista de Homeopatia

Esta obra chegou "sincronisticamente" passando por vários grupos interessados até que fosse traduzida. Foi preciso um tempo de incubação, de permanência na quietude para depois emergir em língua portuguesa. O autor faz uma abordagem holística e nos propõe uma atitude de disposição para buscar na totalidade dos conhecimentos, os instrumentos para a compreensão do ser humano na saúde e na enfermidade, alertando para a confusão entre "holismo e psicologismo", tendência sempre atual de considerar toda patologia como secundária às atitudes psicológicas. Esta visão ainda é resquício da dicotomia cartesiana entre mente e corpo. A proposta é uma visão integral com uma inter-relação entre saúde e doença que tem o mesmo objetivo que é cumprir a evolução de ser humano. "Aparentemente a capacidade de ficar doente é parte integrante do plano básico da natureza humana apesar dos esforços mentais em contrário".

Após essas considerações iniciais o autor passa a analisar e correlacionar a Homeopatia e o medicamento homeopático aos conceitos da psicologia analítica, buscando raízes e realmente encontrando na alquimia, na antroposofia e, seguindo na evolução do pensamento, na psicossomática, pontos de apoio para a compreensão do medicamento homeopático, aproximando-o dentro da psicologia analítica ao conceito de arquétipo. Aproximar a homeopatia da psicossomática pode ser uma ousadia, mas de grande valor. Perceber a abrangência do medicamento homeopático na patogenesia, tanto na área mental quanto física, representa uma abertura para a homeopatia, onde tão poucas aproximações podemos ver com a alopatia.

É como se estivéssemos nos movendo em uma linha onde os pontos começam a se tocar.

Seguindo mais ainda na evolução do pensamento humano é nos conceitos da física quântica, já mencionados por Jung em suas obras e também citados pelo autor que podemos vislumbrar, no futuro, subsídios para o esclarecimento dos mecanismos de ação do medicamento homeopático.

Como pontos altos do livro podemos citar a abordagem feita do medicamento *Natrium Muriaticum* que a nosso ver transcende, eleva e ao mesmo tempo nos remete às raízes da humanidade.

Não pensamos que esta obra venha a esgotar as questões da homeopatia, da psicologia, enfim da saúde e doença, mas entendemos que abre perspectivas de novas abordagens integradas. É com esta expectativa que apresentamos este trabalho.

APRESENTAÇÃO
À Edição Brasileira

Núcleo de Estudos em Psicologia Analítica

Em fins de 1987, quando os originais em inglês, de Psique e Substância, de Edward Whitmont nos chegaram às mãos, nosso grupo de estudos realizava um trabalho de coletânea e leitura de várias obras da teoria e prática homeopáticas.

O interesse pela homeopatia surgiu de nossa experiência pessoal e profissional e, especialmente, da observação dos nossos pacientes de psicoterapia quando sob a ação de medicamentos homeopáticos. Encontramos ressonância e afinidade entre a abordagem homeopática em Medicina e o método de trabalho que adotamos em Psicologia Clínica. A partir deste ponto, a tradução e revisão dessa obra correspondeu sincronicamente a nossa disposição interior para integrar estes novos conhecimentos ao referencial teórico de C.G.Jung.

Dentro de uma abordagem junguiana e organísmica, são utilizados métodos verbais e técnicas de integração fisiopsíquicas, onde a palavra, o contato terapêutico e, particularmente, o interesse sincero e afetivo no crescimento do paciente representam os estímulos reorganizadores que liberam a energia psíquica dos núcleos de tensão. Esta integração terapêutica favorece novas configurações posturais, afetivas, cognitivas e anímicas.

Com propriedade, Whitmont leva a reconhecer os padrões simbólicos, subjacentes às polaridades saúde e doença, abrindo uma discussão que permite repensar as posições unilaterais, sempre perigosas, ainda presentes no raciocínios psicológico e médico atuais, que teimam em tratar os fenômenos psíquicos e somáticos como mutuamente excludentes.

Nos capítulos dedicados aos quadros de medicamentos, por exemplo, o Autor apresenta as correlações entre as manifestações psicoafetivas e os sintomas corporais que são associadas analogicamente à própria natureza dos medicamentos. Estas correlações devem ser apreciadas como um produto de longa evolução dos dinamismos microcósmicos (homem) e macrocósmico (natureza em geral). Do mesmo modo, Jung se refere largamente em sua obra às coligações entre corpo e psique, também analogicamente representados no processo de Conjunção do Céu com a Terra, ou ainda da Matéria com o Espírito. Na prática terapêutica, observa-se que o processo das pessoas no seu caminho para *individuação* reapresenta os trânsitos de ligação entre o corpo e a psique, não raro aparecendo doenças cujo significado precisará ser compreendido pelo sujeito, para poder transformar as suas energias psíquicas.

Este livro é, portanto, indicado a todos aqueles profissionais que, individualmente ou em grupo, são sensíveis à necessidade de colocar mais alma em suas atividades e buscam configurações cada vez mais amplas para as suas atuações.

Aos educadores, aos pais e mães de família e às pessoas em geral, esta obra é preciosa pela qualidade das informações que traz. Em função das idéias tradicionalmente estabelecidas sobre os conceitos médico e psicológico, é possível que haja certa dificuldade no início da leitura. Porém, não se deve supor que as dificuldades sejam aparentes porque se trata de uma verdadeira mudança de mentalidade. Na época de transição em que vivemos, este livro é um estímulo importante para reflexão.

A perplexidade e a dúvida pertencem ao gérmen do novo.

INTRODUÇÃO

"Aude Sapere"

Os quadros de medicamentos contidos neste livro, escrito em grande parte de 25 a 30 anos atrás, foram tentativas de exploração de uma nova forma de pensamento, a que eu chamaria de imagético e analógico em oposição ao abstrato e causal. De modo geral, essa forma de pensamento restringiu-se, até recentemente, aos artistas. As sóbrias catedrais da ciência mantiveram-se fechadas a essa maneira de pensar, como também mantiveram-se fechadas a considerações sobre homeopatia e suas implicações práticas e teóricas.

O racionalismo e positivismo dos séculos XVIII e XIX, companheiros de viagem do mercantilismo e da industrialização, levavam a pensar somente em termos de causalidade mecânica e utilidade em função da sobrevivência. A idéia de que forma e padrões são meramente um jogo da natureza, sem outro objetivo que não a sua própria realização, era totalmente inconcebível e inaceitável. No entanto, conforme se descobriu na microfísica, assim como na obra de Jung sobre psicologia profunda, os processos de forma são subjacentes à dinâmica básica tanto da matéria quanto da psique. Padrão, analogia e mesmo a estética estão implícitos na forma. Conseqüentemente, é necessária uma sensibilidade especial, pouco comum em nosso treinamento científico, para possibilitar a percepção e reconhecimento de formas analógicas. No entanto, este pode ser um meio eminentemente útil para se deslindar inter-relacionamentos funcionais e apontar direções de energia e manifestações. Acima e além da dinâmica mecânica e química, os padrões de forma são expressões de correlações simbólicas, correlações de analogia ou semelhança, de "como se". A física nuclear também faz uso de imagens simbólicas para criar modelos de comportamento de entidades primordiais, cuja descrição seria impossível por outros meios; e a psicologia profunda descobriu que imagens e correlações simbólicas são os mais poderosos transmissores de energia, capazes de "mover montanhas".

O pensamento imagético e simbólico é, além de tudo, extremamente útil, auxiliando na apreensão dos "quadros de medicamentos" constitucionais de matéria médica homeopática. Além disso, pode abrir nossos olhos para uma nova visão da existência, ajudando-nos a conceber o modo pelo qual psique e soma, homem e terra funcionam como diferentes aspectos de um campo integrado. Como tal, isto já não constitui novidade. É amplamente discutido entre os estudiosos do meio ambiente e os interessados em psicologia humanista e transpessoal, bem como em religiões orientais. Porém, em termos de sua aplicação específica, esse ponto de vista não progrediu muito além de uma espécie de neo-romantismo, uma filosofia de vida, que pode ser importante e valiosa, porém, com exceção de algumas pesquisas do cérebro humano, tem tido até aqui pouca influência em trabalhos científicos práticos.

Por outro lado, a homeopatia oferece-nos um verdadeiro tesouro em informações de ordem prática, extremamente confusos à primeira vista e devastadores em função do pensamento científico tradicional. Se porventura esses dados fossem aceitos para verificação, provocariam uma revisão de várias posições básicas na fisiologia, psicobiologia e na patologia. A química e a mecânica não mais poderiam ser consideradas como reguladores fundamentais. Forma, imagens — como padrões arquetípicos autônomos realmente transcendentais anteriores às substâncias e interagindo com elas, dirigindo a força vital, portanto a bioquímica, fisiologia e psicologia — provariam ser os reguladores básicos. Estas formas padrões autônomas transcendem, bem como incluem aquilo que, por hábito, separamos em compartimentos classificados: interior e exterior, alma e corpo, homem e natureza, saúde e patologia, matéria sólida e energia impalpável. "Tudo que é transitório é apenas um símbolo ..." (J.W. Goethe, *Fausto*, 2a. parte).

E, contudo, esta ciência imagética, disposta e capaz de pensar em padrões simbólicos, está atualmente ainda engatinhando e não existia na época de Hahnemann. Conseqüentemente, de acordo com os cientistas ortodoxos, os fundamentos teóricos da homeopatia não podiam e "não deviam" ser considerados como verdadeiros. Eles assim pensavam não porque não funcionasse, mas porque "simplesmente não podia funcionar", fundamentavam-se *a priori* em convicções preconceituosas. Como resultado, médicos e biólogos recusaram-se a investigar o alcance da homeopatia através de experiências clínicas. Aqueles poucos que tentaram, tornaram-se homeopatas convictos.

Somos levados a recordar a época de Galileu, Copérnico e Kepler, quando a idéia de que a Terra é que se movia e não o Sol fora rejeitada de imediato como heresia. O clero da época de Galileu recusava-se até mesmo a olhar pelo telescópio para verificar as luas de Júpiter, que Galileu afirmava ter descoberto. Como as Escrituras não fazem nenhuma referência às luas de Júpiter, conseqüentemente elas não podem e não devem existir. A mente humana tende a se agarrar a opiniões estabelecidas como a uma religião que promete a segurança da ordem sobre e em oposição aos caos. Qualquer desafio a essas questões representa uma ameaça a esse sentido de segurança religiosa. Isto é tão verdadeiro hoje, em nossa época tão "iluminada e racional", quanto o era nas épocas do obscurantismo. A única alteração está no nome do dogma infalível: "A sagrada Igreja nos ensina", transformou-se em "A ciência nos ensina". E são lentas as mudanças nas religiões e nas convicções existenciais.

Segundo descobertas feitas por físicos nucleares, no reino subatômico a natureza se comporta de modo inteiramente diferente daquele que julgamos perceber a olho nu e através do nosso bom senso. O que chamamos de matéria visível é apenas uma percepção simbólica, "como se" fosse uma condensação de algo desconhecido, talvez incognoscível, porém descritível e funcional em termos de imagem, tal como o modelo do átomo ou de um *stratum* psíquico. É "Formação, Transformação, o Eterno Recriar da Mente Eterna" (Goethe, *Fausto*, 2a. parte). Continuamos, contudo, a tratar a realidade do dia-a-dia como se imagem e dinâmica psíquica fossem irrelevantes e separadas dos acontecimentos "materiais" que, de modo geral, ainda são considerados como determinados pelo acaso.

Nesta época de transição existe, como forma de compensação, a tendência de se confundir holismo com psicologismo, considerar toda patologia como secundária às atitudes psicológicas. A velha dicotomia cartesiana prevalece ainda dentro desse enfoque, porém com reversão dos denominadores. O corpo é tratado aqui como sendo um epifenômeno da mente e não como antigamente, o oposto. Hoje em dia, uma atitude "correta" da mente é considerada como o fator determinante exclusivo para a cura ou prevenção de doenças, ao evitar o *stress* e a tensão. É certamente verdadeiro que uma perspectiva de vida pessimista, a repressão dos conflitos e das tensões psicológicas resultem em patologia orgânica e que uma postura positiva ajude na recuperação e na manutenção da saúde; também é verdade que nenhum ser humano vivo pode evitar totalmente as tensões, o *stress*, os conflitos, repressões, depressões e as decepções. Na realidade, complexos psicológicos e crises são fundamentais na construção da personalidade. Frustração e repressão são condições tão inevitáveis na construção do ego quanto a aprovação, o sucesso, a satisfação e a alegria. Aparentemente a capacidade de ficar doente é parte integrante do plano básico da natureza humana, apesar dos esforços mentais em contrário. Além disso, não somos apenas mentes flutuando livremente, mas sim mentes incorporadas. Uma visão holística genuína não pode deixar de ver o corpo como a manifestação visível da mente, e a mente como expressão do modo de incorporação de um determinado ser individual. Do mesmo modo que nossas psiques não estão apenas abertas aos padrões de energia que nos rodeiam mas também participam nas mesmas, nossos corpos interagem com a matéria e são partes dos processos da terra e da natureza. E a natureza não é apenas bondosa e generosa; é também destrutiva e terrível. Um modo de vida natural não garante boa saúde. Viver perfeitamente integrado à natureza representaria, por certo, uma volta à vida selvagem. O homem primitivo também conhecia a doença. A civilização, sem dúvida, produz sua própria patologia, como também o primitivismo natural. Para onde quer que nos viremos, não podemos evitar as crises e as doenças. A tendência a elas é, aparentemente, um dos aspectos da dinâmica da terra, como também a cura. São os dois lados da mesma moeda. ''Aquilo que fere trará a cura'', é a mais antiga formulação do *similia similibus curentur* (a lei dos semelhantes na homeopatia); é a sabedoria do inconsciente ou dos deuses e tem como origem o oráculo de Delfos em resposta ao ferimento de Telefos (Telefos significa: a luz longínqua).

A evidência das provas* homeopáticas e a eficácia do semelhante, selecionado a partir da específica totalidade dos sintomas, demonstram que para cada possível personalidade, bem como padrão organicista e, portanto, para cada possibilidade de padrão de doença existe também um padrão de matéria ''lá fora'' que a duplica minuciosamente. As ''provas'' demonstram que toda matéria existente contém ou incorpora um potencial de desordenamento da existência humana que pode ser ativado pelo processo de potencialização, uma dessubstancialização que transforma mesmo as chamadas substâncias ''inertes'' em agentes potentes. A desordem comprovatória é provocada por repetição insistente ou por simples superdosagem daquilo que, em uma única dose, deveria curar. A desordem comprovatória demonstra o efeito do desequilíbrio, produzido aqui deliberadamente, e espontaneamente em moléstias naturais. A descontinuidade do desequilíbrio comprovatório resulta na restauração do equilíbrio. (A não ser que o poder de restauração esteja saturado pelo uso indevido; neste caso trata-se de envenenamento.)

---

* Veja artigo intitulado ''A Caminho de uma Lei Básica do Inter-relacionamento Psíquico e Somático'' para a definição de provas e descrição de sua metodologia.

Alquimistas medievais consideravam o homem como uma réplica microcósmica do macrocosmo da natureza. Em função disso, Paracelsus acreditava que as doenças deveriam ser classificadas como doenças de chumbo, prata, ouro, Saturno, Lua, Sol, ou qualquer outra substância, de acordo com o padrão cósmico que lhes corresponda ou as ative. Esta afirmação é sustentada pela homeopatia, tanto experimental quanto clinicamente. Todo distúrbio da saúde, seja ele orgânico ou simplesmente funcional, é "um apelo ao medicamento" ou, como disse Hering, "um grito pelo processo que é a sua forma análoga macrocósmica, podendo restaurar o equilíbrio quando colocado em confronto com o processo da moléstia. Quando os processos externo e interno são levados ao confronto, eles aparentemente se anulam. No entanto, é mais que uma anulação: a hipoatividade é estimulada e a hiperatividade é acalmada. Desequilíbrio é doença; a confrontação restaura o equilíbrio e cura.

Contudo, aquilo que eventualmente tem poder de cura pode também causar doença. E somente aquilo que pode causar doença pode também curar. Viver significa estar exposto às ondulações de equilíbrio e desequilíbrio, experimentando e confrontando ambos.

Não existe *a priori* nenhuma forma intermediária idealmente segura que nos garanta normalidade permanente. A própria tentativa de nos agarrarmos a um caminho "seguro", sem riscos, que evite a experimentação e a descoberta, cria sua própria patologia compensatória de uma vida não vivida e de rigidez. A psicologia profunda nos ensinou isto e é aparentemente confirmada pela patologia dos aposentados. Fazer todo o possível para evitar problemas só serve para atraí-los em outras formas. "Espere veneno de águas paradas", prevenia Blake.

Psicologicamente, o desenvolvimento da personalidade ocorre através de crises e confrontações com situações ou problemas arquetípicos, mais especificamente padrões humanos típicos, tais como: dependência, separação, intimidade, competição, agressões, amor; complexos de pai, mãe, da criança, do herói, ou do mal, apenas para mencionar alguns. A psicopatologia se configura quando os desafios contidos nesses padrões não têm anteparo adequado da consciência. Estamos então ameaçados de sermos dominados por eles. A confrontação consciente, a capacidade de deliberadamente sobrepujar, vivenciando-os emocional e fisicamente; a sua realização simbólica, tal como nos psicodrama ou em grupos de vivência protegemnos da compulsão destrutiva de "assumirmos o papel", de sermos vítimas de nossos complexos. Os impulsos potencialmente destrutivos são "atenuados" por meio de técnicas de confrontação deliberada e através de experiências simbólicas "como se", ativa-se uma dimensão de sentido, um "centro" quase espiritual, que leva a um novo equilíbrio entre ego e impulsos.

É um testemunho admirável da unidade da existência cósmica o fato de o análogo dinâmico encontrar-se também ao nível orgânico e biológico em distúrbios adaptativos agudos, constitucionais e temperamentais na forma de doenças que exigem que seu contrapadrão arquetípico seja confrontado através do semelhante em sua potência "simbólica" atenuada ou essência dinâmica.

Saúde e doença são apenas variantes da mesma dinâmica vital; são expressões das formas padrões arquetípicas, equilibradas ou desequilibradas, integradas ou em desintegração, diferenciadas ou indiferenciadas.

Sendo o processo vital um jogo de forma em constante fluir, tateando, experimentando com novas possibilidades e variantes de diferenciação, o equilíbrio sofre constantes mudanças por arriscar-se ao desequilíbrio. Normalidade e anormalidade, doença e saúde são, aparentemente, os modos pelos quais a vida tenta atingir diferenciações cada vez mais sutis. E o espírito e a vida pertencem à "interioridade" (*inwardness*) da matéria, como o chamou Teilhard de Chardin, animada ou inanimada, tanto "lá fora" como dentro de nós. Entretanto, interior e exterior, dentro ou fora são no máximo imagens simbólicas. Aplicam conceitos de espaço à dimensão de realidade, os quais estão além do espaço, do tempo e da compreensão. Através da nossa vida concreta e com a ajuda de nossa capacidade imaginária temos necessidade de encontrar, confrontar e integrá-las simbólica e experimentalmente.

Concluindo, creio que devo adverti-los quanto à prescrição prática da homeopatia. Os quadros de medicamento-personalidade que aqui apresentamos oferecem apenas uma dentre inúmeras possibilidades de abordagem do estudo da matéria médica. Eu chamaria de uma perspectiva ampla, o que de outra forma se perderia num emaranhado de detalhes. No entanto, esta visão geral omite detalhes de importância decisiva numa determinada situação. A visão geral pode de ajudar-nos a ver nos detalhes um contexto do significado; detalhes que, de outra maneira, teriam que ser memorizados mecanicamente. Às vezes esta perspectiva pode até conduzir a uma prescrição acurada, especialmente nos estados crônicos constitucionais.

Entretanto, devido às constantes superposições das semelhanças constitucionais, o passo do *simile* da *simillium* que resolva o problema exige um cuidadoso reestudo das modalidades e particularidades que somente pode ser proporcionado pela comparação do repertório e da matéria médica.

1.ª Parte

UMA VISÃO GERAL

A PRÁTICA DA HOMEOPATIA

Primeiramente, tentarei responder a uma pergunta que me foi feita repetidamente e que eu mesmo me fiz algumas vezes. Por que existe tão pouco conhecimento e aceitação com relação à homeopatia por parte de tantos médicos? Creio que existe uma razão básica para isso e que não deve ser subestimada. A dificuldade inicial para o entendimento da homeopatia reside no fato de abordar a ciência de forma fundamentalmente diversa da abordagem predominante — e, notem, eu disse *abordagem da ciência* e não *abordagem científica* —, isto é, o método geralmente adotado nos últimos cem anos. O enfoque homeopático é finalista e fenomenológico em vez de causal. A homeopatia não avalia a situação — uma doença, por exemplo — do ponto de vista de "qual é o agente causador", que é o procedimento habitual da medicina moderna. Não se pergunta: qual infecção, qual anomalia química, que alteração da estrutura etc. é a base da doença e deve, portanto, ser removida; mas dirige-se ao que podemos denominar de fenômeno da totalidade constitucional. Considera o fenômeno na sua *totalidade* mais em termos *descritivos* que *causais*.

Poderá parecer pelo que foi dito, quase por definição e pela condenação contida em minhas próprias palavras, que eu qualificaria a homeopatia como não-científica, pois não é óbvio que devemos procurar a causa da anomalia e afastá-la? De fato, a homeopatia foi classificada de não-científica por precisamente esta razão: a de se negar a proceder dessa maneira, e muitos dos que tentaram envolver-se com ela acharam este enfoque bastante singular.

Apresentarei aqui o testemunho de um cientista moderno — Robert Oppenheimer, do Institute for Advanced Study de Princeton —, citando trechos de um discurso feito em março de 1956 a um grupo de psicólogos:

"Gostaria de dizer algo sobre o que a física deve ao bom senso, algo que deve ter-se desgarrado ... pois parece-me que o pior de todos os mal-entendidos seria a psicologia se conformar a seguir um modelo de física que não mais existe, que já está ultrapassado.

No início do século recebemos como herança a noção do mundo físico como um mundo causal, no qual todo e qualquer acontecimento poderia ser explicado se fôssemos engenhosos; um mundo caracterizado pelos números, onde tudo que fosse de interesse poderia ser medido e quantificado, um mundo determinista, um mundo onde não havia lugar para a individualidade, no qual o objeto de estudo simplesmente estava lá, não sendo afetado pela maneira como o estudassem ...

Este quadro extremamente rígido ficou muito a dever ao bom senso ...

Temos cinco aspectos que conseguimos repor na física ... com total objetividade no que diz respeito à nossa compreensão um do outro, sem qualquer ambigüidade e com total sucesso técnico fenomenológico.

Um deles é ... que o mundo físico não é inteiramente determinável. Poderão ser feitas previsões a seu respeito, mas estas são de ordem estatística; e todo evento contém em si o elemento da surpresa, do milagre, de algo que não se pode calcular, definir. A física é previsível porém dentro de limites; seu mundo é ordenado, mas não completamente causal.

... A ciência clássica era diferencial. Qualquer acontecimento podia ser desdobrado em elementos mais sutis e assim analisado ... Cada par de observações como: 'conhecemos isto, podemos predizer aquilo' é uma coisa global; não pode ser desdobrada.

E, finalmente, todo o evento atômico é individual. Não é passível de reprodução nas suas características essenciais. (Robert Oppenheimer, *Analogy in Sciences*, Inst. for Advanced Study. *The American Psychologist*, março 1956.)"

Isto posto em linguagem simples significa que na física moderna chegamos à conclusão que os fenômenos nem sempre podem ser explicados em termos de uma corrente de causa e efeito, pela qual uma causa leva a um efeito previsível, mas sim que tais fenômenos devem ser compreendidos num sentido inteiramente diferente, como partes quase individuais de um total geral, dentro de um esquema global. Um exemplo disso é o que se define como um *campo energético*. Dentro desse campo os vários efeitos não são interdependentes de maneira causal; portanto, sua disposição pode ser prevista apenas estatisticamente; e um campo é *definido* não como *sendo* isto ou aquilo, mas apenas indiretamente — isto é, descritivamente —, através de padrões e formas de matéria que manifestam sua influência. Isto é básico para os nossos artefatos modernos. Não podemos dizer o que é, pois não o sabemos. Podemos apenas dizer como se comporta. Fazemos isso mediante a descrição de uma variedade de fenômenos e fatos que são os componentes de um total geral padronizado, ou seja, um quadro. Esta é precisamente a maneira de agir de um homeopata ao analisar aquilo com que lida na doença. Ele organiza, analisa, coleta um quadro. Falamos e pensamos em *quadros de medicamentos*. Analisamos a expressão de um campo de energia da doença, desconhecido *per se*, mas percebido e manifestando-se pela maneira como dispõe os sintomas, ou melhor dizendo, as expressões dos distúrbios das funções fisiológicas — e comparamos este efeito do campo, esta imagem do todo com um efeito de campo similar observado pela exposição do organismo ao campo energético do medicamento. Com isso estabelecemos a exata ação e a energia do medicamento na forma de uma imagem deste. Tal pensamento terapêutico em termos de um campo fenomenologicamente descritivo não está direcionado, para a cadeia de causa e efeito, mas sim para a totalidade constitucional manifestado no fenômeno do campo e leva ao que chamamos de prescrição constitucional. Na prática, significa que a homeopatia nunca trata de uma manifestação aparente da doença, como, por exemplo, uma infecção, mas sim do distúrbio que permite que a infecção se instale, que a contenha como se fora um elemento parcial. Não lida com o efeito de uma alteração química, mas sim com a energia, aquele elemento de comando que permite a ocorrência dessa alteração química.

Talvez agora possam notar que esta diferença de abordagem tem dois aspectos muito práticos: 1) de como lidar com isto, e 2) o que iremos provocar. O método de totalidade constitucional difere da medicina comum na maneira como seleciona o medicamento, e naquilo que espera provocar com ele. Da mesma forma, se me permitem usar a analogia, como antigamente a tentativa de afastar o perigo da varíola pendurando-se panos embebidos em desinfetantes ou queimando-se incenso difere da moderna imunização por meio da vacinação. Com isso não estou advogando nem rejeitando a vacinação. Apenas uso a analogia a fim de descrever uma abordagem que prefere mobilizar as forças de defesa, de imunização do próprio organismo em vez de tentar bloquear diretamente a ''invasão''. Esta capacidade defensiva imunizadora é aparentemente um fenômeno geral e ultrapassa de longe o que é atualmente do nosso conhecimento através do limitado campo da imunologia, que constitui, afinal, uma aplicação muito limitada do princípio homeopático ou isopático.

Isso não significa, no entanto, que, por usar os sintomas dos distúrbios dessa forma descritiva para chegar a um medicamento, a homeopatia trate dos sintomas. Isto é tão incorreto como dizer, por exemplo, que o contador *geiger* indica ruídos. O contador *geiger* apenas utiliza um fenômeno de ruído — um clique — para indicar a presença de radiação que não é perceptível diretamente. De forma semelhante, os sintomas são usados para indicar a presença de um distúrbio energético imperceptível de outra maneira, e comparável à radiação no exemplo acima mencionado.

E quais os sintomas usados pela homeopatia? Ela usa os sintomas que são indicativos do campo energético prejudicado, isto é, da reação fisiológica individual ou expressão da reação. Em outras palavras, ela seleciona aqueles sintomas — ou melhor, ela se orienta de acordo com aqueles sintomas — que tornam a condição individual única, diferente de qualquer outra e, ao mesmo tempo, as que melhor expressam a abrangente totalidade do indivíduo sob observação. Sintomas esses que chamamos de *sintomas gerais* — sintomas que afetam o indivíduo no seu todo, não apenas em suas partes; *sintomas mentais*, os que expressam o modo pelo qual a *personalidade* reage; *sintomas estranhos, raros e peculiares* que indicam as reações desse determinado indivíduo; e também sintomas que são estranhos, raros e peculiares por não se enquadrarem de maneira lógica no quadro clínico previsto. Por exemplo, quando alguém com febre alta sente muita fome e não sente sede. Este é um sintoma peculiar, porquanto no estado febril a pessoa normalmente sente sede e não tem apetite; é, portanto, algo incomum quando a pessoa não sente sede e sim fome. É típico de uma disposição individual do campo energético.

Nestas poucas palavras está contido aquilo que a homeopatia representa. *Isto* é homeopatia. Homeopatia *não* é receitar em pequenas doses. A questão da dosagem é incidental, puramente pragmática. Não tem nada a ver com a questão principal da homeopatia e, além do que, na homeopatia não se receitam *pequenas doses*, mas sim medicamentos potencializados — substâncias alteradas quanto ao seu estado qualitativo e não quantitativo.

A fim de reforçar isso concretamente, darei a seguir um exemplo de prescrição homeopática. Consideremos o caso de um paciente que sofre daquilo que se conhece por taquicardia paroxística. Este estado apresenta ataques de batimentos cardíacos extremamente rápidos, a contagem do pulso sobe a 150 ou mais, sendo estas as queixas que levaram o paciente a procurar conselho médico.

O exame clínico demonstrou que o paciente sofria também de insuficiência valvular, provavelmente de origem reumática. No entanto, os ataques propriamente ditos surgiram há relativamente pouco tempo e, aparentemente, não tinham nenhuma ligação com a condição valvular preexistente. Vinha tomando quinidina já há algum tempo com resultados bastantes satisfatórios, mas gostaria de verificar a possibilidade de se livrar permanentemente dos ataques. Além das queixas principais, apresentava um histórico de espasticidade intestinal, zumbidos nos ouvidos e perturbações do sacro-ilíaco do lado direito. O relatório do laboratório não apresentou nada de interesse, exceto o eletrocardiograma, que confirmou mais ou menos o diagnóstico cardíaco. Temos até aí um quadro clínico que indicaria as drogas já receitadas — Digital ou Quinidina. Ele as tinha.

O que faz o homeopata com esse quadro? Ele responderá: "Nada, porque ainda não conheço o caso. Com esse histórico nada sei a respeito do paciente. Objetivamente, é uma situação completamente sem sentido e não tenho a menor idéia de qual medicamento ele necessita, porque não disponho ainda da informação mais importante". Qual é essa informação? Consultaremos a ficha do paciente.

Primeiro perguntei-lhe: "Conte-me tudo que o incomoda, qualquer coisa, mesmo a queixa mais insignificante e menos relevante, não importa que não tenha nada a ver com seu problema principal". Ele passou a contar que às vezes sua visão se turvava. Depois mencionou os ruídos no abdômen e a tendência para fezes moles. Disse ter zumbidos nos ouvidos, sentir cansaço e ter problemas do sacroilíaco no lado direito.

Há também uma sensibilidade no abdômen; uma radiografia tirada há quinze anos mostrava intestinos caídos. Disse também que quando está tenso ou fica muito tempo sentado sem se movimentar aparecem os problemas. Eu lhe disse então: "Está um pouco mais claro, mas ainda assim não sei nada a seu respeito". Continuei perguntando e deduzi o seguinte: ele gostava muito de doces, sentia desejo por doces; comia qualquer bala que encontrasse. Engraçado, não é? E aparentemente uma coisa tão boba e irrelevante! Sente-se melhor quando se movimenta; sente-se pesado após permanecer sentado muito tempo, mas fica aliviado ao se movimentar vigorosamente. O zumbido do ouvido é pior do lado direito; conferi novamente o problema do sacro-ilíaco; também era no lado direito? Era. Perguntei então: "A maioria dos seus males se localiza no lado direito?". Ele julgava que não. "Quanto aos problemas intestinais?", perguntei. Ah, sim, também são no lado direito! Anotei: "orientado para o lado direito". Lembrou-se durante o interrogatório que seus ataques quase sempre surgiam ao entardecer. Isto não me satisfez. "O que significa entardecer: três, quatro, cinco, seis, sete horas?" "Bem, é a partir das quatro." Disse que se sente melhor com o calor e é muito friorento, mas disse também que se sente melhor ao ar livre. Não gosta de sentir pressão sobre o abdômen. Da primeira vez que lhe perguntei a esse respeito disse que não, não o incomodava. Observei suas calças; ele as usava bem baixas. Perguntei por que e ele respondeu que gosta de usar o cinto sobre o osso. Novamente, por que ele gosta disso? Aí disse que não gostava de sentir pressão. Nunca o tinha visto usando chapéu. Por quê? Bem, não gostava de chapéus — não gostava de sentir pressão em torno da cabeça. Com isso fiquei satisfeito. Tinha encontrado o remédio. Como? Darei um exemplo de um *quadro de medicamento* (lembrem-se que eu falei de um quadro) conforme se apresenta quando observado e testado após sua administração a uma pessoa sadia. Quando lecionava no Postgraduate School of Homeopathy havia descrito o medicamento que usei para este caso nos seguintes termos: as pessoas que mais o necessitarão são, possivelmente, aquelas que se dedicam a um trabalho intelectual. São intelectuais de fraca constituição física. Essas pessoas podem se sentir inseguras, são introvertidas, têm tendência a se remoer, estão cheias de medos, prevenções, têm uma aparência prematuramente envelhecida e rostos profundamente vincados; e ao mesmo tempo que sentem medo e aversão de estarem sozinhas, sentem igual aversão a terem gente a sua volta. Na verdade, sentem-se melhor quando sabem que há alguém na sala ao lado. São irascíveis e bastante irritáveis, recaindo facilmente no estado de ensimesmamento. Sua vida passa-se inteiramente em suas cabeças. Têm baixo poder de resistência às infecções e em geral são de tez morena; ficam grisalhas cedo e não gostam de se sentir fechadas nem física nem mentalmente. Esta última sensação é indicada por sua reação à pressão das roupas ou a qualquer coisa que as comprima ou aperte. Geralmente suas queixas se localizam no lado direito do organismo, tendo inclusive uma propensão para distúrbios hepáticos. São pessoas friorentas, entretanto não suportam o calor e sentem-se melhor ao ar livre, movimentando-se. É comum seus males piorarem no final da tarde, entre as dezesseis e vinte horas. São também, em geral, dominadoras, taciturnas, avessas a falar, avarentas, mesquinhas e muito emotivas; muito conservadoras, sofrem quando ofendidas em sua vaidade; hipocondríacas, dadas a disputas, ultra-sensíveis ao barulho, têm desejo por doces, tendência à flatulência, piorando com bebidas geladas.

Talvez não houvesse necessidade de entrar em mais detalhes após esta caracterização. Acrescentaria apenas que estão muito sujeitas às doenças crônicas. Vejam bem, este é o aspecto global, a parte mais importante na escolha do remédio; quer o paciente contraia esta ou aquela doença — uma coriza, inflamação da garganta, hepatite ou pneumonia —, isto é o menos importante. A esses tipos, sempre que for indicado esse remédio, há uma tendência de a doença se manifestar no lado direito — amigdalite, dores, distúrbios do fígado etc. Será também indicado em casos de pneumonia e em todos os problemas intestinais. O diagnóstico é de importância secundária, porquanto sempre que a soma total dos sintomas característicos estiver presente, como acima descrito, qualquer que seja o estado anatômico ou o nome da doença clínica, o remédio indicado, *Lycopodium*, possibilitará a cura se não houver patologia irreversível. Assim, saber se este é um caso de taquicardia paroxística adianta tão pouco quanto saber que tem amigdalite ou pneumonia. Era-me necessário saber como ele reagia em função daquilo que a homeopatia denomina de sintomas constitucionais — aquelas peculiaridades aparentemente tão bobas e irrelevantes. Nesse caso receitarei o remédio, quer seja para amigdalite ou um furúnculo na nuca. Isto, naturalmente, não significa que eu não esteja interessado se está ou não com pneumonia, mas o fato de um determinado quadro clínico estar manifesto é significativo apenas na medida em que determinados medicamentos têm maior propensão que outros em afetar determinados órgãos ou grupos de órgãos. A exata natureza da condição poderá ter uma importância diagnóstica diferencial para a seleção do remédio.

Talvez devesse lembrá-los que na farmacopéia comum o *Lycopodium* está classificado como uma substância inerte, sem valor terapêutico. Era usado pelos antigos farmacêuticos como um pó para revestimento de pílulas — um agente completamente inócuo, inerte. E inerte ele é. Se tomar uma pequena dose, será inerte; se tomar menos *Lycopodium*, continuará sendo inerte; se tomar uma dose menor, será "mais inerte"; e se tomar ainda menos, será "mais que inerte"! Se você decidir, conforme já foi sugerido ironicamente, colocar "uma pitada no Hudson" será nada. Porque isso não tem nada a ver com homeopatia. A homeopatia faz algo completamente diferente. Ao invés de torná-lo "menos", de algum modo, através de um processo específico de dispersão superficial, aumenta sua carga energética. Lidamos aqui com fenômenos ainda não suficientemente compreendidos, pertencentes teoricamente a algum tipo de campo elétrico, algo possivelmente relacionado a forças de superfície. O que importa é que em termos quantitativos não significa *menos* de alguma coisa — não é menos *Lycopodium* —, porém em termos energéticos representa *maior efeito de superfície* ou, talvez, um efeito ionizante. O que posso dizer é que é análogo a este grupo de fenômenos com os quais estamos familiarizados.

Não sei se há necessidade de mais exemplos. Talvez outro que trate de condições agudas seja mais simples. Este se refere a uma paciente hospitalizada com pleuropneumonia — também no lado direito. O quadro apresentava-se um pouco confuso. Não me lembro como começou, mas quando a vi estava tomando Acromicina há duas semanas e continuava com febre. Aparentemente um tipo de pneumonia resistente a antibióticos, tendo já tomado uma variedade deles anteriormente. Os sintomas peculiares eram: queria ficar deitada completamente imóvel; suas dores se manifestavam como pontadas; tinha muita sede e sentia-se melhor deitada sobre o lado dolorido. Estes três sintomas, estas peculiaridades apontavam para um determinado medicamento — *Bryonia*. Foi-lhe dado e não houve nenhum efeito. Isso dá uma idéia dos tipos de problema que podem ocorrer — os aspectos técnicos da situação. Temos aqui um caso para o qual o medicamento óbvio, aparentemente indicado, não funcionou. Contudo, não havíamos ainda terminado. O medicamento foi escolhido baseado inteiramente nos sintomas relativos à *doença imediata*. Isso significa que os sintomas que descrevi: dor no lado direito, melhora com pressão etc., eram as reações agudas à pneumonia. Na realidade, não são generalidades no sentido constitucional mais amplo. Eram ainda, de certa forma, os sintomas da doença aguda e não os do indivíduo, e, mesmo sendo suficientes às vezes, freqüentemente não o são. Agora, falando objetivamente, o que é o indivíduo? Este indivíduo tinha, em geral, uma aparência pálida, cor de cera, anêmica, extremamente nervosa e hipersensível. Ela assustava-se ao menor ruído, sobressaltava-se se alguém a olhasse de alguma maneira que lhe parecesse pouco simpática. E os sintomas, nas duas últimas semanas, vinham mudando muito. Não queria comer carne, queria somente leite gelado — como de hábito. Tinha vontade de ficar ao ar livre, no entanto sentia frio ao se descobrir; teve sempre tendência — agora aumentada — de transpirar à noite. Este novo quadro, como vêem, deixa o quadro de pneumonia completamente de lado. Fornece-nos algo diferente. Apresenta um quadro de peculiaridade constitucional, que pode ser encontrado nas especificações do *Tuberculinum*, e uma dose deste remédio conseguiu, em quarenta e oito horas, o que nem os antibióticos nem a homeopatia tinham conseguido nas duas semanas precedentes. Vale a pena notar que nas indicações do *Tuberculinum* — nos sintomas — encontramos o seguinte: "sem reação ao remédio aparentemente bem indicado". Assim, sua falta de reação ao que chamaríamos de remédio agudo era, em si, o sinal constitucional que apontava para o medicamento certo.

Concluindo, darei outro exemplo. Trata-se de um caso de psicose maníaco-depressiva. Se houver dúvidas a respeito, devo dizer que tenho a data da primeira entrevista — 2 de maio, 1945 —, o que significa que o caso foi seguido e observado por mais de treze anos. Naquela altura, a paciente foi vista pela primeira vez ao ter tido alta de um hospital estadual após sua terceira internação. Os acessos ocorriam a intervalos de oito a dez meses. Nesse estado, como sabem, os pacientes vão de profunda depressão a estados de grande euforia e mesmo de violência. Teve de ser hospitalizada por representar ameaça à família, e isso veio a se repetir regularmente durante três ou quatro anos. Era internada e dispensada após o desaparecimento dos sintomas; pouco tempo depois surgiam novamente os sinais de que precisaria de nova internação. Desta vez levantou-se a questão sobre a possibilidade da interrupção desse ciclo sem fim.

Foi assim que peguei o caso. Primeiro, pedi-lhe para me dizer tudo que a incomodava. Disse-me que sentia dores em todo o corpo o tempo todo. Sentia dores latejantes na base da cabeça; tonturas ao ficar de pé; tinha ciática, artrite da coluna e, às vezes, a visão se turvava. Quando aparecem as perturbações mentais, tem pensamentos agradáveis sobre a paz mundial. Nesse estado não consegue dormir, mas fica andando e falando. Eu a vi nesse estado. Andava e falava — e como. Acrescentou que suas articulações estão se tornando rígidas, sente estalos na coluna, seu pescoço dói ao movimentá-lo, e sente dormência nas mãos. As órbitas dos olhos são muito sensíveis. Tem eructações, azia e um gosto azedo na boca; tendência à prisão de ventre; falta de apetite e aversão ao café. Também tem aversão às relações sexuais e à luz forte; sente-se melhor em ambientes fechados; e é muito impaciente. Suas regras são fracas e curtas. Sente-se pior antes da menstruação e fica muito deprimida antes e durante. Ela é sensível ao toque — detesta quando alguém a toca. Sente constrição na garganta; não tolera nada apertado em torno da cintura e tem medo e aversão a tomar banho. Dorme profundamente e chora com facilidade, emocionando-se com coisas belas. Não gosta de estar no meio de gente, tem medos e preocupações indefinidos — como se algo (de ruim) fosse acontecer; sua memória é fraca e sente uma frustração geral. É muito friorenta e, por vezes, sente calafrios na espinha, resfriando-se com freqüência. Piora em ambientes úmidos e frios. Sente repugnância pelo leite, mas gosta de doces e sente desejos por comida salgada.

Vejamos agora a evolução do caso. Usei os seguintes sintomas: aversão a café, depressão, tristeza antes das regras, pouca menstruação, piora ao ser tocada, falta de calor vital, sono profundo, desejo por doces, desejo por coisas salgadas. Aqui apliquei o que se conhece como *método de repertório*. Temos um livro — *o* livro, que relaciona para cada sintoma observado todos os remédios em que aparece. Portanto, quando nos aparece um caso muito problemático, podemos confrontar esses sintomas e ver quais os medicamentos que se aplicam a todos. Enquanto o primeiro sintoma — aversão a café — é encontrado em cerca de cinqüenta ou sessenta medicamentos. Após percorrer todos os sintomas, apenas *dois medicamentos* se salientaram: um foi a cal — carbonato de cálcio — e o outro, cloreto de sódio — sal de cozinha. Tal como o *Lycopodium*, o sal de cozinha foi classificado como substância inerte. A não ser que seja submetido àquele processo característico — isto é, o repetido processo rítmico de dispersão, aumentando assim sua energia de superfície. Permanece ainda a questão — qual dos dois medicamentos? Observei cuidadosamente a paciente. Era relativamente baixa, muito gorda, redonda, pesada, pele seca e clara. É assim que descrevemos o quadro da *Calcarea carbonica*; este é o tipo. O tipo *Natrum muriaticum* é magro, esquelético, muito ativo e tenso — nada parecido com o tipo fleugmático da *Calcarea carbonica*. O remédio indicado aqui foi a *Calcarea carbonica*, administrada a intervalos que variavam. Há treze anos que ela tomou o remédio pela primeira vez e desde então não houve uma única internação. A paciente é professora de música e trabalha no Oeste. Ela escreve e aparece ocasionalmente; a última vez que a vi foi há um ano, quando esteve em Nova York. Para todos os efeitos ela está bem — nem maníaca nem depressiva —, não diria, porém, que não fale muito! Usei potências a partir de 200 e acima, sem a ocorrência de sinais de psicose nesse meio tempo, a não ser um leve acesso seis meses após o início do tratamento, quando quase chegou a ser internada.

Naturalmente, pode ser pura coincidência. Mas treze anos representam um período muito bom para observação.

A CAMINHO DE UMA LEI BÁSICA PARA O INTER-RELACIONAMENTO PSÍQUICO E SOMÁTICO

Não fosse o olho ao sol aparentado,
Jamais o sol poderíamos contemplar.
Não nos preenchesse a força de um Deus
Como poderia o divino manter-nos deslumbrados?

Goethe: Sprüche 130

Independente uma da outra, tanto a medicina quanto a psicologia conseguiram acumular um considerável acervo em seus respectivos campos. Por outro lado, obteve-se muito menos progresso no que se refere a um entendimento para que esses dois campos pudessem se correlacionar sistematicamente. Ao se diagnosticar um distúrbio como psicossomático está implícita, ainda, a ausência de uma doença orgânica "real"; o fato de terem os problemas psicológicos uma manifestação física muito "real" é raramente levado a sério. A tendência geral do pensamento médico é ainda estritamente dualista; ocorrências psíquicas e somáticas são tidas mais como mutuamente excludentes que includentes.

Mesmo onde existe uma inclinação em se procurar o todo nas expressões dualistas, não se chegou ainda a um entendimento quanto to a onde e a que nível poderá ser encontrada uma síntese e de como evoluir a partir de especulações filosóficas gerais até métodos realmente científicos. Um método verdadeiramente científico deve ser capaz de explicar a correlação de fatos fisiopatológicos e psicológicos específicos em todas as oportunidades; além disso, deve nos permitir a previsão de fatos e ligações ainda não efetivamente descobertos. Em seu lugar temos apenas palavras vazias sobre paralelismo psicossomático ou psicofísico, as quais são totalmente incapazes de oferecer qualquer tipo de ajuda ou informação específica quando postos a provas práticas.

Na tentativa de formular um modesto início para tal teoria, o ponto de partida na busca das leis básicas às quais aqueles fatos possam ser ajustados baseia-se unicamente nas evidências experimentais e clínicas conhecidas até agora.

Ao agirmos assim, devemos estar conscientes que o modo de pensar aplicável ao funcionamento mecânico e inorgânico não é igualmente adequado para tratar com total justiça as expressões de vida. A vida não evolui, como parece, em progressões, mas sim num movimento peculiar, muitas vezes aparentemente contraditório, de avanço e retrocesso de oposições polarizadas, expressões complementares e círculos.

A complementação de duas entidades significa que somente juntos representam o todo; meios e caminhos que na superfície são aparentemente diferentes ou até opostos trilham a mesma estrada e realizam os mesmos objetivos.

Conquanto nenhuma meta evolucionária jamais foi considerada aplicável à organização física, a psicologia moderna tem demonstrado que eventos psíquicos, mesmo em suas manifestações patológicas tais como neuroses, representam estágios definidos dentro de um padrão evolutivo, empenhados em atingir a plenitude de uma personalidade inerentemente ideal, em potencial, uma unidade surgindo da resolução e integração de elementos opostos.[1]

Uma vez aceita a idéia de evolução para a metade psíquica, a outra metade, a parte física, se verdadeiramente complementar, deve estar necessariamente submetida a uma evolução complementar correspondente. Nossa tarefa deveria residir, aparentemente, em poder demonstrar com êxito os eventos somáticos como parte correlata de uma evolução psicossomática total e em encontrar as categorias dinâmicas ou leis que representem os elementos em comum dessas evoluções complementares psíquicas e físicas. Em resumo, estamos à procura de uma "teoria de campo generalizada" da psicossomática.

A fim de evitar teorias meramente especulativas, devemos basear nossas hipóteses em elementos observáveis, ou melhor, experimentais, que englobem tanto fenômenos psíquicos quanto somáticos. Tendo em vista que a psique do animal difere fundamentalmente da do ser humano, somente as experiências com seres humanos podem render informações confiáveis para esse propósito.

As únicas experiências psicossomáticas controladas e feitas em larga escala em seres humanos podem ser encontradas nas chamadas "provas" homeopáticas. A evidência da interação psicossomática resultante das comprovações experimentais com medicamentos podem servir como ponto de partida à nossa investigação.

Nessas experiências, "provadores" humanos, ou seja, pessoas medianamente saudáveis tomam doses repetidas do medicamento até o surgimento de sintomas subjetivos ou objetivos de um distúrbio. Aqueles sintomas que são observados com certa regularidade na maioria das pessoas que estão tomando determinado medicamento são considerados como expressivos dos efeitos patogênicos característicos desse medicamento. Por outro lado, quando o complexo de sintomas de um caso de doença espontânea for comparado com o conjunto de sintomas artificiais provocados pelos medicamentos, será sempre encontrada uma semelhança e, com freqüência, extraordinariamente próxima entre o quadro da doença e o quadro dos efeitos do medicamento numa pessoa saudável. O medicamento cuja sintomatologia apresentar a semelhança mais clara e mais próxima ao conjunto de sintomas da pessoa doente, será aquele considerado clinicamente como o mais eficaz no tratamento dessa condição. (Lei dos Semelhantes de Hahnemann: "Semelhantes serão tratados com semelhantes".)

Um estudo detalhado da matéria médica homeopática,[2] compilada pela coleta desses quadros artificiais de medicamentos e das corroborações clínicas, indica que cada efeito do medicamento caracteriza-se por alterações específicas da personalidade total, ou seja, modificações emocionais e mentais que surgem além do distúrbio geral da vitalidade e de órgãos específicos. Alguns exemplos podem explicar o que isso pode significar e ilustra, ao mesmo tempo, a grande similaridade entre o experimental e o efetivo desarranjo da personalidade psicossomática.

Quando alguém é submetido durante um longo período à tristeza e à ansiedade reprimidas, pode surgir daí uma condição caracterizada por depressão com irritabilidade, ensimesmamento, indiferença, desesperança e, possivelmente, tendências ao alcoolismo e mesmo ao suicídio. Gradualmente, o estado pode evoluir até falta de apetite, indigestão crônica,[3] distúrbios biliares etc.; podem surgir dores de cabeça, aumento da pressão sangüínea[4] e distúrbios da função cardíaca.[5] Esse estado pode ser reproduzido ao mais ínfimo detalhe por um indivíduo saudável, que durante um certo tempo ingira repetidas doses atenuadas de ouro metálico, preparado de acordo com o método de potencialização de Hahnemann. Sem nenhuma razão aparente, a pessoa se fecha, fica deprimida, irritável, ansiosa e melancólica; poderá apresentar tendências suicidas e necessidade de álcool. Sofre de fortes dores de cabeça, a pressão sangüínea aumenta e apresenta sintomas de distúrbios cardíacos, digestivos e biliares. Assim que deixar de tomar o ouro, esses sintomas desaparecem, deixando-o tão saudável quanto antes. No entanto, naqueles provadores que persistiram em tomar o medicamento depois da manifestação dos sintomas funcionais, foram observadas modificações orgânicas efetivas, freqüentemente irreversíveis.

Por outro lado, quando um paciente sofre espontaneamente, ou seja, não resultante de prova, de doença semelhante à do "ouro", como melancolia, hipertensão, distúrbios cardíacos etc., e toma doses não freqüentes, ou apenas doses únicas de ouro potencializado, ao invés da contínua repetição da prova, inicia-se o processo de melhora ou o desaparecimento dos males físicos e mentais. Podemos citar outros exemplos: o *Lachesis*, o veneno da cobra *bushmaster*, dependendo da dosagem e repetição, produz no provador e corrige no paciente um estado que se caracteriza por ciúme, rancor, depressão, estados de delírio, distúrbios vasomotores, inflamatórios e até sépticos. A *Calcarea ostrearum* (Carbonato de Cálcio), proveniente da camada central da concha da ostra, embora constitua um dos elementos químicos normais do organismo, quando tomado em forma potencializada numa prova reduz as funções mentais, torna os provadores apagados, introvertidos e fleumáticos e, ao mesmo tempo, hipersensíveis, apreensivos, temerosos e ansiosos e torna-os sujeitos a estados catarrais, alérgicos e inflamatórios. O sal (cloreto de sódio) potencializado produz e corrige estados de introversão, antropofobia, depressão lacrimosa, bem como aumento de oxidação, má nutrição dos tecidos e alteração do equilíbrio eletrolítico com retenção de água, hipertireoidismo e emagrecimento.

Estes poucos exemplos são suficientes para mostrar que a literatura homeopática nos fornece grande quantidade de dados experimentais e observações clínicas, os quais tendem a sugerir que toda matéria representa um conjunto de forças que reproduz com exatidão determinados eventos psíquicos e somáticos espontâneos. Além disso, em cada estágio da patologia experimental como também da patologia espontânea, temos que lidar com um complexo característico de combinações de sintomas mentais ou emocionais e organofísicos. Este complexo é absolutamente constante e específico para cada droga e, visto que cada droga pode ser funcionalmente comparada a um determinado estado de uma desordem espontânea "semelhante", é igualmente específico para cada estágio da patologia espontânea. As únicas variações dentro do padrão estabelecido dizem respeito à intensidade, prevalência ou integralidade dos vários grupos de sintomas apresentados pelo provador ou paciente. Assim, um caso de desordem "tipo ouro" pode, por exemplo, apresentar-se com domínio da hipertensão com distúrbios cardíacos, enquanto a melancolia, apesar de presente, mantém-se relativamente em segundo plano e aparece somente após cuidadoso estudo do paciente. Por sua vez, outro caso "tipo ouro" pode ser o de um paciente do tipo muito depressivo, à beira do suicídio, enquanto os sintomas digestivos, circulatórios e cardíacos são bastante incompletos ou podem ser trazidos à tona somente após interrogatório e exames detalhados.

A essa altura, não é demais ressaltar que não se pretende entrar na controvertida questão do método de tratamento homeopático *versus* o método de tratamento tradicional. A justificativa para o uso de material homeopático neste estudo encontra-se exclusivamente em sua disposição experimental peculiar e, em conseqüência, em sua utilidade quase específica para a investigação psicossomática. Admitamos, qualquer pessoa confrontada pela primeira vez com este material deve julgá-lo fantástico, e mesmo incrível. Contudo, sendo ele o resultado de repetidos experimentos controlados, somente poderia ser rejeitado tendo por base evidências obtidas através de testes similares, sob as mesmas condições, e que deixassem de produzir aqueles resultados. Dentro do conhecimento do autor, essa refutação experimental jamais ocorreu. Tem, porém, conhecimento de confirmações experimentais provenientes de fontes não-homeopáticas (Schulz, Bier),[6] e ele próprio teve condições de confirmar repetidamente a evidência experimental. Assim, a aceitabilidade desse material parece-lhe justificada.

O que se poderia declarar quanto ao relacionamento funcional dos sintomas mentais e físicos produzidos nesses experimentos?

A especificidade qualitativa e o caráter individual dos sintomas mentais, atribuindo a tantos medicamentos algo que praticamente representa um aspecto de personalidade parece contradizer a suposição de que aqueles sintomas mentais são apenas o resultado de uma perturbação primária do funcionamento físico. Além disso, os sintomas mentais não raro expressam-se na razão inversa de importância quando comparados aos sintomas físicos e freqüentemente os precedem no tempo e na ordem do desenvolvimento patológico. Portanto, parece mais correto afirmar que um estímulo biológico uniforme (o medicamento individual) produz uma reação específica simultânea nos níveis psicoemocional e biológico.

O ouro, por exemplo, causa fraqueza, indiferença, depressão melancólica e tristeza. O provador de ópio também sente fraqueza e desinteresse; está, porém, num estado de euforia e não de melancolia. Se apenas a ação depressiva geral sobre o sistema nervoso, comum ao ouro e ao ópio, fosse responsável pelo efeito mental, não haveria essa diferença essencial. De forma semelhante, tanto o

Aconitum quanto a *Belladona* têm efeitos irritantes sobre o sistema regulador da circulação e da temperatura. Ambos produzem estados agudos de congestão generalizada. Porém, enquanto o estado mental do *Aconitum* é de temor, a *Belladona* se caracteriza por uma violenta irritabilidade com total ausência de medo. A *Ignatia* e a *Staphisagria* possuem ambas uma tendência constritora. No entanto, o provador de *Ignatia* torna-se uma pessoa chorosa, instável e histérica, enquanto o provador da *Staphisagria* torna-se muito sensível quanto à opinião dos outros a seu respeito, sente um orgulho exacerbado e se preocupa com sua dignidade e reputação.

Essas sutis diferenciações e peculiaridades dificilmente se adaptariam à hipótese de um efeito geral depressivo e irritante resultando unicamente de uma disfunção orgânica. Além do mais, sintomas tão estranhos e ao mesmo tempo tão singularmente ligados ao "quadro" preciso de um complexo medicamentoso, tal como o ciúme do *Lachesis*, a maliciosa perversidade do provador de *Anacardium oriental*, ou o sentimentalismo do *Antimônio*, dificilmente poderiam ser asseverados como causados pelo distúrbio de algum órgão.

Não raro, os sintomas mentais parecem ser enfatizados numa razão inversa à desordem orgânica efetiva. Nos casos de envenenamento ou nas "provas" efetuadas com doses mais substanciais, os sintomas mentais não estão bem definidos. Nesses casos, onde o funcionamento orgânico deficiente domina efetivamente o quadro de forma etiológica, os sintomas mentais não apresentam nenhuma característica além de sintomas gerais de depressão, irritação e ansiedade. Entretanto, quando as "provas" são efetuadas com doses mais sutis das altas potências, evitando assim qualquer interferência grosseira com o funcionamento orgânico, porém gradualmente afetando a constituição total, os sintomas mentais mais característicos e específicos começam a se manifestar. Às vezes, nesse tipo de prova, os sintomas mentais podem surgir antes que as primeiras manifestações físicas sejam discernidas; às vezes sua intensidade se manifesta na proporção inversa dos sintomas físicos.

Além disso, os sintomas mentais freqüentemente aparecem em primeiro lugar e são seguidos por estados que associamos clinicamente com os resultados desses estados mentais. O *Aconitum*, por exemplo, produz um estado de ansiedade e sintomas orgânicos. Depois podem surgir distúrbios nervosos, circulatórios e digestivos (palpitações taquicárdicas, fraqueza, inquietação, vômitos, diarréia etc.), que são geralmente associados com susto ou choque. De acordo com o princípio do semelhante, o *Aconitum* tem sido clinicamente indicado para os efeitos danosos de choque e susto, porém, também inversamente, para congestão aguda ou desordens circulatórias associadas ou seguidas por medo intenso. Assim, o que no nosso exemplo podemos chamar de "Desordens do *Aconitum*", ou seja, o complexo funcional estabelecido por doses freqüentes (numa prova), ou corrigido por doses não freqüentes de *Aconitum* (nas doenças espontâneas), apresenta-se como um complexo psicofísico que pode ser acionado de qualquer direção, o físico ou o mental, ou simultaneamente por ambos. Consiste em desordens circulatórias etc., resultando em medo e também medo seguido por desordens circulatórias, ou ainda os dois simultaneamente.

Com base nessas observações, não podemos considerar os sintomas mentais como meramente decorrentes de desordens orgânicas do ponto de vista de causação unilateral (exceto nos casos de envenenamento por doses maciças conforme já exposto anteriormente). De preferência, devemos presumir um efeito bipolar do medicamento sobre dois diferentes níveis de expressão, o mental e o físico:

> Um estímulo biológico uniforme (o medicamento individual) é capaz de produzir uma resposta específica simultânea nos níveis psicoemocional e biológico.

Esses dois níveis de expressão mais parecem ter uma relação com aquilo que podemos chamar de coexistência associada ou sincronicidade, do que com uma causação fixa, unilateral. (Jung, que introduziu o termo, fala da sincronicidade em relação a fenômenos paralelos, os quais "simplesmente não podem ser relacionados um com o outro de maneira causal, porém como uma relação genética diferente".)[7]

Por outro lado e desde que nossos experimentos demonstraram uma definida e íntima influência mútua de um nível sobre o outro, não podemos ainda nos dar por satisfeitos com esta explicação dualista unilateral.

Para melhor avaliação deste fenômeno podemos compará-lo a um caso análogo relativamente simples: a descarga de eletricidade atmosférica que produz o relâmpago e o trovão. Apesar de na prática o relâmpago e o trovão serem vistos como fenômenos isolados diferentes da luz e do som, sua diferença reside apenas na forma de manifestação de um processo idêntico (descarga elétrica) que eles trazem à nossa experiência. Geralmente não percebemos o relâmpago e o trovão como simultâneos e freqüentemente podemos até observar um com a exclusão do outro. Entretanto, ao compreendermos a correlação qualitativa e processual entre relâmpago e trovão, não questionamos a identidade básica do processo de força subjacente. Semelhantemente, percebemos duas manifestações diferentes em nossas provas experimentais (sintomas psíquicos e físicos), resultantes de *um* estímulo (o medicamento); analogamente ao relâmpago e ao trovão podem ser observados simultaneamente ou numa seqüência de tempo. Às vezes, um tipo de expressão pode ser tão fraco que escapa à nossa percepção e, num exame superficial, observamos apenas o fenômeno físico ou apenas o mental. Mas jamais ocorre mudança no padrão qualitativo característico, que é típico de um determinado medicamento.

Assim, temos razão ao concluir que as duas respostas a um estímulo específico, a orgânica e a física, devem ser funcionalmente idênticas, diferindo no entanto na maneira de se manifestarem.

A experiência clínica parece sustentar nossa suposição. Sabemos que os sintomas mentais e físicos são, de maneira geral, intercambiáveis. A repressão emocional conduz à desordem física; a repressão física (por exemplo menstruação, *lochia* etc.) podem produzir estados histéricos e até mesmo psicóticos. Na psiquiatria o termo "estado de conversão" é até usado para qualificar as manifestações somáticas decorrentes de perturbações mentais ou emocionais. Reich[8] demonstrou que a dissolução de certas inibições e tensões musculares conduzem, com freqüência, à dissolução espontânea de inibições caracterológicas. Essa mudança caracterológica se manifesta através de sintomas vegetativos, tais como tremores e contrações musculares, coceira, arrepios, sensações de calor e frio etc. Reich conclui que "todos esses sintomas somáticos não são o resultado, nem as causas ou o acompanhamento dos processos psíquicos" mas são "os próprios processos da esfera somática". Sob cuidadosa observação, todo distúrbio mental revela sintomas orgânicos definidos e característicos, do mesmo modo que todo paciente sofrendo de um mal orgânico tem seus sintomas mentais característicos.

Assim, os casos efetivos de desordens clínicas ajustam-se ao conceito de identidade fundamental dos processos que se apresentam em manifestações dualistas nas esferas psíquicas e somáticas.

Até aqui temos apoiado nossa hipótese na experiência que se baseou na introdução de um terceiro fator, o medicamento. As provas mostraram que em condições experimentais apropriadas, toda e qualquer matéria existente, seja de origem mineral, vegetal ou animal, tem a capacidade de provocar uma resposta biológica qualitativa específica no ser humano. O estímulo, originário do medicamento, que provoca a reação ambivalente é sempre qualitativamente específico para cada substância. Conseqüentemente, esta substância "medicinal", apesar de ser uma parte de campos não-humanos, deve obviamente participar do padrão de força, ou seja, da desordem psicofísica específica que ela pôs em movimento. Por outro lado, os casos efetivos de desordens emocionais ou físicas diferem de nossos experimentos por não acontecerem como regra geral, em decorrência do estímulo do medicamento. No entanto, até mesmo a doença espontânea está ligada a um padrão específico do medicamento exógeno, já que para cada caso de doença pode ser encontrado um padrão do medicamento cujos sintomas experimentais na prova são uma réplica fotográfica exata do estado do paciente, sugerindo novamente a identidade funcional dos mecanismos biológicos subjacentes à doença.

Os sintomas patogenéticos das várias substâncias medicinais oferecem os métodos mais precisos para descrever ou resumir do que propriamente definir as manifestações dualistas (alma-corpo) da entidade funcional uniforme. A unidade psicossomática dualista humana aparece numa réplica sintética em um terceiro nível de manifestação: as matérias não-humanas e seus padrões de força.

Uma situação análoga se apresenta na psicologia analítica. Na atividade da psique, os eventos internos são resumidos e simbolizados na forma e aparência de funções ou objetos externos. Muitos destes símbolos possuem um caráter estritamente subjetivo e dependem das variações dos padrões associativos do paciente individual. Outros símbolos, entretanto, têm uma natureza quase objetiva e invariável. Eles retiveram uma identidade de significação imutável através dos registros históricos, independentes de pessoa, sexo, linguagem, raça, nação ou época e compreensão individual. Parece que não foram gerados pelo indivíduo, mas, para ser objetivo, por entidades existentes, *a priori*, independente da compreensão do indivíduo. Podemos quase sentir que eles, às vezes, imprimem-se sobre uma pessoa a qual, geralmente, está absolutamente inconsciente do seu significado. Por essa razão, Jung chama-os de símbolos coletivos.

No processo da formação de símbolos, a psique desenvolve um processo de identificação que liga funções e objetos do mundo exterior ao processo interior da alma, baseado no que podemos chamar de "aparência". Por exemplo: o mar é o símbolo do inconsciente coletivo "porque ele esconde profundezas insuspeitadas sob uma superfície refletora".[9] O verde simboliza o crescimento porque este, encontrado em sua forma mais pura nas plantas, é invariavelmente caracterizado pela cor verde. Pássaros representam pensamentos e vôos do espírito etc. A aparência, ou seja, a manifestação morfológica e comportamental dos seres vivos ou dos objetos desempenham o mesmo papel de ligação entre o processo interno e o externo, assim como as propriedades bioquímicas e fisiológicas de um medicamento ligam a matéria externa a acontecimentos biológicos.

Qual realidade, se é que existe, serve de suporte a essas ligações entre os processos interno e externo com base em aparências semelhantes? A regularidade e a invariabilidade básica dos padrões associados, independente de época ou indivíduo, sugerem que deve haver um fator objetivo em comum tanto para o acontecimento da alma quanto para o processo da natureza ou objeto que fornece a figura símbolo. Inicialmente podemos cair na tentação de supor, por exemplo, que o verde aparece como símbolo do crescimento simplesmente porque é a cor das plantas e nosso processo mental associa-o com crescimento baseado meramente em uma semelhança superficial. Mas não somos apenas *nós* que associamos o verde com o crescimento, o verde é de fato a cor que *a natureza* associa ao crescimento, ou seja, na planta onde o crescimento aparece em sua forma mais pura e liberta. Sempre que o verde é substituído por outra cor significa que houve uma parada no crescimento, conforme se vê no processo terminal da planta que é a flor, em sua grande variedade de cores (raramente verdes), ou no reverso da ação do crescimento, no fenecimento. Quando, na evolução ascendente, a pujante força do verde sofrer restrições pelo aparecimento de vida interior, o verde da planta dá lugar ao vermelho do sangue, a cor da emoção.

Longe, portanto, de estabelecer ligações arbitrárias, os nossos processos subjetivos de associação parecem seguir meramente algo que intuitivamente sentem como já objetivamente associado pela natureza dentro de uma totalidade criativa. Do mesmo modo que, em termos de forma e aparência, o símbolo é a imagem e a expressão de específicas energias psíquicas, a manifestação morfológica ou aparência de um objeto ou de uma função da natureza é a expressão e a imagem no mundo da percepção sensorial do seu dinamismo funcional intrínseco. A conclusão é óbvia, porquanto sempre que as duas energias, a psíquica e a externa, forem ligadas pela idêntica imagem morfológica, elas devem, de algum modo, estar associadas objetivamente (ou seja, funcionalmente idênticas), mesmo que esta identidade se manifeste numa linguagem diferente, dependendo do seu nível específico, no nosso caso no crescimento das plantas, no soma ou na psique.

Até o presente temos mostrado pouca inclinação em considerar um ligação objetiva entre aparência ou morfologia e funcionamento interno em nossas pesquisas biológicas. Mas em termos do mais estrito raciocínio biológico, não existe uma justificativa real para excluirmos a estrutura, forma, cor e comportamento característico, não os aceitando como manifestações objetivas de um padrão de força inerente e, de modo arbitrário, limitar essa aceitação somente às propriedades bioquímicas. Como as leis da natureza jamais permitem qualquer tipo de arbitrariedade, a aparência morfológica e comportamental de uma substância, planta ou animal *devem* representar expressões tão características da totalidade da lei intrínseca do seu ser quanto as suas propriedades químicas e farmacodinâmicas.

Um exemplo poderá ilustrar as implicações desta suposição. Jung descreve o sonho de um paciente no qual ele vê um vaso cheio de uma massa gelatinosa e Jung observa, sem o conhecimento do paciente, que é a reprodução de um símbolo alquímico. Este símbolo é o *unum vas* (vaso único) e contém "uma mistura viva semi-orgânica da qual emergirá uma forma intermediária entre os corpos perfeito e imperfeito (o *lapis*), com o dom do espírito e da vida.[10] No caso desse paciente, seu inconsciente, para poder expressar "o trazer à luz" nova entidade em sua alma, associou ou identificou esse estado de gestação espiritual com algo que, "traduzido" em forma física, porém não representando arbitrariamente um padrão objetivo, indica que a mesma forma arquetípica, com algumas variações, porém com significado idêntico, já está presente em diferentes épocas, culturas e tradições. Aparece como o *unum vas* da alquimia, o receptáculo hermético,[11] do qual nasce o homúnculo, o vaso que simboliza a matriz,[12] o elemento envolvente dentro do qual as coisas se originam e recebem forma, identificado portanto com o útero,[13] mas também com a cabeça,[14] como o ovo simbolizando a matéria-prima,[15, 16] que é o caos primordial ou o cosmos criativo, como o Santo Graal[17] conferindo a vida eterna e a fé e como o *vas spirituale et honorabile*, ou seja, a Virgem Maria,[18].

Nossa enumeração mostrou que o contexto simbólico conceitual do princípio do *vas* inclui tanto a cabeça quanto o útero e o ovo, sendo estes os órgãos físicos do nascimento, do espírito e do corpo, respectivamente. Podemos a princípio olhar essa identificação apenas como uma representação alegórica. O que fazer, porém, do fato de que tanto a cabeça como o útero são réplicas morfológicas do princípio típico da forma expressada pelo *unum vas*? Ambos, o crânio e o útero, têm a forma de um vaso emborcado (nossos ancestrais, os bárbaros, chegavam a usar os crânios de seus inimigos como copos). A cabeça contém, dentro da crosta dura, o cérebro macio e gelatinoso, estruturalmente pouco diferenciado, nadando no liquor cérebro-espinhal; o útero prenhe, com sua crosta muscular firme e rígida, envolve a matéria mole e gelatinosa, gradativamente diferenciada, do feto nadando no líquido amniótico.

Este mesmo padrão morfológico está expresso na estrutura de um botão de flor, de uma semente e de um ovo, bem como na forma e na organização da ostra: a concha dura que envolve um corpo mais ou menos gelatinoso. Além disso, as provas e os efeitos clínicos da *Calcarea ostrearum*, a concha da ostra (Cálcio Carbônico), revelam um padrão dinâmico que, na organização humana, afeta especificamente a cabeça e as funções criativas reprodutoras e o processo de solidificação e enrijecimento da estrutura a partir do meio líquido;

desse modo, o cálcio dá continuidade e mantém biologicamente a diferenciação da forma e da estrutura do meio semilíquido indiferenciado; e, psiquicamente, é indispensável para o desenvolvimento da consciência e da atividade mental. Assim, não podemos deixar de supor que exista um arquétipo básico de forma ou aparência representado pelo padrão da matéria indiferenciada contido na concha; sempre que esse padrão estiver presente, não é apenas "simbólico"; é, isto sim, a *expressão objetiva* de uma entidade definida ou de um princípio de força funcional. No nosso exemplo ele opera como criador, modelador e diferenciador, seja na evolução da personalidade psíquica como processo mental, como na diferenciação e solidificação dos tecidos, ou na diferenciação das formas dos vegetais, dos animais ou do ser humano, a partir do caos primordial da semente e do ovo. Desenvolvendo o nosso entendimento desse princípio de formação da crosta como sendo forças do cálcio (*lime*), estamos em condições de fazer um prognóstico científico: os processos de diferenciação e germinação etc. serão sempre dependentes do funcionamento apropriado das forças dinâmicas do cálcio (*lime*).

Partindo do nosso exemplo específico, podemos chegar a uma conclusão generalizada de que a expressão da forma e a aparência são manifestações objetivas de uma entidade criativa. O processo da alma, ao expressar os acontecimentos internos na forma visual da imagem simbólica, repete e duplica o processo formativo da natureza. *A formação dos símbolos é idêntica ao processo da natureza*; a natureza criativa é a grande criadora de símbolos. Os conteúdos da alma, ao se expressarem simbolicamente, são idênticos, no seu padrão genético, aos processos físicos ou biológicos que estão manifestados no mesmo protótipo da aparência, ou seja, o padrão morfológico. Sendo assim, deveria ser aplicável uma técnica semelhante àquela usada pela psicologia analítica para desvendar o contexto simbólico de um paciente na interpretação do material morfológico, bioquímico e farmacológico. As tentativas nesse sentido com os estudos do *Natrum muriaticum,*[19] *Phosphor*[20] e *Sepia*[21] parecem comprovar esta hipótese.

À identidade das substâncias exógenas, tais como os medicamentos, e aos sintomas físicos e mentais acrescentamos a identidade do processo natural que forma as substâncias externas como imagens simbólicas e os acontecimentos internos psíquicos biológicos como significados do símbolo. Estabelecemos, assim, uma identidade através de determinado princípio de força arquetípica criativa funcional que se *manifesta efetivamente* nas formas mais diversificadas, tais como as características biológicas e morfológicas dos vários organismos, os padrões de forma dos elementos psíquicos, as características farmacodinâmicas, químicas, biológicas e morfológicas de qualquer substância da natureza.

Podemos, agora, tentar encontrar uma lei fenomenológica genérica na qual se encaixem esses fatos.

O primeiro a tentar a correlação de fenômenos análogos, porém diversos, usando o conceito de entidades arquetípicas subjacentes foi Goethe. Na ciência contemporânea moderna, Jung demonstrou a "estrutura arquetípica" do inconsciente. Veremos que também Hahnemann, contemporâneo de Goethe, aplicou instintivamente o conceito arquetípico.

Com o objetivo de sistematizar a anatomia comparada, Goethe propôs a hipótese de um "tipo anatômico", isto é, o padrão básico de um "animal arquetípico" (também de uma "planta arquetípica") "como imagem genérica que contivesse as formas de todos os animais como potencialidades e de acordo com o qual cada animal pudesse ser descrito dentro de uma ordem definida".[22] Aquelas qualidades consideradas similares ou comuns a todos, após a comparação das diferentes formas modelariam a imagem abstrata do arquétipo.

Hahnemann usou exatamente o mesmo método para comparar os sintomas comuns à maioria dos sujeitos com os sintomas das doenças mais semelhantes; como resultado dessas qualidades comuns ou análogas, ele abstraiu a totalidade do quadro de um medicamento. Este quadro do medicamento contém cada item especial de uma prova ou de uma doença similar como potencialidade. É uma imagem arquetípica de acordo com o postulado de Goethe, porquanto jamais um único provador ou um único paciente poderia, na realidade, apresentar todos os sintomas característicos atribuídos ao medicamento em sua totalidade; cada caso real apresenta não mais que um aspecto rudimentar e variado da totalidade conceitual ideal.

Enquanto Goethe e Hahnemann compararam, respectivamente, forma com forma e sintomatologia com sintomatologia, Jung compara impulsos da alma com imagens pictóricas; suas qualidades comuns remetem ao arquétipo que se externa através do símbolo e do impulso da alma. Nosso estudo neste ensaio sugere a possibilidade de uma extensão desse método — usado independentemente em morfologia, psicologia e medicina — em direção a uma síntese desses campos, até agora relativamente isolados.

Podemos considerar, hipoteticamente, como fato genericamente válido, que fenômenos isomórficos, isto é, semelhantes em essência mas variados quanto ao seu tipo de manifestação, podem ser correlacionados um ao outro de maneira muito prática, estabelecendo-se o "fenômeno arquetípico" do qual representam os fatos especiais de manifestação.

Enquanto a compreensão do arquétipo estabelece a idéia comum de ligação, as variações individuais que representam a multiplicidade do fenômeno natural podem ser entendidas através daquilo que Goethe descreve como *metamorphosis*. Como generalização, ele declara:

> Naquele fato de que aquilo que tem um conceito similar pode parecer semelhante ou similar em suas manifestações, apesar de totalmente dessemelhante ou dissimilar, nesse fato reside a constante mutação da vida da natureza...[23]
>
> Notamos que a multiplicidade das formas se deve ao fato de ter sido concedida uma preponderância a esta ou àquela parte sobre as demais. Por exemplo, na girafa, o pescoço e as extremidades são favorecidos à custa do corpo, enquanto no caso da toupeira se dá o oposto. Com base nesta consideração, deparamos imediatamente com a lei de que nada pode ser acrescentado a uma parte sem que o mesmo seja subtraído de outra e vice-versa.[24]

Qualquer intensificação de determinadas qualidades necessárias significa a privação de outras, levando a uma polarização de opostos aparentes. Sempre que a flor de uma planta for intensificada através do cultivo, sua capacidade reprodutora sofrerá com isso; inversamente, certos tipos de gramíneas com tendência a se propagarem com abundância têm flores diminutas. Pessoas que vivem num mundo de idéias podem fazê-lo à custa do seu senso prático, enquanto as pessoas com mentes mais práticas freqüentemente preocupam-se pouco com pensamentos abstratos. Por outro lado, uma redução na expressão de uma função significa uma ênfase compensatória de outra. Assim, o homem de negócios excessivamente prático e racional pode ser vítima de caprichos românticos ou excêntricos, como compensação do seu inconsciente pela insipidez de sua rotineira vida "prática". Arbustos muito espessos e baixos nos surpreendem freqüentemente pela extensão de suas raízes. A repressão de manifestações físicas de um distúrbio levam a uma acentuação do distúrbio no nível mental, enquanto os mais violentos sofrimentos físicos demonstram alguns poucos sintomas mentais.

Assim, o mesmo padrão básico pode sofrer ilimitadas variações através da extensão e da intensificação com contração e diminuição complementares, resultando sempre em novas tensões dos pólos opostos. A lei do equilíbrio complementar é a lei da metamorfose.

Em seu trabalho sobre a metamorfose das plantas,[25] Goethe demonstrou que a multiplicidade das várias formas de vegetais, como também as diferentes partes dentro de uma mesma planta, tais como a raiz, haste, folha, flor, fruto, semente etc. representam apenas variações ou metamorfoses de uma planta arquetípica. De modo semelhante, demonstrou que as várias formas do esqueleto humano e animal são variações de uma forma básica.

No entanto, o inter-relacionamento das qualidades complementares ou compensatórias pode também abranger campos de expressão inteiramente diferentes. Goethe chama atenção para o fato de, através do controle da composição do solo, ser possível intensificar ou o crescimento longitudinal ou o florescimento das plantas;[26] dessa maneira, o crescimento pode metamorfosear-se em reprodução e vice-versa. Vimos também que expressões somáticas se metamorfoseiam em expressões físicas e vice-versa. Podemos supor que a manifestação de impulsos idênticos sobre diferentes meios de expressão pertence, fundamentalmente, à mesma fenomenologia de metamorfose que está na base do relativamente simples fenômeno morfológico descrito por Goethe.

Assim, arquétipo e metamorfose podem aparecer como princípios dinâmicos básicos de manifestação abrangente. Nossa própria descoberta de uma força funcional comum — manifestando-se em diferentes níveis da psique, do soma e da matéria externa — não é mais que um fato especial da ampla lei de manifestação arquetípica através da metamorfose, que é a lei que rege a natureza criativa.

Entretanto, o princípio arquetípico em si é, como tal, inacessível ao nosso sentido de observação direto. Podemos ver apenas suas manifestações, isto é, raízes, haste, folha, flor etc. É através da abstração racional que proclamamos a existência do princípio de força primordial comum que se manifesta naqueles elementos. Igualmente, só podemos descrever as manifestações da entidade espiritual que se metamorfoseiam em imagens da alma, funções corporais e formas, como também nas formas animal, vegetal e mineral. Por enquanto, a experiência direta da própria entidade criadora ainda não nos é possível. No entanto, acontece exatamente o mesmo no que diz respeito à nossa compreensão de qualquer outra força ou energia (por exemplo, gravidade, magnetismo etc.). Conhecemos apenas os seus efeitos e deduzimos pelo raciocínio abstrato as suas leis inerentes de manifestação.

Na investigação dos fenômenos que consideramos isomórficos, torna-se essencial apreendermos, então, a entidade conceitual básica que, de forma mais ou menos perfeita, se faz presente nas várias formas de manifestação. Como diz Goethe: "Nos feitos humanos, como nos da natureza, as intenções merecem nossa melhor consideração".[27]

O método pelo qual estas "intenções podem ser reveladas é através da comparação das evidências circunstanciais dos fenômenos análogos (por exemplo extraindo os elementos semelhantes do medicamento e da doença, do símbolo e da morfologia, do símbolo e do problema psicológico etc.).

Para evitar erros, é essencial que apenas os fenômenos totais sejam comparados entre si. Goethe comparou esqueletos com esqueletos e formas com formas, mais que propriamente qualidades isoladas. Hahnemann compara a totalidade dos sintomas da prova aos do paciente, e não os sintomas isolados (a antiga doutrina das assinaturas que representa um reconhecimento instintivo de nossa lei básica torna-se um absurdo científico quando sua aplicação se baseia na superficialidade de um único atributo, isto é, amarelo para bílis etc., em vez de no fenômeno em sua totalidade). Por outro lado, uma totalidade não é representada por um infinito número de detalhes, mas sim pelas qualidades genéricas características, raras e peculiares que tipificam o fenômeno.

Ao aplicarmos o conceito de metamorfose resolvemos a polêmica questão da causalidade em fenômenos relacionados. Nem a galinha causa o ovo, nem o ovo, a galinha (se quisermos evitar absurdos da lógica); galinha e ovo são, no entanto, diferentes fases de manifestação de um organismo. Dessa maneira, os vários fenômenos da natureza viva são, com demasiada freqüência, associados não pela causalidade, porém em virtude de serem diferentes fases de manifestação de uma "intenção criadora" da evolução. Estando essa intenção evolucionária implícita tanto nos fenômenos psíquicos quanto nos somáticos, podemos até mesmo observar as doenças e os problemas constitucionais de uma pessoa apenas como um aspecto da evolução de sua personalidade total, do mesmo modo como observamos os seus problemas psicológicos.

Aplicando o conceito de um arquétipo básico a um problema prático, Goethe pode reivindicar como postulado científico a existência do osso intermaxilar no ser humano, apesar das aparentemente óbvias evidências em contrário. Posteriormente, isto foi de fato descoberto. Aplicando a mesma lei que a terapêutica dos semelhantes, Hahnemann pôde indicar os remédios eficazes para a nova doença, a cólera, antes de ele próprio ter visto ou tratado de um único caso. Podemos, portanto, considerar o conceito de entidades arquetípicas básicas não como uma noção poética, porém como uma abordagem eminentemente prática de uma lei natural básica e abrangente, que inclui como fatos especiais a lei da terapêutica dos semelhantes, a evolução psíquica através da simbolização, as leis fundamentais da morfologia e da evolução biológica, a lei que orienta os relacionamentos psicossomáticos e provavelmente muitos outros fenômenos que ainda nos são incompreensíveis.

O progresso da ciência depende de encontrar-se abordagens básicas relativamente simples, que possam englobar, de maneira viva, os princípios fundamentais comuns ao confuso processo dos diversos fenômenos, especialidades e particularidades.

Como Linné habilmente declara, "a natureza é sempre análoga a si mesma, apesar de que, para nós, devido às nossas inevitáveis falhas de observação, freqüentemente pareça divergir de si mesma".[28]

---

[1]Gerard Adler, *Studies in Analytical Psychology*, W.W. Norton Co., Inc., Nova York, 1948, p. 172 ss.

[2]Jung, C.G., *Collected Works* 12 *Psychology and Alchemy*, Nova York, 1953, p. 48.

[3]_____, p. 169.

[4]_____, p. 225.

[5]_____, pp. 64-5, 169-70.

[6]_____, pp. 125-26, 142-43, 170-71, 225 ss., 321-25.

[7]_____, pp. 84, 147, 255, 413.

[8]_____, pp. 193, 225 ss.

[9]_____, pp. 170, 225.

[10]_____, pp. 171.

[11]_____, pp. 170 ss.

[12]C.G. Jung, *Psychologie und Alchemie*, Zuerich, Rascher Verlag, 1944. pp. 103, 247.

[13]_____, pp. 187, 212, 249, 324 ss, 455, 459.

[14]_____, pp. 278, 325 ss.

[15]_____, pp. 248, 325 ss.

[16]_____, pp. 248, 325.

[17]_____, 249.

[18]_____, 249 ss.

[19]Edward Whitmont, Natrum Muriaticum, *The Homeopathic Recorder*, LXIII: 118, nov. 1947.

[20]_____, : Phosphor, *The Homeopathic Recorder*, LXIV: 10:258, abril, 1949.

[21]_____, : The Analysis of a Dynamic Totality, Sepia. A ser publicado no *The Homeopathic Recorder*, LXV: 9 março, 1950.

[22]Johann Wolfgang v. Goethe, *Morphologie*, Stuttgart, Collected Works, I.G. Cotta, ed., 1874, vol. 14, pp. 173, 206.

[23]_____, p. 5.

[24]_____, p. 176.

[25]_____, *Die Metamorphose der Pflanzen*, pp. 9 - 139.

[26]_____, p. 15 ss.

[27]_____, Citado em Rud. Steiner: *Goethes naturwissenschaftliche Schriften*, Dornach, Philos, Anthroposoph. Verlag, n. d., p. 101.

[28]Citado por Goethe em *Morphologie*, Stuttgart, Collected Works, I.G. Cotta, ed., 1874, vol. 14, p. 9.

A LEI DOS SEMELHANTES
NA PSICOLOGIA ANALÍTICA

A forma correta de receitar requer a contraposição da totalidade dos sintomas do paciente, como nós o chamamos, à totalidade dos sintomas do medicamento. Essa totalidade não deve ser uma soma de detalhes irrelevantes, deve porém obedecer a um determinado padrão básico, significativo da totalidade funcional da unidade. Dois ou três sintomas já podem representar uma totalidade, se estes forem realmente característicos do padrão relevante da patogênese do medicamento. Esta observação empírica nos indica o fato de que numa grande quantidade de detalhes observáveis, certas expressões, notadamente os sintomas mentais e gerais, são marcadamente representativos da unidade de um organismo perturbado; eles subordinam de maneira lógica, quase automática, as "particularidades", ou seja, os sintomas e mudanças referentes somente a certos órgãos e partes. Várias tentativas foram feitas desde os estudos iniciais da matéria médica para possibilitar a organização e classificação dos sintomas de acordo com os padrões sugeridos por esses sintomas orientadores.

Temos que admitir, no entanto, que a nossa matéria médica nos apresenta um emaranhado registro de observações que ainda parecem desafiar qualquer tentativa para se chegar a uma organização lógica. Resulta daí uma dupla dificuldade. Na prática, torna o estudo da máteria médica mais difícil ao exigir grande dependência da memorização; na teoria, deixa-nos totalmente perplexos, à busca de uma explicação racional para o estranho amontoado de indicações clínicas relativas aos sintomas e modalidades peculiares, genéricos e mentais de um mesmo medicamento.

Tendo em vista que os sintomas mentais são de suma importância e determinantes para se estabelecer o padrão da totalidade, a conclusão de serem também fatores importantes na sua formação é justificável. No entanto, até agora somos incapazes de indicar por que certas características mentais são associadas à certas desordens físicas. Também não temos como entender por que certas substâncias se relacionam com certas características mentais, tais como o sal com a tendência ao isolamento, *Phosphor* à sociabilidade, ouro com depressão e *Sulphur* com uma disposição alegre, para citar alguns exemplos.

Quais os caminhos que nos podem levar à solução desses problemas?

A abordagem homeopática é fenomenológica. Hahnemann não desenvolveu sua teoria numa base especulativa, porém como resultado da observação. Foi observada uma analogia entre os sintomas causados pelo medicamento em um provador e os sintomas similares da doença espontânea. Tal analogia foi julgada não como mero acaso, porém como a expressão de uma inter-relação funcional básica entre a patogênese do medicamento e da doença.

A partir desse fato, pode-se concluir que, de modo geral, uma analogia de aparência similar pode expressar um relacionamento básico, já que o fator comum deve ser a causa dos aspectos semelhantes desde que essa analogia compreenda uma totalidade real e não seja aceita meramente com base numa semelhança superficial.

A lei dos semelhantes é a lei do relacionamento básico dos fenômenos análogos.

Na tentativa de encontrarmos uma correlação lógica entre o medicamento e os seus sintomas mentais, gerais e específicos, justifica-se portanto o fato de procurarmos fenômenos análogos. É na psicologia analítica que um fenômeno similar nos vem à atenção, isto é, a combinação entre fenômenos externos e acontecimentos mentais internos.

A psicologia analítica demonstrou que acontecimentos psicológicos de extrema importância são resumidos e expressados numa linguagem pictórica de símbolos. Carl G. Jung chamou atenção para o fato de as interpretações dadas aos símbolos arquetípicos terem-se mantido razoavelmente invariáveis através da história humana da qual temos registro, aparecendo como a expressão de significados idênticos não apenas em sonhos individuais, mas também nas várias religiões, nos ensinamentos dos mistérios, mitologias e contos de fada, como também na alquimia. Desse modo, a interpretação desses símbolos está a uma segura distância de qualquer arbitrária preferência pessoal ou preconceito; pelo contrário, temos a forte impressão de que seja a expressão de uma analogia real, ou similaridade, entre o símbolo como objeto da natureza física externa e o conteúdo mental que representa. Alguns exemplos podem tornar isso mais claro: a cor verde simboliza o crescimento interno; o vermelho representa a emoção; o número quatro expressa o símbolo da unidade; o mar representa o inconsciente coletivo; o sal, as tendências da mente individualizante.

Qual é na realidade o significado de um símbolo? Um impulso mental ou, em nossa linguagem clínica, um sintoma mental toma emprestada a imagem de um objeto ou atividade da natureza exterior como seu meio de expressão. Com que direito faz isso? Deve existir, obviamente, um fator objetivo comum ao impulso mental e ao símbolo material para justificar a repetição regular do padrão. O fato da regularidade dos padrões associados, independente de época ou indivíduo, é contrária à possibilidade de estarmos lidando com processos associativos baseados meramente em semelhanças superficiais. A cor verde, por exemplo, pode parecer que é o símbolo do crescimento porque o verde é a cor das plantas e, portanto, nosso processo mental associa-o comumente ao crescimento. Sem dúvida, isso é verdadeiro. Por outro lado, no entanto, não somos apenas nós que associamos o verde ao crescimento, porém ele é efetivamente a cor associada pela *natureza* com o crescimento: ou seja, na planta, onde o crescimento aparece na sua forma mais pura e liberta. Sempre que o verde for substituído por outra cor, isto significa que o crescimento sofreu uma parada, conforme se nota no processo final da planta, em suas multicoloridas flores (raramente são verdes), ou na ação inversa do crescimento, o fenecimento. Quando sua pujança for restrita pelo aparecimento de vida psíquica, o verde da planta altera-se para o vermelho do sangue: a cor da emoção.

Parece, assim, que os nossos processos subjetivos de associação seguem aquilo que apreenderam intuitivamente como já objetivamente associado pela natureza numa totalidade criativa. Naturalmente, nem toda associação simbólica revela sua justificativa objetiva de maneira tão óbvia; a busca de suas origens, por outro lado, pode nos levar a novos *insights*. O próprio Jung menciona o fato de o número quatro aparecer como símbolo da unidade e ressalta o que chamou ironicamente de o estranho jogo da natureza, que deu a valência química de quatro ao átomo do carbono, o mais básico dos elementos construtores de toda matéria orgânica.

Mesmo aceitando a hipótese de uma associação objetiva entre imagem e significado do símbolo, ainda assim não possuímos elementos com que explicar o fato de termos conhecimento das ligações expressas dessa maneira. Vemo-nos confrontados pelo fenômeno de um *insight* intuitivo em relação às ligações e segredos, ainda além da nossa compreensão e enterrados no escuro caldeirão das naturezas criadoras e do nosso inconsciente (como esse material é partilhado mais ou menos do mesmo modo por todos os seres humanos, Jung denomina-o de inconsciente "coletivo").

Voltando às nossas considerações sobre o problema do inter-relacionamento de sintomas e substâncias, notamos que os fios de ligação entre substâncias externas, sintomas mentais e funcionamento físico-químico dos órgãos situam-se também dentro da escuridão do nosso inconsciente: não conhecemos nada além do fato de sua associação objetiva. Encontra-se, assim, uma *analogia* entre o modo pelo qual um impulso mental se relaciona a um acontecimento biológico quando afetado por um medicamento externo, e o modo pelo qual o mesmo impulso mental se relaciona a um objeto, qualidade ou processo-força de natureza externa, cuja imagem toma emprestada para usá-la como expressão do símbolo.

Em resumo, temos a declarar:

1. Os impulsos mentais são associados objetivamente com alterações físicas e com as energias dinâmicas dos medicamentos.
2. Os impulsos mentais são associados objetivamente com objetos e atividades externas, através do significado simbólico.

Parece lógica e inevitável a conclusão de que o significado simbólico, resultante da correta interpretação psicológica, possa servir de ponte para ligar e esclarecer ao nosso entendimento a relação existente entre as substâncias externas, os impulsos mentais e a patogênese do medicamento. Estaríamos justificados se tentássemos usar o material fornecido pela interpretação analítica do símbolo como um meio de desvendar o significado oculto da série de sintomas aparentemente desconexos.

Alguns exemplos podem ilustrar este passo: entendemos como qualidade característica e extraordinária a capacidade do *Phosphorus* de produzir luz. A interpretação simbólica da luz como entidade psíquica indica conhecimento, sabedoria, consciência e controle do ser superior, porém identifica essas entidades com a respiração e as associa fisicamente ao fígado. Na hipótese de o controle da personalidade, o funcionamento respiratório e a função do fígado estarem de alguma forma unidos naquilo que nossa intuição inconsciente apreendeu como luz interior, investigamos o material disponível que lida não apenas com os efeitos do *Phosphorus*, mas também com a fisiologia e patologia da luz e descobrimos que essa evidência não só parece confirmar nossa suposição, como também conseguimos organizar·de maneira lógica todas as divergentes manifestações físicas e mentais do medicamento em torno de um fio de ligação.

Outro exemplo: o *Natrum muriaticum* está ligado à interpretação do símbolo alquímico do sal através do desejo de estar só. O "sal" alquímico expressa a qualidade separatista da mente individualizada, tendência à emancipação e independência mental. Partindo dessa tendência à individualização interior, pode-se deduzir a patogênese integral do *Nat. mur.*

Com essa nova abordagem, permanecemos fiéis ao método homeopático da comparação de fenômenos análogos. Apenas seu alcance é ampliado no sentido de incluir o material fornecido pela compreensão intuitiva do inconsciente coletivo do homem, um tesouro acumulado durante incalculável espaço de tempo. Se este método suportar a prova da análise sistemática, poderá ser de grande valor tanto ao cientista homeopático como ao psicanalítico, abrindo novas vias de entendimento para ambos. Corpo e mente são como dois palcos distintos, porém correlacionados, sobre o qual a mesma força diretriz, a individualidade, representa a mesma peça, como se fora em dois diferentes idiomas.

Ao concluir não podemos deixar de fazer algumas ponderações a respeito de mais um fato. O inconsciente nos ajuda ao expressar problemas internos e dificuldades, freqüentemente nos dando também a resposta corretiva através da linguagem intuitiva dos símbolos.

Ao oferecer o remédio psicológico como reflexo da dificuldade interna através de uma imagem da natureza externa, equipara-se uma disfunção interna ao seu correspondente similar externo. Apresenta-se, no nível psicológico, o *simillimum* como princípio de força corretiva. A abordagem homeopática pode ser considerada a linguagem da natureza criadora, tanto dentro quanto fora de nós.

Maravilhamo-nos, humildemente, diante desta manifestação universal da unidade criadora.

CONSTITUIÇÃO E DISPOSIÇÃO

Falamos freqüentemente de constituição e de remédios constitucionais. No entanto, quando nos perguntamos qual é na verdade o significado de "constituição" não somos capazes de encontrar uma resposta. De acordo com Bauer,[1] "a soma total das características de um indivíduo, conforme determinadas potencialmente no momento da fertilização", esclarece na realidade muito pouco, porquanto significa e é genérica demais. Se cada característica for considerada como elemento constitucional, falta-nos ainda um referencial para medir aquilo que representam os elementos diferenciadores entre os fatores constitucionais e os não-constitucionais.

Na minha época de estudante, costumávamos encenar uma pantomima cômica chamada "o cabelo na sopa". Mostrava as reações de quatro pessoas diferentes ao encontrar um fio de cabelo na sopa. O primeiro fica furioso e atira a sopa e o prato no garçom. O segundo se espanta, faz uma expressão enojada, encolhe os ombros com indiferença, apanha o chapéu e o paletó e sai assobiando uma música. O terceiro tem um acesso de choro porque sempre lhe acontecem as piores coisas. O quatro olha o fio de cabelo, deixa-o ficar, continua a comer e depois de terminar pede outra porção.

Esta pantomima, que surgiu da observação bastante ingênua dos quatro temperamentos tradicionais, focaliza os aspectos mais essenciais do nosso problema. Ele retrata nada mais que quatro diferentes reações características a uma mesma situação ou, mais precisamente, três reações distintas e uma falha de reagir adequadamente. Além disso, e isso é importante, ele retrata essas reações de maneira a tornar óbvio que são reações pré-programadas e compulsivas, não eletivas. Cada indivíduo reage de acordo com um padrão emocional predeterminado, o que torna impossível uma outra resposta. O colérico não pode reagir de maneira fleumática, nem o indivíduo fleumático ou sangüíneo poderia, mesmo que quisesse, "criar um caso"

52

real. Se qualquer um deles tentasse, por meio de autodisciplina ou força de vontade, conseguiria no máximo um resultado parcial e apenas superficial, no que diz respeito à aparência. Porém, essa reação artificial seria afetada e pouco convincente; seria à custa de um dispêndio desproporcional de energia e de um conflito entre a energia do padrão que se tenta bloquear e a energia da tentativa disciplinar repressora, pois as reações automáticas pertencem à natureza dos reflexos condicionados e são, portanto, compulsivas.

Podemos ver melhor como isso é verdadeiro escolhendo um exemplo mais simples de reação automática reflexiva de caráter compulsivo, que não depende de escolha: o reflexo da tosse. Todos que já sentiram a torturante compulsão de tossir lembrarão que durante algum tempo é possível resistir através de um intenso esforço da vontade e energia; no entanto, quanto maior nosso esforço para não tossir, mais necessidade temos de fazê-lo. A vontade de tossir aumenta, ocupa toda nossa atenção; dificilmente podemos nos concentrar em outra coisa, até que afinal o impulso reprimido irrompe — melhor dizendo, força seu caminho — numa explosiva erupção freqüentemente mais violenta que o impulso original.

Enquanto o impulso da tosse é um reflexo comparativamente mais simples, as reações temperamentais citadas acima representam intrincados padrões de reações condicionadas, de natureza automática, reflexiva, que se expressam independente e antecipadamente à atividade consciente do cérebro, cada um dentro do seu modelo qualitativamente individual.

Tais reações reflexo-condicionadas, dentro de padrões de forma definidos e de natureza automática compulsiva, compõem a totalidade do funcionamento dinâmico do organismo. Eles se expressam tanto no nível do corpo, quanto no da alma, isto é, biológica e psicologicamente.

É como se as correntes de energia, a capacidade do organismo e do indivíduo de reagir aos vários estímulos fossem canalizadas ou modeladas em vários padrões de forma, os quais, dependendo da espécie, do indivíduo e da situação, seriam estandartizados e automáticos.

Do mesmo modo que, ao colocarmos uma moeda numa máquina automática de cigarros recebemos em troca cigarros e não goma de mascar, sem levar em conta a boa ou a má intenção do autômato (que, afinal, não tem escolha e somente pode reagir da maneira como foi programado), ao se enviar um estímulo ao mecanismo visual, seja uma luz ou um soco no olho, obtêm-se reações visuais, tais como faíscas etc. (Lei de Bell), porquanto o olho só pode reagir visualmente.

Quando se desafia um padrão inerente de reação melancólica, obtém-se apenas uma resposta depressivo-melancólica. De um condicionamento alérgico, obtém-se uma reação alérgica. Cada padrão pré-formado responde dentro do seu próprio modelo fixo inerente.

Podemos afirmar, então, que a constituição é a tendência inerente de reagir automaticamente dentro dos padrões característicos individuais predeterminados qualitativamente. Diferenças constitucionais são as diferenças dos padrões de reação a situações idênticas. As constituições podem se caracterizar por padrões de reações fixas. Fala-se, assim, de constituições alérgicas, psoríacas etc.; das constituições do *Sulphur* ou da *Nux vomica* etc.

Qualquer tentativa de suprimir o padrão de reação constitucional típico ou forçar outro que seja diferente do automatismo inato irá sempre encontrar dificuldades e resistências fundamentais; e a longo prazo será impossível. É mais que provável que a própria tentativa aumente o problema já existente. Sempre que o padrão de reação for de desajustamento que induza o sofrimento (*pathein*) e ameace "patologicamente" o funcionamento do organismo todo, deve-se buscar um modo de reaproximação, não contrário, mas dentro do próprio padrão de resposta individual.

Este é um conceito muito difícil de se apreender. Porém, seria um erro tentar, como afirmou um cientista, e "tornar fácil um assunto que, por sua própria natureza, é difícil; isto apenas o tornaria falso". Este conceito implica nada menos que um indivíduo não poder viver sua vida de acordo com normas ou ideais abstratos de "normalidade" ou boas maneiras, quaisquer que sejam, mas somente de acordo com o que for possível dentro dos limites de um determinado padrão de força, dentro dos limites preestabelecidos no indivíduo, suas limitações, automatismos compulsivos, impulsos e padrões de reação. Não se pode treinar uma pessoa de caráter colérico de maneira satisfatória para que reaja fleumaticamente. A constituição do ácido nítrico, com sua violenta reação vitriólica, não pode ser transformada para reagir e viver de um modo superficial e plácido como a constituição da *Pulsatilla*. A patologia, o sofrimento somente podem ser superados através da adaptação de um ser à sua constituição, encontrando um *modus vivendi* de acordo com seu próprio padrão de forma. Isto significa aceitar o seu modo de ser básico, aceitando aquilo que não pode ser mudado. Somente através de uma abordagem terapêutica, baseada na aceitação de um determinado padrão de forma (melhor do que ignorá-lo ou contrariá-lo), poderemos evitar que esse padrão nos arme uma cilada e possa até transformar suas características negativas em atitudes potenciais.

Ao nível psicológico, esta reaproximação através da autoaceitação significa antes de mais nada travar conhecimento com o próprio *self* verdadeiro e inato. Significa compreender nossos hábitos enraizados, automatismos e impulsos compulsivos, resultado de condicionamentos adquiridos na infância ou, até mesmo, elementos de forma inatos ou herdados. Em virtude de seu caráter automático, são aceitos tão naturalmente que não se tem consciência deles como fatores característicos. Para nós, são inconscientes; para os outros, porém, são freqüentemente mais que evidentes. A compreensão e aceitação daquela parte que não podemos mudar significa abandonar muitas noções superotimistas e idealizadas de nós mesmos em favor de uma aceitação, talvez humilhante no início, porém mais realista das nossas facetas mais obscuras. A reaproximação com essas áreas sombreadas através da confrontação e aceitação consciente pode levar a uma possível transformação; o que antes trabalhava contra nós (devido ao nosso desconhecimento de seus artifícios, exigências e limitações) poderá trabalhar a nosso favor desde o momento em que aceitarmos e nos adaptarmos ao inevitável, procurando um *modus vivendi* que aceite as limitações e exigências de uma compulsividade automática inata, ainda que resguardando nossa integridade moral. Aqui o ato terapêutico, a transformação terapêutica, acontece através da confrontação do julgamento consciente com os padrões de forma inconscientes; isso geralmente toma a forma de uma confrontação do consciente com símbolos gerados espontaneamente pelo inconsciente; isto é, em sonhos. O termo "símbolo" significa, portanto, a melhor forma possível para expressar um conteúdo essencialmente desconhecido cuja existência é, no entanto, um fato reconhecido.[2] O símbolo transmite um impacto emocional desconhecido, mas contendo forte carga afetiva através de uma imagem de analogia e semelhança. Por exemplo, ao sonhar com um lobo, a pessoa recebe uma mensagem que lhe diz: "existe algo em você semelhante ou análogo ao lobo: algo ganancioso ou voraz" (ou qualquer coisa que o lobo possa representar para o sonhador). O impacto emocional do símbolo tem um efeito de transformação. O confronto com a imagem simbólica do lobo produz uma modificação dentro do "lobo interno", ou seja, nos automatismos com características lupinas. Isso significa que o confronto consciente do próprio análogo constitucional com o seu semelhante psicológico gera uma readaptação.

Ao nível neurovegetativo a situação é análoga e, no entanto, peculiarmente diferente.

Também aqui o confronto terapêutico se faz entre a constituição do indivíduo e um padrão análogo ou semelhante. Porém esse confronto não ocorre através da compreensão pela mente. É um ato de "apreensão", um encontro da semelhança de um padrão de forma interno com o misterioso nível do dinamismo biológico; é um confronto do estado constitucional do indivíduo com seu análogo na forma do padrão de força dinâmica do medicamento "semelhante" potencializado. O *simillimum* é a representação simbólica do padrão de forma constitucional interno essencialmente desconhecido.

O paciente do *Sulphur* ou *Pulsatilla* representa, na realidade, uma pessoa dominada por um padrão de força essencialmente desconhecido, que não pode ser descrito de outra maneira a não ser através dos sintomas induzidos pelo *Sulphur* ou pela *Pulsatilla*. A sintomatologia do medicamento "simboliza" o padrão de força essencialmente desconhecido do automatismo constitucional. Esse padrão "interno" do *Sulphur* ou da *Pulsatilla*, quando em desequilíbrio (em conflito) com a totalidade da personalidade funcional de uma pessoa, seja esta como for, é transformado terapeuticamente através do confronto com seu análogo "externo". Portanto, o confronto do padrão de forma intrínseco automático "interno" do indivíduo com sua semelhança correspondente "externa", como símbolo semelhante ou análogo, revela-se como fator terapêutico universal de transformação tanto ao nível da psique como do corpo.

Contudo, ainda não explicamos a lei dos semelhantes. Como todo fato relativo à vida e à natureza, temos de aceitá-la simplesmente como um fato básico, até mesmo axiomático, não sujeito a quaisquer outras explicações. O "porquê" disso é tão irrespondível quanto o "porquê" da gravitação. O absoluto e supremo mistério da vida não se revela à mente humana.

Conseguimos, todavia, colocar a lei dos semelhantes num contexto mais amplo, isto é, dentro do dinamismo universal da transformação da vida humana através da nossa compreensão do que representa a correspondência. Nós a colocamos no âmbito do estranho mistério que é o efeito da confrontação com o semelhante universal, seja este a imagem do símbolo refletindo nosso verdadeiro ser como padrão de forma psíquico, seja o dinamismo do medicamento como padrão de forma biológico. Por outro lado, onde quer que exista uma vontade que, ignorando o padrão intrínseco da corrente da vida, tente reprimi-lo apenas com o propósito de remover o sintoma, seja em nome de uma noção convencional de virtude, seja em nome de uma igualmente convencional abstração relativa a uma normalidade clínica mediana, estará invocando a lei dos contrários e ignorando o fato básico da constituição. A repressão, a disciplina e o paliativo, seguindo a linha dos contrários, ocupam um lugar necessário e construtivo. No entanto, como meios dominantes e exclusivos, estão carregados de perigos. O caminho dos contrários, da disciplina repressora, é um modo de vida no qual nossa mente foi treinada, através do que nos foi legado pela cultura ocidental da Idade Média, para nos ensinar autocontrole e discriminação. Tornou-se um elemento essencial ao nosso conceito de vida racional em termos de efeitos materiais e causalidade. Essa herança unilateral do homem ocidental moderno está ainda tão profundamente arraigada que a hipótese do princípio irracional da interação por meio da correspondência e da semelhança encontrará, provavelmente, uma barreira intransponível na mente contemporânea. Para a orientação espiritual, treinada durante séculos no princípio do *tolle causam*, a superação do sofrimento através da aceitação e da incorporação daquilo que corresponda ao sofrimento e que inclusive possa induzir sofrimento, a superação do mal, não através de uma forma abstrata de virtude, mas através da "não resistência ao mal", a aceitação e o confronto com nosso lado escuro, a "salvação através da serpente", que Fritsche[3] chamou de "homeopathia divina", significa ainda algo estranho, desconhecido e incompreensível.

A homeopatia, portanto, é ainda um anacronismo, uma criança prematura de um tempo que ainda está por vir. A resistência à homeopatia tem raízes profundas do ponto de vista histórico, psicológico e espiritual. A homeopatia é parte de uma abordagem ao mistério da existência, a qual, como atitude ampla, seria uma complementação necessária à nossa atual orientação, basicamente materialista e racional.

Este passo, no sentido do aprofundamento e aperfeiçoamento da nossa perspectiva da vida e da ciência, está apenas no início em algumas disciplinas. Sua aceitação ampla e geral pertence ainda ao futuro.

---

[1] Julius Bauer, *Constitution and Disease*, Grune & Stratton, Nova York, 1945.
[2] C. G. Jung, *Psychological Types*, Harcourt & Brace, Nova York, 1924.
[3] Herbert Fritsche, *Erlösung durch die Schlange*, Ernst Klett Verlag, Stuttgart, 1953.

NATUREZA, SÍMBOLO E REALIDADE IMAGINÁRIA

Por ocasião de um recente simpósio sobre a "Teologia da Sobrevivência"[1] houve consenso geral no sentido de que as tradicionais atitudes cristãs — rejeição da crença pagã divinizando a natureza e colocando o homem como o centro, mantendo a natureza subserviente a ele — contribuíram para a superpolução, a poluição do ar e da água e outras ameaças ecológicas. Durante vários séculos, a teologia tradicional tendeu a distanciar o homem da natureza; ao enfatizar o valor da natureza somente na medida em que ela contribui para o bem-estar do homem, à teologia tradicional sancionou a exploração do meio ambiente pela ciência e pela tecnologia.

Pode parecer surpreendente que os valores religiosos sejam fatores básicos na crise ambiental. A religião tradicional como forma de fé exteriorizada tornou-se vazia de significado para muitos. Como expressão simbólica dos valores transpessoais do ser humano e seu relacionamento com esses valores, a religião tradicional perdeu muito de sua força. No entanto, as convicções e as premissas básicas sobre as quais se alicerça uma cultura não apenas são derivadas da crença religiosa, mas são idênticas a ela. Assim, como o "burguês gentil-homem" de Molière, que se surpreende ao descobrir que "falou em prosa" a vida inteira, o homem racional moderno poderá ficar chocado ao compreender que sua atitude em relação à natureza e à sobrevivência é a expressão de seus valores religiosos.

Secularizamos nossa religião ao retirarmos da natureza e do mundo tangível o sentido do sagrado. As preocupações maiores com o transpessoal parecem reduzir-se a idéias abstratas sobre o controle tecnológico da realidade extraterrena. Tecnologia, produção e maior bem-estar físico tornaram-se, aparentemente, nossos deuses. Conhecemos os perigos do nosso ambiente envenenado e os poderes autônomos e demoníacos da máquina e, no entanto, o que parece mais ameaçador é a nossa visão da natureza como sendo "nada mais" que uma coleção de coisas insensíveis e irracionais, tornando-nos insensíveis ao seu espírito autônomo, ao *daimon* existente na natureza. Nós nos alienamos de uma qualidade psíquica que poderia acelerar o conhecimento de nós mesmos. E, como toda alienação, esta ameaça com neuroses e psicoses tanto o homem coletivo quanto o indivíduo.

Elíade afirmou que a transição de um "cosmos sagrado" à "secularização da matéria" levou à "secularização do trabalho" e, se me permitem acrescentar, à secularização do lazer e do prazer. Ao tornar-se cada vez mais compulsivo e destituído do potencial criativo por servir apenas como instrumento de progresso e maior bem-estar físico, o trabalho não possui o sentido do sagrado que lhe propiciaria uma satisfação existencial. O homem moderno, na sua corrida para ganhar tempo numa procura de satisfação que não mais encontra no trabalho, passa então a "matar" esse tempo do mesmo modo compulsivo como aborda o seu trabalho. Sua busca de divertimentos hedonistas deve ser "bem-sucedida", porém freqüentemente está carregada de culpa e parece destituída de alegria. Ao alienar-se do sagrado, o mestre da natureza está ameaçado de perder sua própria alma.

Vejamos estas idéias tradicionais da teologia judaico-cristã que, a nosso ver, "poluíram" nosso pensamento. Os primeiros três mandamentos apresentam uma divindade separada do homem, o qual o moldou e o elegeu como exclusivo beneficiário das promessas divinas. A imagem desse líder patriarcal jamais deveria ser reproduzida. Ele existe exclusivamente para ser adorado. O sagrado está rigorosamente limitado ao "espírito" abstrato, enquanto a experiência do sagrado nas manifestações concretas e materiais, tais como bosques, animais ou objetos do imaginário, são declaradas malignas. A imaginação simbólica foi banida.

À medida que esse Deus intangível tornou-se a representação absoluta do bem, coube à natureza humana carregar a projeção do mal — o que exprime a implacável inimizade existente entre o patriarcal e a matriarcal Grande Mãe pagã. Pois *mater*, que é matéria, significa feminino, a alegre experiência da matéria no êxtase sensual, a carne instintiva. Como a natureza tornou-se maligna e pagã, os domínios do diabo tiveram de ser subjugados e mortificados pela parte divina do homem.

Apesar de agora condenarmos no homem ocidental esta separação do seu lado instintivo, reconhecemos, talvez psicologicamente, a inevitável necessidade de livrar-se da Grande Mãe. Para conseguir um sentido independente de personalidade ele teve que obedecer ao comando do primeiro e único ser patriarcal: "Eu sou o que sou" (*Êxodo* 3:14), esquecendo-se dos poderes da realidade unitária que nos rodeia, os deuses que são *também animais, plantas, pedras, lugares e tempos*. Ele teve que "dominar a terra" e transformá-la numa serviçal do eu. Essas mudanças na perspectiva religiosa podem ser entendidas psicologicamente como a evolução de um estado relativamente indiferenciado até uma atitude mais distinta, mais individualizada.

Nosso contemporâneo ego empírico funciona em termos de separatividade, reflexões racionais e o anseio de controlar. A identidade do ego se baseia no sentimento de separatividade em espaço e tempo, sujeito e objeto, e até mesmo entre os próprios objetos. Ele percebe interligações em termos de seqüências de tempo, de uma entidade separada "causando" reação em outra entidade. Seu referencial é o da racionalidade, de um "porque" e "portanto" que são passíveis de demonstração direta através da percepção dos sentidos. Portanto, o complexo do ego tende a funcionar em termos de "iluminação", por meio de relações de causa e efeito diretamente perceptíveis, livres de intangíveis psíquicos e através da vontade, isto é, do controle agressivo do poder. O ego afirma a sua vontade contra obstáculos, dificuldades e adversários que são projetados sobre o mundo ou até mesmo contra partes de si mesmo (emoções, instintos, impulsos). A vida é vista como luta pelo poder num mundo de entidades separadas com a aparente sobrevivência do mais apto. E até mesmo a sobrevivência através do desenvolvimento pela mutação de qualidades superiores é considerada como acidental e não como organicamente integrada no cosmos.

Através da psicologia profunda aprendemos que quando a diferenciação entre ego e inconsciente é excessiva — chegando ao ponto de alienação — pode causar a fragmentação da personalidade e a desestruturação da psique. Essa ameaça, de modo geral, encontra seu paralelo nos acontecimentos mundiais. Retornar à nossa identidade "total" instintiva não nos é possível; renunciar ao nosso nível de consciência, se fosse possível, significaria a regressão a um estágio primitivo já ultrapassado. Devemos tentar entender *a ligação existente entre nosso organismo biopsicológico e os campos circundantes que o contém*, para que um relacionamento consciente possa desenvolver-se entre eles. A fim de atingir esse objetivo, seria útil reconsiderarmos aquelas visões de realidade unitária do ser humano-mundo, mas que foram reprimidas pelo pensamento tradicional judaico-cristão.

Um Campo Unitário Integrando Natureza e Ser Humano

A visão que o Oriente não-cristão e o paganismo pré-cristão tinham do mundo não era de transcendência, mas de imanência. O Criador é visto não como entidade separada de sua criatura, mas de "forças" da sua criatura; ou, poderíamos dizer, Ele é a sua configuração energética. Estas forças são as motivadoras ou diretoras *inerentes* das várias manifestações da realidade humana e também da não-humana. A natureza e o ser humano são as "visibilidades" dos deuses.

Através dos séculos, este ponto de vista encontrou sua aplicação mais pragmática na alquimia. Conforme demonstrado por Jung, a alquimia é um conhecimento da psique assim como da natureza e se ocupa com um método prático de transformação. O "Tratado de Ouro de Hermes" fala supostamente do "corpo dos metais" como "domicílios de seus espíritos", a partir dos quais esses "espíritos podem ser extraídos na medida em que suas substâncias terrestres são gradualmente tornadas mais finas". Paracelsus, o famoso médico alquimista do século XVI, fala do homem como sendo um "microcosmo", uma interação de processos e entidades que correspondem e interagem com o seu análogo no "macrocosmo". O homem é:

> ... céu e terra, e esferas inferiores, os quatro elementos e tudo mais que eles contenham são, assim, chamados apropriadamente de microcosmos, pois ele é o mundo... Saibam, então, que existe também no homem, em seu corpo, um firmamento estrelado com uma poderosa ordem de planetas e estrelas com suas exaltações, conjunções e oposições...[3] O coração é o sol; e da mesma maneira que o sol atua sobre a terra e sobre si mesmo, também o coração atua sobre o corpo e sobre si mesmo. E não sendo o seu brilho aquele do sol é, no entanto, o brilho do corpo, pois o corpo deve sentir-se satisfeito em ter o coração como seu sol.[4]

Paracelsus aplica essa correspondência aos demais planetas e, pelo menos em princípio, a todas as substâncias naturais. Princípios macrocósmicos externos e microcósmicos internos se complementam e corrigem um ao outro; eles são semelhantes e, no entanto, dessemelhantes, opostos polares dentro de um dinamismo comum:

> Outra é a doença e outros são os elementos. Os elementos não são doentes, o corpo é que se torna doente. Desta forma o escorpião cura seu escorpião (interno), arsênico seu arsênico, mercúrio seu mercúrio... o coração seu coração...[5]

Mais próximo da nossa época, Goethe, um dos primeiros a pensar em arquétipos, pois além de ser um naturalista era poeta e estadista, expressava idéias semelhantes em seus estudos morfológicos. Ele viu os vários fenômenos correspondentes como manifestações arquetípicas, ou fenômenos *Ur,* * numa constante interação entre equilíbrio e desequilíbrio. Emerge de tais exemplos um quadro do mundo que opera em termos de dinâmica da forma, que modela tanto a natureza como o homem através da metamorfose dos grandes temas movendo-se em interação e complementação mútua.[6]

É possível ao pensamento científico abarcar tais pontos de vista? Até a revolução criada por Einstein dentro da física, a resposta seria certamente negativa. Entretanto, a ciência pós-Einstein tem uma visão do mundo que opera em termos de atividade e processos energéticos, ou o que poderíamos chamar de diferenciação do espaço-tempo em termos de campos.

> A natureza é um teatro onde ocorre o inter-relacionamento de atividades. Tudo se modifica, as atividades e seus inter-relacionamentos ... Em lugar da noção aristotélica do processo de formas, a nova física a substituiu pela noção das formas dos processos.[7]

Conseqüentemente, encontramos agora dentro da concepção da moderna visão científica do mundo a percepção de que

> ... qualquer agitação local sacode todo o Universo. Os efeitos distantes são minúsculos, porém existem ... De acordo com o conceito moderno, o grupo de agitadores, o que chamamos de matéria, se funde com o seu ambiente. Não há possibilidade de uma existência desligada, contida em si mesma.[8]

E novamente,

> Já que *todas* as propriedades de uma elementar partícula material ... pertencem ao campo que as circunda e não ao núcleo da substância no centro do campo, a pergunta inevitável é se a existência de tal núcleo não é uma suposição que pode ser completamente descartada. Esta questão é respondida afirmativamente pela teoria de campo da matéria.[9]

A idéia de que as entidades materiais estejam submetidas à energia foi substituída pelos conceitos de forma e campo. Vamos definir campo como a configuração da energia, um potencial de atividade que se manifesta através do comportamento ou a ordem das partículas sob sua influência, um potencial de forma que se torna real por meio

---

* *Ur: uniforme regulation* = homeostase. (N.T.)

da visibilidade da manifestação material. Forma ou figura como potencial de organização apriorístico, e não como figura *de* uma "coisa" material, transforma-se na *unidade básica da existência*. Essas formas sem conteúdo encarnam-se, passam da condição de potencialidade para a realidade por meio da manifestação através da matéria, ou melhor, *como* matéria.

Esta perspectiva aponta para a *psicologia da matéria*. Encontramos essencialmente o mesmo conceito da forma, e não da coisa, como unidade de funcionamento da formulação completa de Jung com referência ao arquétipo e, de maneira mais fragmentada, na psicologia da gestalt. Tanto o arquétipo quanto a gestalt são concebidos como formas dinâmicas primárias. "Existe o todo, cujo comportamento não é determinado pelos seus elementos individuais, mas onde os processos das partes são eles próprios determinados pela natureza intrínseca do todo."[10]

A psicologia da gestalt demonstrou que nossas percepções não ocorrem como fragmentos isolados que são depois reunidos por nosso cérebro em imagens ou noções de objetos; são porém modelados, desde o princípio, em termos de gestalts integrais. O pensamento imaginário ou simbólico, isto é, a imaginação, a vivência dos padrões de forma ou totais configuracionais são, portanto, a expressão interna de nossa unidade com a realidade exterior. As dinâmicas formais da psique interagem com o seu análogo na realidade externa.

Nossa experiência psicológica demonstrou que cada conteúdo do inconsciente tenta se expressar como experiência consciente. Não apenas o desenvolvimento humano mas também a cura de psicopatologias se apóiam na realização adequada do arquétipo. A psicologia da gestalt menciona situações "inacabadas" como elementos de patogênese psicológica. Desde que os campos arquetípicos — significados em potencial que buscam realização — moldam a matéria e a psique nos padrões do que elas virão a ser, estabelecem as direções da mudança ou do desenvolvimento. Nossa liberdade exige que tenhamos consciência e uma relação criativa para com as dinâmicas arquetípicas enquanto campos de orientação e de evolução. Isto só se torna possível pela abordagem dos fenômenos através da imaginação simbólica.

Jung define o símbolo como "a melhor descrição possível de um conteúdo desconhecido que, no entanto, é postulado como existente",[11] o símbolo "descreve da melhor maneira possível a vagamente discernível natureza do espírito ... não a define ou explica, mas aponta para um significado que está além de si mesmo e que se vislumbra de uma forma obscura, permanecendo, porém, ainda fora do nosso alcance, não sendo possível expressá-lo adequadamente nas palavras comuns da nossa linguagem".[12] A percepção simbólica é, assim, a experiência de eventos e imagens em termos de um significado que transcende seu sentido imediato e o chamado bom senso. Do mesmo modo que o conceito de campo de força no âmbito da física, o conceito de campo gestáltico arquetípico ajuda-nos a ultrapassar a dicotomia ainda persistente na psicologia como se fosse um atalho entre a matéria e a psique. O campo simbólico oferece uma hipótese de trabalho com padrões cósmicos que dirigem a matéria, a vida e a psique como se fossem grandes temas musicais com variações ocorrendo em diferentes tonalidades, figurações, harmonias e instrumentações.

O conceito junguiano do arquétipo *per se* e a sua visibilidade como imagem, padrão de emoção e comportamento corresponde aos campos de forma pura e sua visibilidade na matéria. O arquétipo vai mais longe que o princípio da gestalt porque inclui a sincronicidade. A abrangência organizacional do arquétipo não se limita à experiência psicológica, incluindo ainda o comportamento da matéria inanimada. A sincronicidade manifesta a mesma realidade que é determinante da forma na dinâmica psíquica, assim como nos acontecimentos correspondentes à realidade física externa. As configurações internas e externas são ligadas por significados simbólicos comuns. Quando o oráculo *I Ching* é invocado, a queda das moedas corresponde à dinâmica interna que o seu padrão dramatiza. Porém esse significado não deriva nem do acontecimento externo nem do psicológico; antes, porém, aparece como sendo um terceiro fator supraordenado, como "forma pura", modelador dos acontecimentos em evolução.[13]

A fim de se apreender adequadamente a essência temática destas formas gestálticas arquetípicas devemos ter a sensibilidade voltada para os padrões simbólicos. Esta sensibilidade se expressa através da imagética, aquela forma primária de perceber e vivenciar, que é reprimida e tornada aparentemente obsoleta pelo posterior desenvolvimento da conceitualização. Encontramos as imagens mais puras e carregadas de significado nos mitos, contos de fada, sonhos e fantasias. Nesses estados tendem a se personalizar, tratando as coisas supostamente inanimadas como se fossem animadas. Essas personificações ou "psiquificações" da matéria devem ser abordadas em termos de percepção simbólica, porquanto sem este "como se" simbólico poderíamos cair no animismo primitivo. Entretanto, entendidas como "a melhor descrição possível da vagamente discernível natureza do espírito", estas imagens da fantasia simbólica podem servir como valiosos instrumentos de investigação; servem também para sinalizar estados transcendentes de consciência que aparecem como se fossem animados, tendo vida e propósitos próprios. Assim como a visão de Kekule de um círculo formado por seis duendes dançando levou-o à estrutura da molécula do benzeno, o pensamento imaginário pode nos levar a compreender os simbolismos daquelas estruturas universais que contêm as nossas personalidades e psiques.

Expressões Diversificadas do Campo Unitário

Paracelsus postula padrões arquetípicos e gestálticos que são subjacentes à fenomenologia "material", humana e extra-humana, estabelecendo entre eles um relacionamento funcional complementar: o Sol (e, incidentalmente, o ouro que é o arcano ou a manifestação material do princípio solar) corresponde ao coração e ao seu funcionamento, e outras substâncias a outras funções. O *Tratado sobre o Ouro* de Hermes Trismegistos concorda com esse conceito, sugerindo que a vida e o fogo que estão latentes nos "corpos materiais" podem ser "excitados e trazidos à tona" por meio da apuração e dissolução de suas origens radicais. As imagens do homem e do cosmos surgem como manifestações de uma única realidade, diferindo apenas em suas manifestações visíveis.

Isto pode parecer como sendo meramente uma idéia filosófica abstrata, a não ser que este postulado seja validado em termos práticos. Creio que essa evidência existe especialmente nos campos da homeopatia e da astrologia. Estes dois campos são facilmente chamados de não-científicos ou místicos, sem que sejam submetidos a provas experimentais. Por terem aceito como fatos os tipos de evidência empírica que relatarei a seguir, continuam a ser rejeitados pela ciência moderna, ainda submetida a tendências positivistas.

A homeopatia originou-se dos experimentos de Samuel Hahnemann,[14] um médico que na virada do século XVIII sentia-se insatisfeito com os métodos especulatórios da medicina contemporânea e resolveu "provar", isto é, testar experimentalmente cerca de cem medicamentos em si mesmo e em sua numerosa família. Ele afirmava que as avaliações do efeito de um medicamento devem se basear somente nas reações geradas por um organismo humano normal. Desde sua época, as provas foram estendidas a mais de mil substâncias químicas, vegetais e animais, e os sintomas registrados foram cuidadosamente tabulados de acordo com seus detalhes peculiares.

Nessas experiências com seres humanos, os "provadores", pessoas de saúde normal, tomam repetidas doses da substância numa forma especialmente preparada, até o surgimento dos sintomas; os sintomas que forem observados com certa regularidade na maioria dos "provadores" são considerados como expressões dos efeitos patogenéticos característicos desse medicamento. Por sua vez, quando

65

o complexo de sintomas de uma doença espontânea é comparado aos sintomas artificiais produzidos pelos medicamentos, extraordinárias semelhanças serão freqüentemente encontradas entre o quadro da doença e o dos efeitos do medicamento em pessoas saudáveis. E o medicamento cuja sintomatologia apresentar a mais nítida semelhança com o complexo de sintomas do doente será aquele clinicamente considerado como o que obteve maior sucesso no tratamento desse estado.

Hahnemann frisou que a condição "semelhante" seria um guia terapêutico confiável *somente* quando olhado em termos de "totalidade dos sintomas". A condição semelhante deve ser vista não apenas em função do distúrbio clínico, mas também em função das peculiaridades constitucionais, psicológicas e emocionais do paciente como um todo — em termos da imagem total.

Os traços de personalidade servem freqüentemente como indícios básicos na identificação do medicamento terapêutico para a doença física. Por exemplo, tome-se um estado de profunda tristeza e ansiedade numa pessoa superdisciplinada, responsável e reprimida. Segue-se a isso um estado caracterizado por uma condição depressiva em variados graus, irritabilidade, melancolia, desinteresse, desesperança e, possivelmente, tendências ao alcoolismo e até mesmo ao suicídio. Os sintomas físicos ou distúrbios orgânicos deste complexo psicossomático podem surgir na forma de inapetência, indigestão crônica e desordens biliares. Podem ocorrer dores de cabeça, aumento da pressão sangüínea e um distúrbio da função cardíaca.[15]

Tal estado é praticamente reproduzido freqüentemente nos menores detalhes, numa pessoa que experimente *Aurum metallicum*. Independente de fatores irritantes externos, a prova de ouro provoca uma propensão à irritação depressiva, à melancolia e ao pessimismo. O estado depressivo pode, eventualmente, estender-se à perda geral da libido e até às idéias suicidas. Observa-se também uma tendência ao alcoolismo. Fisicamente, a prova de ouro produz patologia cardíaca e circulatória, como também desordens digestivas e biliares. Surpreendentemente, uma personalidade excessivamente responsável e superdisciplinada tende a ser mais suscetível aos estados do ouro. Por um lado, serão mais sensíveis e reagirão prontamente com sintomas típicos nas provas experimentais com ouro e, por outro lado, sob tensão adequada, elas estarão mais predispostas a desenvolver os sintomas depressivos e físicos do ouro do que um tipo despreocupado e tranqüilo. Quando doentes, são mais suscetíveis ao tratamento com ouro terapêutico.

Pessoas suscetíveis aos efeitos de uma determinada substância podem ser consideradas como correspondentes a esta substância dentro da sua estrutura constitucional. A dinâmica da substância "exterior" representa um análogo ao funcionamento humano "interior", incluindo as suas propensões mentais e emocionais. Ao expressar esse fato empírico, a homeopatia fala de pessoas do tipo *ouro*, *sulphur*, *calcium*, *magnesium*, *arsenicum*, *veneno de cobra*, *chamomila* e *sepia* (veja-se *cephalopodos* (lula) abaixo), cada um com sua personalidade física e emocional típica, assim como propensões patológicas.

Vejamos outro exemplo: a personalidade que corresponde à *Sepia*, à tinta da lula (*cephalopodos*). A condição da *Sepia* é essencialmente a de fraqueza crônica e exaustão, lassidão, enfraquecimento da tonicidade das estruturas de apoio pélvicas e abdominais, circulação venosa mais lenta, tendência a hemorróidas e varizes, inflamação das veias e, principalmente, todo e qualquer distúrbio dos órgãos e das funções sexuais. A *Sepia* é mais freqüentemente um remédio feminino; sua patologia típica é encontrada mais em mulheres do que em homens. A mulher *Sepia* típica é a que podemos chamar de uma pessoa essencialmente impulsionada pelo *animus*, pressionada e pressionando até os limites da exaustão, reprimindo e afastando-se de sua intuição e equilíbrio femininos. Ela tende a ser histérica, hiperagressiva e é freqüentemente homossexual. Sua aparência poderá ser a de uma mulher masculinizada, com pelve estreita e abundância de pêlos pelo corpo, com tendência ao crescimento de pêlos no rosto (bigode e barba) e voz grave. São notáveis a falta de reações emocionais, a rejeição da feminilidade tanto no aspecto emocional quanto sexual, tendência à frigidez, indiferença e aversão à família, marido e filhos. Há uma necessidade compulsiva de isolamento, de estar só quando sob tensão emocional (apesar do medo da solidão), que se junta a uma atitude de teimosia, beligerância e opiniões dogmáticas.

Quimicamente, a *Sepia* é composta em grande parte de uma substância chamada melanina, que é também um produto das glândulas supra-renais animais e humanas. Biologicamente, são as gônadas (ovários e testículos) que mantêm e intensificam o caráter sexual preponderante; as glândulas adrenais estimulam o oposto, o caráter sexual oculto e recessivo. Os sintomas de desequilíbrio nesses dois sistemas podem ser observados na condição clínica chamada "inter-renalismo" (tumores cortico-adrenais que ocorrem com mais freqüência em mulheres do que em homens), o qual tende a provocar a feminilização nos homens e a masculinização nas mulheres.[16]

Estes exemplos fragmentados de experimentos homeopáticos devem ser suficientes para ilustrar a peculiar correspondência entre as dinâmicas das substâncias externas e os diferentes padrões do funcionamento homeopático. A substância externa e o soma-psique operam aqui como se fossem diferentes, ainda que interagindo e correspondendo-se. A reação terapêutica é fortemente dependente da semelhança específica. Em cada caso, tanto na patologia experimental quanto na espontânea há uma combinação característica do complexo de sintomas mentais-emocionais e orgânico-físicos. O complexo é constante e específico para cada medicamento individual.

A especialidade do inter-relacionamento psicossomático é extremamente importante. Cada substância carrega ou comanda o que é aparentemente sua combinação peculiar de traços de personalidade, propensões emocionais e físicas: o *Ouro*, depressão, tendências suicidas, distúrbios circulatórios; a *Sepia*, a repressão da dinâmica sexual manifestada geralmente nos casos femininos. Podemos, assim, imaginar uma substância como se ela tivesse uma personalidade exterior. Eu já havia mencionado anteriormente como a nossa fantasia imaginária ou criativa e simbólica, expressando-se através de sonhos, mitos, contos de fada e visões criativas, tende a personificar. Isso acontece também na homeopatia. As descrições de quadros de medicamentos retratam personalidades ou tipos e até agora temos tratado tais personificações como projeções sobre a matéria. Contudo, podemos ver que essas projeções correspondem de fato a algo funcional "lá fora". Desse modo eles adquirem um valor holístico, como veremos ao explorarmos novamente o quadro da personalidade-medicamento *Sepia*.

A lula (*Sepia off.*) pertence à família dos moluscos, os quais representam variações de uma forma específica básica, isto é, um corpo mole e gelatinoso, sem segmentos, encaixado numa concha calcária de superfície áspera. A metamorfose desta forma culmina nos pólos opostos da ostra e da lula, permanecendo a lesma numa posição intermediária. Em toda esta família, a de corpo menos diferenciado é a ostra. Acha-se totalmente encaixada em sua concha, permanecendo completamente imobilizada, presa a rochedos e pedras. A única expressão visível de vida é o tênue movimento de abrir e fechar da concha. A lesma, um pouco mais diferenciada, possui algo semelhante aos membros, os quais podem esticar e retrair, como também a capacidade de se locomover. A lula, no entanto, parece ter-se emancipado da passiva imobilidade da ostra. Sua atividade está centrada nos membros de certo modo superdesenvolvidos, mas que não podem ser recolhidos na concha. Um par de nadadeiras permitem-lhe rápida locomoção, e ela possui oito braços e dois tentáculos ligados diretamente à abertura oral sobre a cabeça. Os dois tentáculos são lançados para fora conjuntamente, com a rapidez de um raio, agindo como pinças sobre a presa.

Na comparação das diferentes configurações do corpo encaixado na concha (o modelo morfológico clássico fundamental dos moluscos), podemos notar que este protótipo sofre um processo de eversão: o padrão mais simples exprimido na ostra se expande, atingindo seu ponto culminante na lula. A lula pode se assemelhar a uma ostra extrovertida; e a ostra, a uma lula introvertida. Parece-nos que a tendência dominante da configuração da *Sepia* seja uma reversão do padrão de forma do qual evoluiu, uma revolta contra a quietude, imóvel e macia, na qual ela começou. Encontramos em sonhos e nos mitos o arquétipo da massa indiferenciada contida. O *vas* alquímico, o recipiente hermético, o caldeirão mágico contêm a *prima matéria*, ou a matriz criativa, indiferenciada na forma de uma substância líquida ou gelatinosa. Simbolicamente percebemos essas imagens como a origem da criatividade que luta por uma expressão definida, saindo do amorfo. Essas imagens são o presságio do nascimento para o "concreto", mental ou fisicamente. Este complexo simbólico representa o princípio da terra, o físico e, especialmente, o princípio feminino ou *Yin*: o que contém e o contido.

A ostra corporifica este princípio em sua forma mais pura, tanto morfológica quanto dinamicamente, como o receptáculo capaz de transformar um ferimento numa pérola. A *Sepia*, por outro lado, aparece em seu dinamismo extrovertido como a incorporação da revolta contra a passiva, protetora e meramente receptiva feminilidade. Contudo, não se pode estabelecer uma total subversão da forma padrão originária. Uma metade do corpo da lula deverá permanecer enclausurada na concha, apesar de todas as tentativas de se libertar, da mesma forma que as tendências temperamentais, sexuais e emocionais que uma personalidade *Sepia* deseje repudiar não podem ser simplesmente abandonadas. Dando seguimento a essa metáfora, a estranha forma e comportamento da lula correspondem, aparentemente, ao conflito existente na pessoa *Sepia*: o conflito entre a receptiva, contida e, até mesmo, atraente feminilidade e o ataque imprevisto e compulsivo do *animus*. Conforme uma descrição simbólica de um estado psicológico, uma descrição do comportamento da lula declara:

> ... especialmente quando irritada e durante a copulação, ocorre uma esfuziante exibição de cores ... À noite, durante o período de fecundação, a fêmea sobe à superfície para nadar, emitindo uma luminiscência bastante forte. Os machos acorrem a ela como dardos luminosos ... Quando assustada, injeta uma nuvem de tinta preta na água ... Pensou-se originalmente que a tinta formava uma cortina de fumaça quando o animal se punha em fuga. Entretanto, observações mais recentes sugerem que o jato de tinta quando expelido não se dispersa rapidamente, porém permanece como uma forma definida na água

servindo como "boneco" para atrair a atenção do inimigo enquanto a lula muda as suas cores e foge rapidamente em outra direção.[17]

Pode haver melhor descrição da mulher-*animus*? Deslumbrante e atraente enquanto os acontecimentos são do seu agrado e, quando assustada, refugia-se atrás de uma camuflagem, mudando de cor por detrás de uma pseudoquestão tangencial criada pelo "espírito obscuro" — o *animus* — a fim de desviar as atenções.

E o que dizer das fantasias simbólicas do ouro? Para o homem moderno o ouro ainda está carregado de magia, incorporando a idéia de riqueza, segurança, poder e essência pura. Por que o ouro permanece ainda como padrão de valor? Se for por uma questão da durabilidade, a platina e o cromo são igualmente satisfatórios; a beleza dificilmente serve como base convincente. Evidentemente, a mitologia do ouro continua influenciando de maneira irracional o homem moderno através do seu inconsciente. A Idade do Ouro da humanidade é retratada, de acordo com Hesíodo, como o período durante o qual a humanidade era una e vivia de acordo com a lei cósmica. A separação entre o consciente e o cosmos ainda não existia.

Na alquimia, o ouro é considerado como o elemento que incorpora essência do Sol, o arcano do calor e da vida no coração. Mas, além de sua condição de energia criadora de vida e transformação, afirma-se também que incorpora como *sol niger* (sol negro) — a decomposição, a putrefação e a morte.[18] Representa, conseqüentemente, a *prima materia* da manifestação e da transformação. O ouro representa ainda o princípio do fogo como consciência, o Cristo como Deus encarnado, o desconhecido manifestando-se como o aparentemente conhecido.[19]

Independente da alquimia, o simbolismo central do ouro-sol também parece atuar em termos do simbolismo astrológico e na experiência de vida. Em um horóscopo, o Sol refere-se ao *principium individuationis*, ou seja, o interesse central da vida de uma pessoa — seus impulsos criativos, a afirmação central da sua iniciativa e a direção de sua vontade de viver (e, conseqüentemente, a saúde física, principalmente no que diz respeito ao coração e à circulação). Psicologicamente, ele aponta na direção do eixo ego-*self*. Compare-se a isso o ritual asteca, quando o coração é arrancado do corpo vivo como oferenda ao Sol, numa encenação do ritual simbólico de aceitação de que a vida poderia ser purificada na guerra das flores através da sua oferenda aos poderes mais elevados.

O quadro homeopático do ouro expressa aquele distúrbio que aparece quando o sentido da vida, o coração da existência, o propósito e a responsabilidade do ser são enfraquecidos. A pessoa saudável do "tipo ouro" parece estar particularmente voltada a viver estreitamente ligada ao significado central da vida e da auto-responsabilidade.

Os alquimistas, ao contrário dos modernos homeopatas, não baseavam os seus quadros na experiência clínica considerando os efeitos reais da substância no ser humano. Seu material está mais na linha de uma fantasia visionária (ou imaginação ativa) que surge da intensa preocupação com o trabalho e da meditação sobre a substância em si. No entanto, também podemos notar como a dinâmica da psique, conforme expressa nessas fantasias, corresponde estreitamente à dinâmica da substância externa, o corpo, e até mesmo às dinâmicas de acontecimentos extraterrestres. Porquanto as "fantasias" astrológicas se ajustam aos fatos observáveis e interagem com a dinâmica humana quando tomadas como imagens das tendências do campo arquetípico.

Evidências Recentes de Correspondências de Campos

Há numerosos fatos que indicam a possibilidade de que esses dois exemplos (*Sepia e Ouro*) de correspondências de campos não representam exceções, porém exemplificam uma grande variedade de interações específicas entre psique/soma e natureza animada/inanimada, como também entre a dinâmica cósmica extraterrestre. Experiências demonstraram que a migração de determinados pássaros para o Sul se baseia num sentido inato de navegação e não no conhecimento adquirido a respeito das constelações no céu outonal.[20] Filhotes, cujo vôo precede o dos pais, foram criados em caixotes à prova de luz e som. Quando soltos, eles orientaram seu vôo de acordo com o padrão do céu outonal projetado no planetário; ao extinguir-se a imagem, suas ações tornaram-se confusas.

Outro exemplo é o fenômeno chamado "a busca pelo que jamais foi visto", observado nos padrões de reconhecimento inato manifestado, por exemplo, no comportamento de borboletas ao reconhecerem seu companheiro que jamais haviam visto; ou o comportamento de patinhos que reconhecem no modelo artificial do gavião o seu arquiinimigo, que nunca tinham visto na realidade (além do que, só reagem ao modelo quando este é movimentado para a frente, sobre suas cabeças, nunca para trás). Um padrão de reconhecimento semelhante pode ser observado na borboleta Kaisermantel (conforme descreve Portmann), que bota seus ovos em áreas onde, na primavera seguinte, brotarão as tenras folhas de violetas, jamais vistas pela borboleta e que servirão de alimento às lagartas.

Esse tipo de reconhecimento é encontrado em outras áreas que não a da sobrevivência e reprodução. Temos numerosos exemplos de pinturas espontâneas feitas por crianças — e até por um macaco — que mostram padrões surpreendentemente semelhantes aos dos elétrons, às galáxias, às formas de flores e cristais, esperma e óvulo e ao modelo do DNA. Estas formas de matéria expressam padrões que nos são familiares através das investigações da psique.[21] Elas apontam para um inter-relacionamento intrínseco entre os padrões de forma das expressões arquetípicas espontâneas na psique humana e nas estruturas inorgânicas, orgânicas e biológicas.

Clive Backster, especializado em investigações com polígrafos e o iniciador do procedimento que se chama Backster Zone Comparison, que é a técnica padrão usada no Polygraph School do Exército Americano, utilizou em plantas o mesmo aparelho que testa os estímulos emocionais nos seres humanos. Constatou, para seu espanto, que as plantas registram temor, medo, prazer e alívio. Elas respondem não apenas às ameaças evidentes à sua própria segurança, como também aos sentimentos e intenções das outras criaturas com as quais têm contato, como, por exemplo, um cão que passa por perto ou um camarão vivo que está para ser jogado em água fervente. Elas reagem aos sinais de aflição manifestados por qualquer membro da comunidade na qual vivem; reagem até mesmo aos sinais de células sanguíneas moribundas no sangue seco de um dedo cortado. Também recebem sinais de várias milhas de distância. O que é mais notável, as plantas registraram as intenções do Sr. Backster, reagindo quando ele as mencionou numa palestra. Estes sinais não puderam ser bloqueados nem por meio de uma tela Faraday, uma gaiola revestida de chumbo, o que sugere que os sinais, aparentemente, não pertencem ao nosso espectro eletrodinâmico, agindo de acordo com ordens ESP (percepção extra-sensorial). Criaturas sem órgãos nervosos ou sensoriais, como por exemplo amebas e outros organismos unicelulares, culturas de fungo de frutas e vegetais frescos, levedura, esfregaço da boca de um ser humano, amostras de sangue e espermatozóides — todos reagiram do mesmo modo quando submetidos ao teste. A conclusão a que chegou o Sr. Backster é de que toda a criação pode estar ligada por um sinal vital. O crítico literário de seu livro, e a quem eu cito, acrescenta: "Agora que sabemos que as plantas são sensíveis e que reagem às emoções ... recebidas de fora ... o caminho está aberto para que se estabeleça a existência de um campo de força vital".[22]

Gauquelin fez um resumo de uma série de estudos elaborados por pesquisadores japoneses, russos e europeus, os quais relacionam as flutuações diárias e mensais da atividade solar aos tufões e outras mudanças climáticas, ao índice de floculação do soro sangüíneo, à porcentagem de linfócitos no sangue, à incidência de acidentes cardiovasculares, mortes por tuberculose e aos acidentes ocorridos em minas e no trânsito.

Piccardi,[24] um químico italiano, demonstrou que a velocidade de certas reações químicas num colóide inorgânico e a estrutura molecular da água são afetadas pelas variações diárias e a longo prazo na atividade solar.

Kolisko descreve experiências com várias soluções metálicas que foram suspensas através de filtros de papel, individualmente e em combinações. Quando cessaram de subir, formou-se uma borda característica; as combinações dessas substâncias resultaram em diferentes cores e padrões de forma. Essas experiências foram feitas diariamente por mais de 21 anos. Kolisko conseguiu estabelecer que a influência das fases da lua podia ser verificada numa solução de nitrato de prata: a solução de prata sobe no filtro de papel, formando padrões específicos que variam de acordo com as fases da lua. De modo semelhante, outros padrões de forma apresentavam variações através das estações do ano: as formas mais ricas emergiam na época das floradas, diminuindo e desaparecendo entre dezembro e fevereiro, reaparecendo na primavera.* Surpreendentemente, alguns dos mais brilhantes padrões específicos de forma ocorreram nas épocas dos festivais anuais do equinócio e do solstício. Kolisko comenta que "por estranho que pareça, é permitido que se fale de um estado de espírito expresso na matéria", conforme os padrões de imagens e de cores refletem o estado de espírito das estações.[25]

O Dr. Eugene Jonas, um psiquiatra e ginecologista tchecoslovaco, efetuou extensos estudos sobre os efeitos do Sol e da Lua na fertilidade e na determinação do sexo. Utilizando a hipótese derivada da astrologia indiana, testou o seguinte:

1. que a concepção se dá quando o Sol e a Lua estão na mesma relação angular um com o outro em que estiveram no nascimento da mãe;
2. que o sexo da criança depende da posição da Lua no momento da concepção:
   a) se a Lua estiver num dos seis campos positivos do eclíptico, a criança será do sexo masculino;
   b) se a Lua estiver num campo negativo (números pares), a criança será do sexo feminino.

Os estudos de Jonas alcançaram um índice de 83 a 87% de acertos em 400 casos de determinação de sexo. Relatórios mais recentes, não publicados, indicam uma eficiência de 98% nas previsões.

Notando a riqueza das interações observadas estatisticamente entre a dinâmica planetária e os ritmos meteorológicos e biológicos,

---

* O autor se refere ao hemisfério boreal. (N.T.)

Gauquelin preparou análises estatísticas do quadro astral de várias personalidades e encontrou uma alta correlação entre as posições planetárias e as tendências ocupacionais. Por exemplo, a culminância ou ascensão de Marte no horizonte era proeminente nos quadros de atletas e militares, homens de negócio, cientistas e médicos. A culminância ou ascensão de Saturno ocorria nos quadros de cientistas e médicos. Entre políticos e escritores encontrou-se a culminância ou ascensão da Lua. Essas averiguações estão de acordo com as tradicionais afirmações astrológicas de que os planetas nos ângulos, isto é, no início de sua ascensão ou declínio, ou exatamente naquele ponto, ou a sua oposição no eclíptico que culmina no momento do nascimento, são de primordial importância na avaliação da personalidade. Marte tem sido tradicionalmente associado com agressão e hostilidade, iniciativa, aptidão cirúrgica, força, rapidez, impulsividade. Saturno representa o oposto — deliberação, profundidade, contenção e limitação. A Lua tem sido associada com impulsos coletivos, emoções e massas humanas.

Gauquelin demonstra que as tendências psicológicas ocorrem numa correlação demonstrável estatisticamente com os posicionamentos planetários. O que é mais relevante para o nosso tema é que as posições, progressões e o trânsito do Sol num horóscopo exercem influência sobre aquilo que pode ser chamado de vontade e propósito central da vida.

Conclusão

A partir destes poucos e fragmentados exemplos, vislumbra-se aquilo que se poderia chamar de um sistema operacional no qual os elementos formal e comportamental da matéria parecem funcionar como casos especiais do padrão contido no campo vital arquetípico. Em vista disso, devo sugerir que a nossa experiência quanto a uma drástica alienação da psique humana e a nossa experiência de um mundo externo sem alma e ambientalmente ameaçador são, na realidade, uma e a mesma experiência de uma única separação. A psique humana e o mundo externo representam manifestações polares das atividades de campo que envolvem a ambos.

Chegamos aqui a uma extensão do modelo da psique, já que na psicologia analítica a consciência do ego é vista como fenômeno parcial de uma personalidade global, enquanto o *self* é visto como possuindo consciência e intencionalidade próprias, mesmo que inconsciente do ponto de vista da personalidade. A relação entre o ego consciente e o *self* inconsciente é complementar e potencialmente cooperativa. A compensação entre os dois pode se dar ao nível psicológico, como também pode aparecer em acontecimentos físicos concretos.

Oferece-se, agora, a hipótese de que, assim como o ego está para o campo psicológico, também o organismo psicofísico do ser humano está como um fenômeno parcial dentro de um "organismo", terreno ou cósmico, uma "alma do mundo" *(world soul)*, com a qual o organismo humano interage em complementação ou alienação, dependendo de sua atitude consciente. Do mesmo modo como os deuses podem retificar a *hybris* do ego na psique com neurose ou psicose, também podem abrir caminho nos padrões dos campos arquetípicos da matéria com a finalidade de compensar as atitudes ímpias do homem para com a natureza.

As atitudes, ações e percepções humanas podem ser de alto significado na evolução do organismo cósmico, assim como na modelagem da resposta da "alma do mundo" — ou ela coopera construtivamente com o homem ou destrutivamente o sabota, induzindo à destruição e à psicose coletiva.

---

[1] Simpósio realizado na Escola de Teologia, Claremont, Califórnia, abril de 1970. Cf. *New York Times*, 1º de maio de 1970, reportagem de Edward B. Fiske.

[2] M. Eliade, *The Forge and the Crucible*, Londres, 1962, p. 176.

[3] Paracelsus, *Opus Paramirum* (ed. Sudhoff), vol. 1, p. 362.

[4] Aschner ed., vol. 1, Jena (Fischer), p. 40.

[5] Paracelsus, *Opus Paragranum*, Aschner, vol. 1, p. 362.

[6] "Toda forma individual é moldada pelas circunstâncias para as circunstâncias" e, no entanto, "mesmo nas formas mais incomuns está implícita a imagem arquetípica", J.W. Goethe, *Morphologie*, Cotta ed., vol. 14, Stuttgart, 1874, p. 177.

[7] A.N. Whitehead, *Nature and Life*, Cambridge University Press, 1934, p. 36.

[8] A. Eddington, *The Philosophy of Physical Science*, Ann Arbor, University of Michigan Press, 1958, p. 30.

[9] H. Weyl, *Philosophy of Mathematics and Natural Science*, Princeton University Press, 1949, p. 171.

[10] M. Wertheimer, citado por F. Perls, *Ego, Hunger and Aggression*, Nova York, Vintage Books, 1969, p. 27.

[11] *CW 6, Psychological Types*, Princeton, 1971, p. 474.

[12] *CW 8*, p. 336.

[13] Também T. de Chardin sugeriu que o funcionamento não-humano pode ser dirigido pelo significado em sua evolução formativa (*The Phenomenon of Man*, N.Y., 1959). E uma percepção similar de um objetivo evolutivo dos átomos e células foi proposta por J. Choron, com base na violação do princípio de paridade na assimetria da emissão radioativa de núcleos atômicos. ("A Física revela que a evolução tem um objetivo", *Main Currents of Modern Thought*, 23, 1, 1966).

[14] C.E. Wheeler e J.D. Kenyon, *An Introduction to the Principles and Practice of Homeopathy*, Londres, 1948. Veja também H.L. Coulter, "Homeopathy revisited", *Scope*, Boston Univ. Med. Cen. Publ., set.-out., 1970: "Em todos os países, a adoção da ho-

meopatia por um número considerável de clínicos dividiu a profissão médica em dois grupos irreconciliáveis. Nos Estados Unidos, a formação do American Institute of Homeopathy, em 1844, foi a causa direta da fundação da American Medical Association, dois anos depois. Durante sessenta anos, a AMA foi veementemente hostil aos homeopatas. Independente do fato de muitos destes médicos terem se graduado em Harvard, Dartmouth, Pennsylvania e outras faculdades de medicina de prestígio, foram recusados quando solicitaram admissão em sociedades ortodoxas de medicina. Profissionais que consultavam fazendo uso da homeopatia eram vítimas do ostracismo e expulsão das sociedades médicas normais...''.

"Embora os porta-vozes da medicina ortodoxa e de suas organizações estivessem dispostos a punir tanto os pacientes quanto os médicos homeopatas, jamais realizaram uma pesquisa controlada e supervisionada sobre os méritos deste sistema. O Instituto Americano de Homeopatia convidou os ortodoxos, em 1912, para participarem de tal pesquisa, mas sua oferta foi recusada pela AMA."

[15]E. Weiss e S. English, *Psychosomatic Medicine,* Filadélfia, 1949, pp. 430, 339, 347 ss.

[16]J. Bauer, *Constitutional Disease,* Nova York, 1945, pp. 86-87.

[17]D. Tomtsett, "Sepia", *Publ. Liverpool Marine Biol. Com.,* Mem. vol. 32, Liverpool, University Press, 1939, pp. 144-45.

[18]*CW* 14, *Mysterium Coniunctionis,* NY, 1963, p. 181.

[19]_____, pp. 109-12.

[20]E.K. Osterman, "Tendency toward patterning and order in matter", em *Reality of the Psyche,* ed. J. Wheelwright, Nova York, 1968, p. 40.

[21]Ibid.

[22]Cf. F.L. Kunz, "Feeling in Plants", em *Main Currents in Modern Thought,* 25, 5, 1969, maio-junho, p. 143.

[23]M. Gauquelin, *The Cosmic Clocks,* Nova York, 1967.

[24]G. Piccardi, *The Chemical Basis of Medical Climatology,* Springfield, 1962.

[25]Kolisko, *Spirit in Matter,* Kolisko Archive, Rudge Cottage, Edge Stroud, 1948.

[26]M. Rubin, "Lunar Sex Cycle", *American Astrology,* 1968 (julho), p. 365.

2.ª Parte

REMÉDIOS HOMEOPÁTICOS E SUAS FORMAS ARQUETÍPICAS

A NÃO-CAUSALIDADE COMO PRINCÍPIO UNIFICADOR DA PSICOSSOMÁTICA SULPHUR

O conceito de causalidade, ou seja, a associação linear dos fenômenos através de causa e efeito, foi sempre considerado como algo inquestionável do ponto de vista da lógica; especialmente em trabalhos científicos, parece-nos o único conceito possível e racional. A fim de satisfazer a nossa lógica científica, é necessário estabelecer o relacionamento causal dos acontecimentos antes que possamos ter uma compreensão razoável dos fenômenos em questão.

Perguntamos então se os distúrbios físicos são causados pelos distúrbios mentais ou vice-versa. Perguntamos por que uma potência age, por que um medicamento similar cura um estado que ele mesmo pode provocar; se, receitando-se na base da semelhança dos sintomas, a "causa" dos sintomas, isto é, a "doença", também é afastada. Ao procurarmos uma ordem lógica no labirinto dos sintomas de nossa matéria médica, temos que levantar questões como, por exemplo, qual a causa dos eczemas do "Sr. Sulphur", o "filósofo andrajoso", e por que a constituição deste mesmo *Sulphur* deva se caracterizar pelas varizes e o agravamento das condições com o calor? O que causa o que e por quê?

Essas perguntas são, no mínimo, irrespondíveis. Mas, na realidade, elas nos envolvem em paradoxos cada vez mais ilógicos. A própria lei das semelhanças é um paradoxo lógico quando vista em termos de causalidade. Que causa e efeito possam, aparentemente, ser reversíveis — como, por exemplo, estados emocionais que causam problemas orgânicos ou desarranjos orgânicos que causem distúrbios mentais —, parece ser igualmente desconcertante. Em desespero de causa e envergonhados, desistimos de continuar fazendo estas perguntas.

Nunca nos ocorreu que a própria maneira de raciocinar, a qual viemos a aceitar como algo natural, seja ela mesma a barreira que nos impede de chegar a uma real compreensão do fenômeno da vida. Por incrível que isso possa parecer, é precisamente a conclusão que nos é oferecida pelos *insights* científicos modernos. A não-causalidade, como princípio científico mais adequado para a melhor compreensão da natureza, foi proposta pela mais exata das ciências, a física, e mais recentemente também pela psicologia analítica.

W. Heisenberg,[1] que introduziu o chamado "princípio da indeterminação" na física, declara o seguinte:

> Ao declararmos que quando temos pleno conhecimento do presente podemos predeterminar o futuro, não é a conclusão que está errada, mas sim a premissa da qual partimos. Em princípio, jamais podemos reconhecer o presente com exatidão.

A base desta declaração reside no fato de que na física do átomo o próprio processo de observação é um fator de perturbação que assim provoca mudanças no curso dos acontecimentos em observação. Pode-se determinar com relativa exatidão o curso ou o impulso do elétron, mas nunca os dois; a precisa determinação de um prejudica a exatidão do outro. Na falta de uma premissa exata como ponto de apoio para se deduzir um efeito, as leis da energia tiveram que ser reformuladas de maneira diferente através da física do *quantum*.

Podemos então entender Planck quando declara que a lei da causalidade falhou, finalmente, na sua aplicação ao mundo dos átomos. Os arranjos da energia quântica e os fenômenos da radioatividade são definidos pela física moderna como fenômenos não-causais, isto é, sem arranjos básicos *a priori*. Não se pode fazer declarações a respeito de elétrons numa base linear de causa e efeito, por exemplo, por deduzir que uma ação é efeito de determinado curso ou carga de energia. Antes, as leis da física atômica são expressas em termos de uma probabilidade estatística descritiva geral, a qual relaciona cursos, cargas e ações energéticas como *coordenadas* em níveis iguais, em vez de subordinar a ação como efeito dos cursos e as cargas como causa. Portanto a totalidade de um fenômeno, ou seja, um número indeterminável de elétrons divide as qualidades conhecidas numa base estatística, alguns tendo os cursos previstos, outros a energia, outros a ação etc. No entanto, não se pode determinar de que modo um certo elétron poderá expressar a lei estatística geral da qual participa.

Cada caso individual é um evento imprevisível da totalidade de uma lei geral de arranjos dentro da qual os fenômenos se inter-relacionam, não como causa e efeito, porém individualmente e imprevisivelmente expressando diferentes aspectos daquela lei geral.

Num recente ensaio,[2] C.G. Jung declara, referindo-se aos fatos da física acima mencionados:

> ... já que a conexão de causa e efeito só é válida estatisticamente, ou seja, só é relativamente verdadeira, o princípio da causalidade só é relativamente aplicável para explicar-se os fenômenos naturais; portanto, pressupõe implicitamente a existência de um ou mais fatores necessários para explicá-los. Isto significa que sob certas circunstâncias a coligação dos acontecimentos é de natureza diversa da causal e exige, assim, um princípio diferente para explicá-la.

Esse princípio diferente, não-causal, Jung chama de "sincronicidade". Ele o define como "a coincidência temporal de dois ou mais acontecimentos que não podem ser relacionados entre si de forma causal, mas que *expressam um significado idêntico ou semelhante*".[3] Ele observou que no mundo macrofísico procuraríamos em vão por acontecimentos não-causais, simplesmente porque não conseguimos nem imaginar acontecimentos não relacionados de forma causal. Por outro lado, em psicologia profunda, experiências feitas com o fenômeno da sincronicidade têm sido acumuladas de ano para ano na forma de observações de coincidências de estados psicológicos subjetivos internos com acontecimentos objetivos externos, relacionados significativamente um com o outro de tal forma que sua associação meramente "acidental" tornou-se uma improbabilidade estatisticamente determinável. Essas coincidências podem, geralmente, tomar a forma de uma condição endopsíquica coincidente do observador com um acontecimento objetivo externo que ocorra simultaneamente e que corresponda diretamente ao seu conteúdo psíquico (um exemplo disso é a estória citada posteriormente); ou com um acontecimento que ocorra fora do campo de percepção do observador (por exemplo, o incêndio de Estocolmo coincidindo com a visão de Swedenborg); ou como coincidência de um estado psíquico com algum acontecimento correspondente no futuro, ainda inexistente, e que somente poderá ser verificado posteriormente. Por uma questão de tempo, temos que omitir os numerosos fatos observados que Jung cita como exemplos.

Jung comenta que essas experiências provam, até certo ponto, que a psique pode eliminar os fatores tempo e espaço e que os movimentos de corpos inanimados podem ser influenciados psiquicamente. Já que a distância não afetou essas experiências, a idéia de transmissão de energia teve de ser descartada. Além disso, como Jung observa, o conceito de causalidade não é válido, já que não se pode imaginar como um acontecimento futuro poderia "causar" um efeito no presente. Portanto, temos que aceitar, pelo menos provisoriamente, que acidentes improváveis de natureza não-causal, isto é, coincidências significativas, participem desse quadro.

Jung declara a seguir que no curso de suas investigações a respeito do inconsciente coletivo sempre se defrontava com ligações que não podiam ser explicadas como agrupamentos meramente incidentais ou acumulações, considerando que as ligações entre essas "coincidências espontâneas" expressavam um significado comum de tal forma que a simultaneidade acidental representaria uma improbabilidade estatística. (Nas experiências de Rhine as improbabilidades estatísticas foram calculadas entre 1:250.000 até 1:289.023.876.)

Ao fornecer exemplos característicos retirados de sua vasta experiência, ele avisa que nada poderia ser concluído através de explicações improvisadas. Jung poderia mencionar muitas estórias semelhantes que, em princípio, não são mais surpreendentes e incríveis do que as irrefutáveis experiências de Rhine, e isso indicaria como cada caso requer uma explicação diferente, contudo não caberia em nenhum deles a explicação de causalidade.

Daremos, a seguir, um dentre os muitos exemplos em suas próprias palavras:

Este exemplo se refere a uma jovem paciente que, não obstante os nossos esforços no sentido de derrubar a sua resistência, manteve-se psicologicamente inacessível. Sua dificuldade residia no fato de que tinha sempre razão a respeito de tudo. Sua excelente educação fornecera-lhe as armas idealmente adequadas para essa finalidade, isto é, um afiado racionalismo cartesiano com um conceito de realidade que era "geometricamente" inquestionável. Depois de várias tentativas infrutíferas de temperar seu racionalismo com uma dose de bom senso um pouco mais humano, tive que me confinar à esperança de que algo de natureza inesperada e irracional viesse a acontecer-lhe, algo que pudesse quebrar a redoma intelectual na qual se refugiara. Um dia eu estava sentado de costas para a janela e defronte a ela a fim de ouvir a sua corrente de retórica. Ela havia tido um sonho impressionante na noite anterior, no qual alguém lhe dera um escaravelho de ouro (um jóia cara). Enquanto ela me contava o sonho, eu escutei alguma coisa batendo suavemente na janela. Virei-me e vi um inseto bastante grande batendo de encontro ao vidro do lado de fora, esforçando-se obviamente para entrar no quarto escurecido. Isto me pareceu muito estranho. Abri a janela imediatamente e agarrei o inseto quando ele voava para dentro. Era uma espécie de besouro da família dos escarabeídeos-cetonia aurata, o bicho comum da roseira, cuja cor dourada esverdeada torna-o parecido com um escaravelho dourado. Entreguei o inseto à minha paciente, dizendo: "Aqui está o seu escaravelho". Essa experiência provocou a rachadura que procurávamos na grossa armadura de seu racionalismo e quebrou o gelo de sua resistência intelectual. O tratamento podia agora continuar com resultados satisfatórios.

Ao resumir seu conceito, Jung admite que a sincronicidade representa uma entidade altamente abstrata e de difícil visualização (*unanschauliche*). E chama atenção para o fato de que uma vez que o comportamento inteligente, ou significativo, das formas de vida inferiores, sem cérebro, e até mesmo dos corpos inertes, se incluem nesse conceito, somos forçados a abandonar o conceito da psique como associada ao cérebro. Em vez disso, parece que lidamos com um fator de sentido formal ou formativo, independente de qualquer atividade cerebral, que se expressa igualmente através das coisas inanimadas, do corpo e da psique. Isto está novamente em completo acordo com a física nuclear, conforme diz Schroedinger,[3] isto é, que é a forma e não a substância o conceito fundamental subjacente ao dinamismo da matéria. Encontramos aqui a dinâmica daquilo que os filósofos medievais chamavam de *cause formalis*, poder de comando de uma intenção de forma inerente ou *entelechy*. Podemos, assim, vir a compreender o inter-relacionamento psicossomático como um fato da sincronicidade, isto é, da expressão de um elemento formativo ou significativo, ao contrário de um inter-relacionamento mecânico e linear de causa e efeito.

Jung acrescenta ainda que o "conhecimento absoluto" que caracteriza o fenômeno da sincronicidade — um conhecimento que inclui acontecimentos futuros e distantes no espaço e que não são transmitidos por nenhum dos sentidos orgânicos — sugere-nos a existência de um significado transcendental *per se* que "existe psicologicamente", porém num espaço relativo e tempo correspondente, ou seja, num *continuum* de espaço-tempo não visualizável".

Sua conclusão, em vista das descobertas fundamentais comuns tanto à física do átomo quanto à psicologia, é de que se torna necessário acrescentar às categorias básicas do pensamento científico como tempo, espaço e causalidade, a não-causalidade ou sincronicidade. Assim como a energia absolutamente sem forma e indestrutível se relaciona à sua manifestação perceptível no tempo e no espaço, também o princípio da não-causalidade (isto é, a contingência inconstante e indeterminada, expressável somente simbolicamente através da analogia, semelhança e significado) se relaciona com a associação constante e determinada de causa e efeito.

As duas abordagens — a causalidade linear e a sincronicidade — não são mutuamente excludentes, porém se complementam. É a natureza do fenômeno, e não uma escolha arbitrária, que determina qual abordagem se deve aplicar. No âmbito da macrofísica e de nossa consciência dos fatos diários observáveis, fica valendo a causalidade. Por outro lado, ao nível subatômico, no domínio do inconsciente e justamente nas atividades dos processos vitais, a causalidade deixa de ser aplicável e deve ser substituída pelo princípio da conexão inconstante, não-causal, através da sincronicidade ou princípio do significado.

De que forma esse princípio do "significado" participa, na prática e na realidade, nos processos psíquicos e vitais observáveis? A ocorrência espontânea e descontínua de "pacotes" de eventos análogos ao *quanta* da microfísica representa um fenômeno cujas expressões biológicas e psicológicas G. R. Heyer comparou aos efeitos do "campo" da física.[4]

Descreve-se um campo como sendo uma espécie de tensão ou *stress* que pode existir no espaço vazio, na ausência da matéria. Ele se revela no fato de que os objetos materiais, que porventura estiverem no espaço ocupado pelo campo, reagem às suas forças de uma maneira característica. Esta resposta é determinada, de um lado, pelo tipo do campo (por exemplo, os diferentes padrões da limalha de ferro num campo magnético unipolar ou bipolar) e, por outro, pela reação característica peculiar do objeto (por exemplo, uma agulha magnética reage com um desvio e um tubo de néon com um fenômeno de luz quando colocado no mesmo campo elétrico. Um pedaço de madeira não terá nenhuma reação). Portanto, o campo é uma espécie de entidade transcendental jamais diretamente observável e que conhecemos apenas através do comportamento peculiar dos objetos por ele afetados e através dos quais ele se manifesta.

Do mesmo modo, o "significado" transcendental inerente às ocorrências sincronísticas manifesta-se somente através dos objetos aos quais afeta e os quais, cada um na sua maneira própria e característica, dão-lhe expressão. Portanto, sempre que um "campo de significado" surge no curso da existência ou, melhor dizendo, nosso curso de vida atravessa um "campo de significado", este campo se manifesta através de eventos em vários níveis (isto é, psique, soma), cada qual expressando de maneira diferente o mesmo fator formativo. Adaptando uma terminologia matemática, podemos dizer que a ocorrência sincronística de X1 X2 X3 etc., ou seja, fenômenos análogos associados de forma significativa na psique, no soma, na natureza externa etc., não apenas postula o diretamente desconhecido fator transcendental X, como também oferece-nos uma maneira de, pelo menos, abordá-la indiretamente, estabelecendo através de um processo de imaginação o denominador comum de X1 X2 X3 etc. Obviamente, o conceito de um "campo de significado" é apenas uma tentativa de representação simbólica de algo não visualizável, que jamais poderá ser observado diretamente. O que Schroedinger afirma com respeito ao modelo do átomo, aplica-se igualmente aos nossos conceitos:

> As figuras servem apenas como auxiliares mentais, são instrumentos do pensamento, meios intermediários ... a partir dos quais se possa deduzir uma expectativa razoável quanto aos resultados de novas experiências ... Nós os planejamos com a finalidade de sabermos se eles confirmam nossas expectativas — ou seja, se as expectativas foram razoáveis e se as figuras ou modelos usados eram *adequados*. Observem que preferimos usar o termo *adequado* e não *verdadeiro*. Porquanto para que uma descrição tenha a capacidade de ser verdadeira ela deve ser capaz de ser comparada *diretamente* com os fatos reais. Isto não se dá costumeiramente com os nossos modelos.[5]

A seguir, um exemplo bastante resumido de como os conceitos acima descritos, aplicados hipoteticamente, podem nos esclarecer sobre o alcance do "campo de significado", estando já familiarizados com uma manifestação parcial dentro da sintomatologia do medicamento *Sulphur*. Ao tentarmos extrair um "denominador comum" do que consideramos como apenas manifestações parciais do "campo de significado", isto é, das qualidades conhecidas do medicamento, tais como a constitucional, mental, fisiológica, química etc., e mais qualquer outro material que tenhamos obtido de outras fontes, seguimos o método puramente descritivo enumerativo que o gênio de Hahnemann previra e que agora foi também adotado pela física moderna. O entendimento da mais abrangente lei formativa do campo pode permitir-nos antecipar a natureza dos acontecimentos esperados — com base na probabilidade estatística, porém não especificamente para o presente caso. Podemos, igualmente, após reconhecer o quadro de determinado medicamento num paciente, antecipar a possibilidade de futuros sintomas que possam surgir, sem estarmos habilitados a predizer especificamente quais dentre esses possíveis sintomas ele realmente irá apresentar, ou se até mesmo nenhum deles.

Além disso, considerando que os sintomas mentais e físicos se relacionam sincronisticamente e não de forma causal, eles podem substituir um ao outro e, assim, aparentemente, cancelar o outro. Temos aí um primeiro vislumbre de entendimento de como também as energias da doença e do medicamento "semelhante", sendo entidades sincronísticas do mesmo "campo" participando de uma semelhança funcional, podem eventualmente substituir um ao outro e assim anular um ao outro funcionalmente.

Não pretendemos, diante de um público como este, perder tempo com conhecidos detalhes da sintomatologia do *Sulphur*. Ao sintetizarmos esses detalhes numa relação significativa, poderemos descrever uma constituição com propensão à estagnação: circulação reduzida, insuficiente oxidação interna da célula e eliminação retardada; por outro lado, devemos também descrever seu extremo oposto, impetuosidade turbulenta: circulação aumentada, calores, congestões ativas, inflamações, estados exageradamente aumentados de oxidação e combustão, degradação dos tecidos e hiperestimulação neurovegetativa.

Podemos colocar na primeira categoria todos os sintomas de toxemia, problemas e supurações da pele, falta de reações vitais, estados de supressão e desfalecimento, falta de ar, inapetência com aumento de sede, pletora venosa abdominal e geral, obesidade, ptose e estados degenerativos, como também melhora com movimentação.

Na categoria oposta podemos destacar: as clássicas ondas de calor, queimação, coceira, degradação dos tecidos, má nutrição e assimilação, a sensação de fraqueza, vazio, desfalecimentos, estados de hipertireoidismo, tuberculose, catarro, hiperpiréticos e inflamatórios, assim como uma hipersensibilidade nervosa e generalizada, agravamento com o calor, desejo por alimentos altamente calóricos e temperados — para citar apenas alguns sintomas típicos.

Observamos que um padrão análogo de opostos caracteriza também os tipos mentais e a personalidade do tipo *Sulphur*. Um grupo de pacientes *Sulphur* são pessoas do tipo não-intelectual, freqüentemente do tipo trabalhador braçal, pesado, vulgar e prosaico; moreno, grosseiro e obeso. Podem ser até bastante apagados mentalmente, lerdos e desinteressados, sem qualquer tendência introspectiva, preocupados apenas com os fatos materiais e físicos do dia-a-dia. Do ponto de vista psicológico poderiam ser classificados como tipos extrovertidos, sensoriais, um tipo cujo principal meio de adaptação é pela percepção e orientação através dos sentidos físicos dos fatos materiais imediatos.

O seu oposto é o tipo extremamente mental, o filósofo, o cientista ou o artista impulsivo, preocupado apenas com os problemas da mente e do espírito, arte e filosofia, sobre quem criou Deus, borbulhando com novas idéias, impaciente, nervoso, inquieto, queimando e coçando psicologicamente, impulsionado e impulsionando a todos, inspirado, entusiasmado, um gênio inventivo, cheio de iniciativa, falho na execução, não confiável e instável. Desorganizados e confusos, são totalmente alheios às coisas físicas e materiais, para as quais também não demonstram muita habilidade. São descuidados, desleixados e sujos. Em suma, são do tipo do "filósofo andrajoso" de Hering. Vivendo num reino imaginário e sempre tentando reformar o mundo, também lhes falta uma real capacidade introspectiva e a avaliação crítica de si mesmos. Do ponto de vista psicológico eles representam um tipo intuitivo extrovertido, cujo principal meio de adaptação é através da habilidade de "farejar" as possibilidades invisíveis inerentes a uma dada situação; eles são os opostos polares do tipo sensorial, cegos a todas as coisas materiais do cotidiano, sempre com palpites e idéias do que poderá ser o amanhã.

É até onde vai o nosso conhecimento imediato de uma pessoa que manifesta o "campo" do *Sulphur*. Se quisermos nos aprofundar no seu "significado", necessitaremos de outras manifestações em diferentes níveis, a fim de podermos abstrair um denominador comum. Uma fonte de tais informações nos é oferecida com a experiência dessa mesma entidade como um fenômeno puramente psicológico, da maneira como o encontramos refletido nos conceitos alquímicos do *Sulphur*.

Contrariando a opinião popular generalizada que considera os alquimistas simplesmente charlatães ou, na melhor hipótese, primitivos pioneiros da química moderna, C. G. Jung demonstrou conclusivamente que os alquimistas foram os psicólogos do seu tempo, na busca de uma síntese do conhecimento humano. Seus mais fiéis praticantes procuravam a "pedra filosofal", o misterioso *lapis* que simbolizava o homem total. A psicologia analítica descreve esse homem total como o *self*, cuja fenomenologia coincide exatamente com o rico e variado simbolismo encontrado na literatura alquímica e nos escritos afiliados pagãos, gnósticos e cristãos. Ao trabalhar com seus materiais, a psique inconsciente dos alquimistas reagiu, gerando conceitos, imagens e visões que o alquimista projetou sobre sua substância, ou seja, atribuindo-as como qualidades da sua substância. Enquanto para o químico moderno estas fantasias são absurdas e destituídas de sentido, para o psicólogo analista elas se referem aos elementos formativos definidos da psique inconsciente. Por não se encontrarem apenas nas fantasias dos alquimistas, mas também na média dos sonhos dos nossos contemporâneos, elas estão carregadas de sentido e são na prática aplicáveis no diagnóstico, na interpretação e no tratamento dos problemas psicológicos contemporâneos. Evidenciam, assim, sua verdade psicológica como entidades atemporais, transcendentais e significativas do domínio psíquico.

Podemos mencionar, de passagem, que o psicólogo analítico entende os conceitos alquímicos somente como projeções psicológicas, isto é, atividades endopsíquicas ingenuamente atribuídas a uma substância; a questão de que não exista eventualmente nenhuma relação entre a substância e as imagens que evoca não foi sequer aventada pela psicologia. O psicólogo moderno, limitado no seu entendimento pelos conceitos habituais da química e da medicina, conhece ainda muito pouco a respeito das tendências dinâmicas das substâncias no que se refere a sua constituição, personalidade e psique, da mesma forma que o homeopata conhece pouco sobre a psicologia profunda. No entanto, juntando a experiência destas duas áreas, pode-se obter uma compreensão mais ampla do "campo do significado", isto é, da sincronicidade psicossomática.

Para os alquimistas, o *Sulphur* representava a dupla natureza da alma.[6] O *Sulphur* tinha uma natureza dupla[7] (*Sulphur duplex*): uma, a branca *Sulphur crudum* e *vulgare*, corpóreo, pesado, vulgar e inimigo do sublime *lapis*, a pedra filosofal; a outra vermelha, forma e espírito, o flamejante e sublime material do próprio *lapis*.

O *Sulphur* cru ou vulgar foi chamado de imundície da terra, corpóreo, denso, duro, originário da "gordura da terra", cinzas das cinzas, rebotalho, escória e refugo malcheiroso e de fraco poder, a essência da decadência, corrupção e putrefação e a fonte da imperfeição, causando o enegrecimento de qualquer trabalho. Entretanto, a outra natureza do *Sulphur* foi descrita como princípio espiritual, o portador da luz e do fogo, a alma de todos os seres naturais, o *fermentum* que dá vida aos corpos imperfeitos, o princípio do poder gerador do sol, espírito da vida, luz da natureza, criador de mil coisas, o coração de todas as coisas, criando a mente e a cor de todos os seres vivos, o princípio do desejo (*concupiscentia*) e da agressividade.

Além disso, o *Sulphur* foi alegorizado como a *medicina*, bem como o *medicus*, o médico que recebe um ferimento incurável. Isto é uma alusão aos mitos ubíquos do Divino Curador (como, por exemplo, Asclepius e também Cristo) que sofre ele próprio do mal que ele cura. Na mitologia o deus manda a doença, é a própria doença, é doente (ferido ou perseguido), é o medicamento, e cura a doença.[8]

Em outras palavras, o *Sulphur* incorporava o princípio da doença universal e o potencial de sua cura... e isto não está muito longe da frase de Hahnemann: "rei dos antipsóricos".

Podemos agora tentar interpretar este simbolismo em termos da moderna psicologia. Parece-nos que aqui está expresso nada menos do que a polaridade básica e o conflito da alma ao abraçar e se debater entre o espírito e a matéria. Um dos aspectos expressa a força dos instintos físicos que nos envolve pelo lado material e sensorial da existência, o nível de nossa natureza animal que é ainda a matriz, a fonte e a força mantenedora de nossa existência física e o palco onde devemos aprender nossa lição de vida. Contudo, quando o lado instintivo torna-se preponderante, isto resulta na estagnação do processo interior da pessoa, na corrupção da nossa condição humana através da gratificação puramente material e egoísta dos instintos. O aspecto oposto representa o estímulo do sopro intuitivo do espírito que anima e acelera a existência num processo constante de efervescência, um processo de geração que impede a imobilização da vida, perpetuando a evolução e o desenvolvimento, estando sempre em oposição à paralisação e à ordem estabelecida. No entanto, através da sua preponderância unilateral, perderíamos o chão da realidade sob os nossos pés, esquecendo-nos de nossas limitações terrenas. A pessoa que perde o contato com sua natureza instintiva está sujeita a uma inflação psicológica, conforme apresentado no conceito da pessoa "espiritual", pregando, ensinando e reformando o mundo, envolvido completamente em especulações mentais.

Reconheceremos de imediato nos elementos desses quadros psicológicos as características dos dois tipos contrastantes da personalidade e da constituição do *Sulphur*: o lado estagnado, congestionado, material; e o lado inquieto, vigoroso, ardente, veemente do filósofo andrajoso em todas as combinações e misturas possíveis dos elementos individuais numa determinada pessoa.

No entanto, além desses aspectos superficiais, a polaridade parece aludir à misteriosa e intricada trama do espírito e da matéria e aos paradoxos da existência dos quais freqüentemente temos experiência na forma de problemas morais. Isso é tratado pelo simbolismo da identidade da doença: medicamento e médico, surgindo no fundo como um princípio arquetípico transcendental, englobando e transcendendo o bem e o mal, a vida e a morte, a terra e o espírito, obrigando-nos à quase impossível tarefa de vivermos em dois mundos, oferecendo a César o que é de César e a Deus o que é de Deus.

Inconscientemente, isso pode surgir como um problema de fundo sempre que aparecer uma situação de conflito que manifeste o "campo de força" chamado por homeopatas e alquimistas de *Sulphur*.

O que podemos ganhar ao levarmos em consideração esse simbolismo psicológico? Espera-se que essa abordagem que une a homeopatia e a psicologia profunda possa ajudar-nos a dar os primeiros e vacilantes passos no sentido de esclarecer alguns dos nossos desconcertantes problemas, tais como a relação entre os problemas existenciais e os da personalidade com a da doença e dos sintomas com o medicamento semelhante etc. Na condição sincronística, acausal, *a priori*, o "pacote" de fenômenos que associamos ao *Sulphur* — acontecimentos externos, psíquicos, somáticos, biológicos e dinâmicas químicas —, todos parecem expressar, cada um de sua maneira, um sentido transcendental que, dentro do nosso limitado conhecimento, podemos meramente descrever como uma tensão conflitiva entre o acima e o abaixo, espírito e instinto, intuição e realidade física, a chama do impulso criativo e a inércia da matéria densa, os processos catabólicos de oxidação, combustão e decomposição e a silenciosa síntese e reconstrução do processo anabólico da vida. Quando num indivíduo predominantemente extrovertido, voltado ao material, a tensão do conflito exceder sua capacidade de integrá-lo, encontrando um ponto de equilíbrio interno que satisfaça as exigências dos dois lados — sempre que essa capacidade integradora falhar —, prevalecerão então as forças da gratificação egoísta dos instintos, a inércia, a paralisação, a corrupção, a putrefação e a estagnação ou seus opostos, como a flutuante intuição, a presunção, a exagerada espiritualidade que faz com que o chão da realidade escape de sob os pés em virtude da inquietude, da abrasadora superatividade mental e física. Seja quando esse distúrbio se expressa como uma doença física ou como um traço de personalidade, existe um padrão análogo subjacente à doença somática ou à psicopatológica; o mesmo campo manifesta-se em diferentes níveis.

Obviamente, o conflito descrito aplica-se de forma genérica ao ser humano e não apenas a alguns indivíduos. Entretanto isto não contraria mais a nossa suposição de que o *Sulphur* é o constituinte químico de todos os tecidos vivos, mantendo a respiração celular (transferência da cisteína) e, no entanto, o distúrbio clínico do *Sulphur* para o qual serve de remédio, afeta somente determinadas pessoas. De maneira semelhante, o "significado" que se expressa através do "campo de força" é, no sentido mais amplo, válido para todos. Mas somente no caso de alguns indivíduos é que esse campo se torna ativado de tal forma que os fenômenos de um distúrbio se manifestam no espírito ou no corpo: essa dinâmica peculiar é bem conhecida pelos psicólogos. Um exemplo por analogia: todos nós temos pais e mães e nem sempre encontramos dificuldades em nosso relacionamento com eles; no entanto é somente em alguns indivíduos que a relação pai-filho provoca a manifestação patológica pela ativação do conflito. O "campo" pode estar sempre presente. Para se manifestar, deverá se tornar "constelado", tal como o analista psicológico denomina sua ativação, comparável à descarga "acausal" de um *quantum* de energia.

É interessante, do ponto de vista psicológico, o fato de Hahnemann ter supostamente chamado o *Sulphur* de o "rei dos antipsóricos", tendo ele considerado a psora como a doença universal da humanidade. De modo semelhante, Kent equaciona a psora ao estado pecaminoso da humanidade.[9] Encontramos aqui, evidentemente, um exemplo de como a preocupação com o mesmo objeto-matéria evoca a mesma representação simbólica como criação espontânea do inconsciente coletivo. Os alquimistas falavam do *Sulphur* como a *prima matéria* do "rei" Sol e como a *medicina* e o *medicus* que recebe e cura a doença, representando o divino medicamento, a panacéia para a doença universal da humanidade. Não obstante o compromisso consciente de Hahnemann bem como o de Kent com o princípio da individualização, que é a espinha dorsal da homeoterapia, notamos que surge espontaneamente, a partir do inconsciente, o símbolo arquetípico da panacéia, o remédio divino, a cura da doença universal da humanidade, isto é, a divisão entre o acima e o abaixo. Contudo o divino medicamento é um atributo do *self*, que é a síntese e a totalidade da existência. Isto os alquimistas já haviam visto no *Sulphur*.

---

[1] W. Heisenberg, citado *in* J. Gebser: *Abendlandische Wandlung,* Verlag Oprecht, Zurich, Nova York, p. 60.

[2] Jung, C.G., *Collected Works* 8, *The Structure and Dynamics of the Psyche,* Nova York, 1960, parte VII, "Synchronicity: An Acausal Connecting Principle".

[3] E. Schrodinger, *Science and Humanism,* Cambridge University Press, p. 18.

[4] G.R. Heyer, *Vom Kraftfeld der Seele,* Origo Verlag, Zurich.

[5] Schrodinger, *op. cit.,* p. 22.

[6] John Read, *Prelude to Chemistry,* MacMillan Corp., Nova York, p. 2.

[7] C.G. Jung, *"De Sulfure",* Palestra ministrada para a *Swiss Paracelsus Society,* em 21 de dezembro de 1947, edição limitada.

[8] C.A. Meier, *Antike Inkubation und Moderne Psychotherapie.*

[9] J.T. Kent, *Lectures on Homeopathic Philosophy,* Erhart & Karl, Chicago, p. 146.

[10] C.G. Jung, *Modern Man in Search of a Soul,* Harcourt, Brace & Co., Nova York, p. 264.

[11] _____, Prefácio a Victor White, *God and the Unconscious,* Henry Regnery Co., Chicago.

LYCOPODIUM — UM ESTUDO PSICOSSOMÁTICO

Há mais de cem anos a homeopatia tem antecipado e aplicado a medicina holística ao prescrever remédios para a totalidade dos sintomas mentais e físicos. Além disso, a homeopatia pode contribuir fundamentalmente à psicossomática genuína, já que falta à medicina alopática a verdadeira experiência clínica nessa área. Para o propósito da dedução científica é necessário demonstrar que sempre que forem induzidas certas alterações mentais num organismo funcionando normalmente até então, elas serão sempre seguidas de certas alterações físicas e vice-versa. Obviamente, testes com animais não se aplicam ao caso. As atitudes mentais e emocionais dos animais simplesmente não são comparáveis com o nível humano. Nem existe na alopatia um método seguro e confiável que possa induzir alterações mentais em seres humanos submetidos a testes, cuja duração seja suficientemente curta para não causar nenhum dano real ao sujeito. Este tipo de experiência ideal é levada a efeito numa prova homeopática. Desse modo, a homeopatia conseguiu juntar um volume imenso de material experimental confiável que necessita apenas de organização para que sirva de base fundamental a uma nova e revolucionária ciência psicossomática. Sem esse material, a medicina psicossomática está condenada a permanecer em bases especulativas e de adivinhação.

Na apresentação que se segue será feita uma tentativa de extrair do labirinto de sintomas conhecidos um padrão completo de estados mentais, emocionais e físicos, reconhecidamente interligados, os quais um remédio demonstra. O material em si não é novo.

O homeopata experiente sabe que aquilo que está descrito, resultante da organização dos sintomas de um remédio dentro do quadro de uma única personalidade, representa apenas um padrão ideal completo raramente encontrado com a mesma clareza no caso específico de qualquer paciente. Contudo, tal padrão é sempre dinamicamente inerente, atravessando como um fio vermelho cada caso que responda à prescrição correta do remédio.

Os sintomas citados diretamente da matéria médica estão escritos em maiúsculas.

A personalidade do *Lycopodium* tem sido descrita como: PESSOAS COM AGUÇADO INTELECTO E FRACO PODER MUSCULAR, TEMPERAMENTO SECO E COMPLEIÇÃO ESCURA. Esta pode ser a descrição chave para compreender tais casos. Encontramos aqui um antagonismo funcional básico entre os níveis mental e vital. Fisicamente, a preponderância do mental sobre o pólo vital pode resultar em SECURA: atividade linfática e glandular diminuída; e COMPLEIÇÃO ESCURA: porque a hipo-atividade glandular afeta o funcionamento do fígado e das adrenais; isto, por sua vez, resulta na redução do tônus geral: FRACA FORÇA MUSCULAR, FRAQUEZA GERAL, DEBILIDADE E FALTA DE CALOR VITAL.

A atividade consciente do intelecto e do cérebro deprime ou inibe, aparentemente, as funções puramente vegetativas e vitais. É durante o sono, com a perda da consciência, que as forças vitais regeneram nosso corpo. Também sabemos (para mencionar outro exemplo) que o esforço mental interfere na digestão. Por outro lado, as funções vegetativas (autônomas-inconscientes) digestivas, metabólicas e reprodutoras, centradas na parte inferior do organismo e representando as principais atividades vitais, tendem por seu lado a deprimir o funcionamento mental e intelectual. Um provérbio latino diz: "Plenus venter non studet liberter" (Um estômago cheio não serve para os estudos). De fato, uma farta e boa refeição nos deixa sonolentos.

Um balanço pendular rítmico, alternando a predominância entre estes dois pólos, parece ser essencial ao funcionamento inteligente da vida. A prevalência permanente de um tende a deprimir seu oposto. Pessoas do tipo digestivo robusto muscular ou gordas são geralmente menos ativas mentalmente que as do tipo cerebral, as quais tendem a sofrer de fraqueza digestiva e muscular e possuem uma frágil vitalidade. O paciente do *Lycopodium* apresenta um caso especial do tipo "cerebral", com sua atividade depressiva da vitalidade procedendo da cabeça (cérebro) em direção aos centros vitais e reprodutores localizados embaixo. Observamos, então, que o *Lycopodium* adequa-se a CRIANÇAS FRACAS COM CABEÇAS BEM DESENVOLVIDAS, PORÉM COM CORPOS DOENTIOS E DEBILITADOS; que os sintomas são geralmente: AGRAVADOS DE CIMA

PARA BAIXO; e que produz e cura o ESTADO DE EMACIAMEN-TO DA PARTE SUPERIOR DO CORPO, COM UMA CONDIÇÃO DE SEMI-HIDROPSIA NAS PARTES INFERIORES. As crianças geralmente começam com uma enorme reserva de vitalidade e poder regenerativo. Proporcionalmente, a sua atividade intelectual encontra-se, a princípio, num nível mais baixo. Por sua vez, a pessoa mais velha apresenta o equilíbrio oposto, o intelecto aguçado e proporcionalmente uma força vital mais reduzida. O desequilíbrio do tipo *Lycopodium* entre o intelecto e a força vital afeta mais intensamente crianças e pessoas idosas: OS EXTREMOS DA VIDA. Uma criança que tenha uma carga de energia vital menor que a necessária a fim de enfrentar seu rico intelecto será mais tolhida em seus processos de crescimento e formativos do que o adulto cujo corpo já está completado.

Portanto, o *Lycopodium* é mais indicado para CRIANÇAS IN-TELECTUALMENTE MAIS VIVAS, COM ALTA TENSÃO NER-VOSA E QUE SÃO FISICAMENTE FRACAS e também para aque-las com CONSTITUIÇÃO LINFÁTICA (atividade glandular depri-mida) que tenham uma GRANDE TENDÊNCIA A RESFRIADOS. Inversamente, a pessoa mais velha aproxima-se do estado tipo *Lyco-podium* em virtude de seu desenvolvimento normal. O adulto que necessita do *Lycopodium* apresentará uma condição que, no caso de desenvolvimento normal, somente seria atingido com idade mais avan-çada. Mostra-se PREMATURAMENTE ENVELHECIDO, com CA-BELOS PRECOCEMENTE GRISALHOS, tem PELE ESCURA E AMARELADA, ROSTO PROFUNDAMENTE VINCADO e pro-vavelmente é MAGRO, ENRUGADO, CHEIO DE ENERGIA.

Pode-se entender grande parte da seguinte sintomatologia con-siderando o provável desenvolvimento pelo qual passa a pessoa des-se tipo básico. A sensação de fraqueza física durante os anos de sua formação resulta num sentimento de inferioridade e insegurança. A partir disso, nossa matéria médica relaciona logicamente o seguinte: SENTIMENTO DE INSEGURANÇA E FALTA DE AUTOCON-FIANÇA entre os sintomas mentais do *Lycopodium*. Existe sempre a tendência de compensar a própria fraqueza enfatizando a sua for-ça em potencial. O indivíduo fisicamente fraco, porém intelectual-mente esperto, se apoiará tanto mais nos seus esforços intelectuais quanto mais pronunciado for o seu complexo de inferioridade físi-ca. Levado ao extremo, este círculo vicioso resulta no "rato de bi-blioteca" ou no pensador introvertido. O tipo *Lycopodium* que se inclina nessa direção terá provavelmente uma ocupação intelectual (bibliotecário, secretária etc.) com o máximo de atividade sedentá-ria e um mínimo de atividade ao ar livre. Esse modo de vida sedentário torna mais lenta a circulação em geral e em especial a do sistema portal, resultando nos sintomas bem conhecidos de: indigestão, devido a distúrbios hepáticos e motilidade intestinal reduzida (flatulência, eructação, cólicas de gases, prisão de ventre, hemorróidas etc.). As tentativas de compensação da natureza se expressam nas seguintes modalidades: MELHORA COM MOVIMENTO, APRESENTA MELHORA E DESEJO DE FICAR AO AR LIVRE, APRESENTA PIORA E AVERSÃO A ROUPAS APERTADAS.

Surgirá alguma diferenciação a partir do que se poderá chamar de uma qualidade anterior da personalidade. As pessoas de natureza mais refinada serão TÍMIDAS, RESERVADAS E CAUTELOSAS; elas se retraem da multidão e dentro de sua maneira de ser quieta se dedicarão ao seu trabalho. Poderão concentrar-se com diligência nos seus esforços mentais. São SUAVES E SUBMISSAS e freqüentemente possuem inclinações decididamente filosóficas. E dessa forma tranqüila poderão atingir as metas mais elevadas do esforço espiritual. A fraqueza exterior se transforma aqui em luz interior e força. Outras naturezas do tipo *Lycopodium,* com menores recursos internos à sua disposição, simplesmente se isolam dos demais (AVERSÃO A CONVIVÊNCIA COM OUTRAS PESSOAS) e se envolvem num egocentrismo narcisista. Surge daí uma personalidade neurótica: TEMORES GENERALIZADOS, MEDO DE FALHAR QUANDO SOB TENSÃO, DEPRESSÃO MELANCÓLICA, HIPERSENSIBILIDADE. Egoístas e egocêntricos OFENDEM-SE FACILMENTE, SÃO INTOLERANTES E BRIGUENTOS, NÃO SUPORTAM OPOSIÇÃO, SÃO ORGULHOSOS E DOMINADORES, ARROGANTES, DESCONFIADOS, GANANCIOSOS, INVEJOSOS, MALICIOSOS, sofrendo as CONSEQÜÊNCIAS da RAIVA, VEXAME E MORTIFICAÇÃO que são capazes de encontrar em todo lugar.

Um traço peculiar de conservadorismo percorre todas as gamas da personalidade tipo *Lycopodium.* É a cautela de uma pessoa que aprendeu a confiar não na força física e na impulsividade, mas no passo mais lento da deliberação e da ponderação cuidadosa (CONSCIENCIOSO MESMO COM DETALHES INSIGNIFICANTES). Sob essa superfície enganosamente lenta existe em latência, freqüentemente, um temperamento colérico dado a explosões repentinas e veementes, mais acentuadas no neurastênico irritável sem qualquer autocontrole.

Uma pessoa sob pressão emocional ou mental, perdendo o apoio da sua fraquejante vitalidade, caminha em direção à exaustão e à prostração. A matéria médica relaciona o seguinte: FADIGA RESULTANTE DE QUALQUER ESFORÇO INTELECTUAL, INCAPACIDADE PARA TRABALHO MENTAL, ENFRAQUECIMEN-

TO DA MEMÓRIA, PENSAMENTOS CONFUSOS, ERROS NA ENUNCIAÇÃO DE PALAVRAS OU SÍLABAS, ESTUPEFAÇÃO E EMBOTAMENTO, FALHAS NA CONCENTRAÇÃO MENTAL, IMPOTÊNCIA FÍSICA E MENTAL.

O que denominamos genericamente de "força vital" tem seu corolário orgânico na função das nossas glândulas, especialmente do fígado e do sistema endócrino. A SECURA peculiar e a baixa vitalidade correspondem, assim, à disfunção desses órgãos. Os distúrbios hepáticos e das funções digestivas, combinados com a característica falta de exercícios físicos, são responsáveis pelo meteorismo, indigestão e prisão de ventre tão característicos do quadro do *Lycopodium*. O conseqüente acúmulo de toxinas metabólicas se expressa na diatése do ácido úrico e os conhecidos sintomas renais e urinários, completando assim o quadro "LITÊMICO NÃO ELIMINATIVO". O baixo funcionamento das adrenais é a provável causa da PERDA DE CABELO, CALVÍCIE, PELE ESCURECIDA e a SENSAÇÃO DE FRAQUEZA E EXAUSTÃO. A adrenalina tem sido chamada de hormônio simpático. Uma queda da função adrenal é associada com vagotonia total ou relativa, que se expressa na espasticidade intestinal, pulso lento e hipotensão vascular. Esta inadequação circulatória explica a FALTA DE CALOR VITAL com AGRAVAMENTO POR AR QUENTE e em APOSENTO QUENTE, porquanto o ar fresco e frio estimula o tônus vascular (MELHORA AO AR LIVRE). Durante o sono a função do vago prevalece e a pressão sangüínea cai. Daí o tipo *Lycopodium* sentir-se PIOR DEPOIS DO SONO, porquanto o sono tende a agravar temporariamente o desequilíbrio vascular. Finalmente, o "secamento" das gônadas resulta em IMPOTÊNCIA E ESTERILIDADE.

Nos estados mais adiantados, temos uma pessoa destituída de resistência vital, exausta, seca e enrugada, aparentando idade, não obstante o número real de anos: TENDÊNCIA ÀS DOENÇAS LENTAMENTE PROGRESSIVAS, um estado de ATONIA GERAL e DEFICIÊNCIA NUTRITIVA e uma tendência a CRESCIMENTOS CANCEROSOS E CAQUEXIA.

O *Lycopodium* é freqüentemente indicado nos estados tuberculosos. Seria um trabalho interessante investigar até que ponto um tipo de personalidade que se excede em seus esforços mentais é característico do conjunto tuberculoso. Uma indicação intuitiva deste fato é apresentada na interessante caracterização dos pacientes tuberculosos na *Montanha Mágica,* de Thomas Mann.

Pode ser de interesse comparar as características botânicas da planta com o retrato da pessoa que tem necessidade dela como remédio.

O *Lycopodium* é um musgo de crescimento ralo e seco, prefere florestas secas e calor, chegando a um comprimento de pouco mais de um metro, sempre porém rastejando modestamente no chão. As sementes que são usadas na preparação do medicamento não absorvem umidade pois repelem a água (daí seu uso como pó secante). São extremamente duras mas queimam com uma chama muito brilhante. As sementes germinam somente após seis a sete anos. A planta em si atinge a maturidade com capacidade de reprodução somente depois de 12 a 15 anos.

Assim, a dinâmica de vida da própria erva expressa as tendências de secura, lentidão, dureza com qualidades de combustão ocultas e uma grande hesitação no crescimento e na reprodução.

O testemunho obtido através das provas do remédio e da experiência clínica estabelece definitivamente a ligação entre uma determinada expressão da personalidade e a patologia funcional, assim como a orgânica. Não se deve tentar a esta altura levantar a questão da prioridade etiológica, seja do estado mental ou físico. Esta questão seria tão redundante quanto a da galinha e do ovo.

NATRUM MURIATICUM

"Você é o Sal da Terra" (Mateus 5:13)

Jung demonstrou que a linguagem da tradição bíblica, mitológica e alquímica, longe de expressar apenas produtos da fantasia e da superstição, transmite genuínos fatos fisiológicos e psicológicos, vestidos com a linguagem universal dos símbolos e imagens que são semelhantes aos nossos sonhos. Esta linguagem é comum a todas as raças, nações e épocas históricas e permite interpretações similares de seus símbolos e formas de pensamento. Jung nota que nessa linguagem do pensamento universal, nossos sonhos individuais partilham, junto com a tradição bíblica, mitológica e alquímica, de uma memória das experiências anímicas que se estende aos tempos mais remotos, até aquilo que ele chama de "inconsciente coletivo", quando o homem, ainda em sua infância evolucionária, era testemunha dos segredos da criação e da vida.[1,2]

Na linguagem simbólica da alquimia, o termo "sal" indica qualquer substância sólida ou princípio que tenha se emancipado de uma solução ou união de compostos solúveis ou combustíveis; apesar de o termo se aplicar a todos os precipitados e cinzas, deve-se procurar no *Natrum muriaticum,* já que é chamado simplesmente de *sal,* uma forma representativa de significado espiritual do termo, como um símbolo. Por outro lado, a tradição bíblica e mitológica fala do *mar,* que é a principal origem do *Natrum muriaticum* na forma de solução, como fonte de toda a vida e criação. A propósito, a pesquisa moderna apóia esta hipótese.[3,4,5]

Do ponto de vista psicológico, o simbolismo do *mar* aponta para o princípio maternal do vasto "inconsciente coletivo", enquanto o "sal" se refere à atividade da mente consciente. A emergência da personalidade e da mente individualizada liberta-se do abraço maternal do inconsciente coletivo em sua busca de consciência e da liberdade interior. Por que o nosso sal de cozinha foi escolhido como representante desta evolução psicológica? É possível encontrar essa "emergência do sal" naquilo que conhecemos sobre a fisiologia e a ação dinâmica do *Natrum muriaticum?*

O *Natrum muriaticum,* o cloreto de sódio ou sal comum, é a substância mais fartamente distribuída na natureza, com exceção da água[6] e mesmo aí é o componente mineral mais importante das maiores formações de água, os oceanos. Está presente em todos os tecidos, mas principalmente nos fluídos[7] e é o mineral mais importante do plasma sangüíneo. É o principal regulador da tensão osmótica; devido ao seu poder de atrair a água, causa edemas generalizados ou localizados através da retenção do líquido.[7] Em comparação, as plantas contém pequenas quantidades de sódio, sendo a função reguladora dos líquidos aparentemente assumida pelo potássio, que atua como elemento antagônico do sódio. Por sua vez, os organismos animal e humano requerem, comparativamente, grandes quantidades de cloreto de sódio. Os animais exclusivamente herbívoros têm uma grande necessidade de sal e percorrem grandes distâncias para chegar até onde podem encontrá-lo. Torna-se evidente, assim, que deve ser atribuída uma função biológica cada vez mais importante ao cloreto de sódio, porquanto à existência puramente vegetativa e inconsciente da planta são acrescentadas as faculdades de percepção e sensação junto com a capacidade de sentir dor através do instrumento de um sistema nervoso. Neste estágio, que podemos considerar como o primeiro início da vida psíquica, surge pela primeira vez o fenômeno da eliminação fluida ativa pela urina, suor e lágrimas. Desse modo, a eliminação ativa, a armazenagem dos sais e a faculdade de sentir foram adquiridas como um passo simultâneo no desenvolvimento da unidade psicossomática, sugerindo que de alguma maneira devem estar interligados. Além disso, esta associação funcional do *Natrum muriaticum* é confirmada pelo fato de ele encontrar-se relativa ou absolutamente concentrado nos órgãos dos sentidos ou da percepção, ou seja: no corpo vítreo do olho,[8] no tecido nervoso,[7] no cérebro,[9] assim como nos órgãos e fluidos de excreção: pele,[9] urina, suor[10] e lágrimas.

A relação entre os principais cátions contidos no soro sangüíneo dos animais, assim como do ser humano, é constante: Ca:K:Na como 5:10:160. Isso é uma duplicação muito próxima de suas respectivas proporções na água marinha, que se diferencia somente pelo grande conteúdo de magnésio. Mesmo essa diferença é explicada pela teoria de McCallum,[5,11,12] o qual, em virtude das precipitações dos mares no período cambriano indicarem um conteúdo de magnésio muito baixo, observa que a separação do organismo animal do seu ambiente aquoso, antes de sua emergência do mar para a terra, ocorreu numa época em que havia ainda um baixo conteúdo de magnésio no mar. Assim está aparentemente justificada a afirmação de que no soro sangüíneo do animal e do homem circula ainda algo parecido com "a água da vida". Na planta, com a preponderância da forma puramente vegetativa, a vida absoluta desviou-se desse equilíbrio, buscando um maior suporte no potássio. Onde a "animação" ocorre, notadamente às custas da pura vitalidade e do poder regenerativo, o sódio, na forma de cloreto, seu composto mais representativo, predomina sobre os outros minerais.

Não será essa a "emergência do sal" alquímico a partir do mar e que introduz a experiência alquímica? Qual é então a função do sal na vida psíquica e seu efeito posterior no corpo humano?

O tipo de personalidade que necessita de *Natrum muriaticum* como remédio é descrito como sendo taciturno, acabrunhado, triste e indiferente ao prazer; extremamente emocional, sofrendo as conseqüências da mágoa e do ressentimento; carregado de mágoas ocultas, porém incapaz de chorar, ou então chorando em segredo. Desejoso de pena, porém avesso a ela, agrava o seu estado com consolo, podendo até ter acessos de fúria ao sentir demonstrações de piedade. Entrega-se constantemente a recordações desagradáveis, jamais esquecendo ou perdoando o bem ou o mal, sente rancor pelas pessoas que antes o ofenderam. Sente aversão pelas pessoas, é aborrecido, grosseiro, ofensivo, distraído, descontente, irascível, e deixa-se provocar facilmente. E, além de tudo, sente-se perseguido por medos e presságios, desesperado, cansado de viver e apresenta estados de ansiedade.

Os distúrbios físicos que acompanham esse estado podem ser separados em três grupos:

1. Assimilação reduzida, acompanhada de acentuada degradação dos tecidos, expressa através dos sintomas: aversão aos alimentos, emagrecimento, febres recorrentes, fraqueza e exaustão.
2. Distúrbios sangüíneos: estados anêmicos e leucêmicos.
3. Distúrbios da eliminação através dos rins e da pele e distúrbios do equilíbrio líquido, resultando em hidropisia, urticária, pele oleosa e toda espécie de descargas aquosas, finas e catarrais.

A qualidade característica que distingue o estado mental do paciente de *Natrum muriaticum* pode ser entendida como o conflito emocional da integração de sua personalidade. Ele é sempre dependente de seus próprios recursos, seja deliberadamente, uma vez que repele qualquer demonstração de piedade e companheirismo (avesso a e piora ao ser consolado, aversão pelas pessoas), ou involuntariamente, através da perda do ser amado, no qual se apoiava emocionalmente. Este estado de isolamento e solidão é acentuado pelo fato de desejar sentir amor, piedade e companheirismo pelos outros; no entanto, como por algum comando interno, esta aceitação lhe é proibida (emotivo, histérico, choroso, necessita de piedade, mágoas ocultas, chorando em segredo etc.) e o leva a encontrar a fonte desta força em si mesmo. Essa necessidade de separatividade é mais forte do que seu desejo emocional de contato, o que o torna dividido por uma luta interior. Em seguida, poderá aparecer uma depressão melancólica profunda e desespero, que levarão, possivelmente, a estados antisociáveis, neuróticos e até mesmo psicóticos (antropofóbico, rancoroso, vingativo, remoendo antigos insultos, ansioso, tímido, moroso, indiferente, inadequado ao trabalho e contato humano etc.). Sem tender diretamente à autodestruição (embora isso seja acentuado no *Natrum sulphuricum*), despreza suficientemente a vida para desejar seu fim; está cansado do peso que carrega, sem esperança de libertar-se de sua contradição interior. A "tragédia humana" parece desenvolver-se à nossa frente quando, à procura do seu ego, ele se separa de Deus e do mundo, entregando-se, em conseqüência, às lágrimas e à angústia, sabendo porém que deve prosseguir.

Alegria e luz interior andam invariavelmente de mãos dadas com uma forte vitalidade. Esta interdependência é melhor observada em crianças que apresentam melhor saúde e resistência num ambiente harmonioso e alegre do que num ambiente soturno e melancólico. De modo semelhante, o tipo despreocupado, alegre, possui uma vitalidade aparentemente indestrutível. A autocentrada atitude de pessimismo e desânimo do paciente de *Natrum muriaticum* deve desintegrar sua vitalidade desde sua base. Sem a radiação da luz interior, o corpo definha e murcha. Isso é expresso fisiologicamente por meio da assimilação reduzida (anabolismo), com hipoatividade de todas as glândulas que servem à fase de assimilação (sintomas: secura, anorexia, piora ao comer, melhora ao jejuar, dispepsia, prisão de ventre, emagrecimento; hipoinsulinismo, hipoadrenalismo, hipotensão e distúrbios do equilíbrio do teor de açúcar no sangue, extrema fraqueza e exaustão). Enquanto o desânimo é refletido pela queda anabólica, seu oposto, representado por emoções profundas e reprimidas, resulta no aumento dos processos de "queima" da hiperatividade da tireóide, com elevação da oxidação e degradação dos tecidos (catabolismo). Vale a pena lembrar novamente que uma personalidade jovial, com boa disposição, satisfeita consigo mesma, não exageradamente preocupada com problemas emocionais, é geralmente do tipo corpulento, robusto, caracterizado pela prevalência do anabolismo sobre o catabolismo, enquanto a personalidade fanática, dividida emocionalmente, perde peso. O mesmo ocorre com a planta, embora esta ainda não participe das atividades da esfera emocional, com o predomínio das funções anabólicas. A cadeia fisiológica do aumento do catabolismo consiste em: hipertireoidismo, simpaticotonia com distúrbios da inervação cardíaca, aumento da taxa metabólica basal com aceleração da assimilação das proteínas e oxidação, resultando no aumento da produção de calor, distúrbios no sistema regulador de calor e febres crônicas remitentes (deseja estar e melhora ao ar livre; friorento, piora com calor). Essa cadeia de reações já foi demonstrada em caráter experimental até mesmo com doses de sal puro.[14,15]

O componente final da unidade funcional do catabolismo é o sistema de eliminação. Os distúrbios do tipo *Natrum muriaticum,* logicamente, afetam todo o sistema excretor, resultando em retenção de água e resíduos, devido aos distúrbios na atividade da pele e da excreção urinária (pele seca, oleosa, sudorese, eczema, psoríase, herpes, urticária, edema). Como também aquelas que são, freqüentemente, eliminações substitutas através das várias e características descargas finas, aquosa, catarral (coriza, diarréia etc. e uma significativa correspondência à parte mental, lacrimejamento).

É aceitável supor que a combinação entre a desintegração da força vital, a degradação dos tecidos e o acúmulo de resíduos devido ao retardamento da eliminação resulta na sobrecarga do sistema reticuloendotelial, seguido de anemia e distúrbios da atividade das células brancas (leucocitose, leucemia, *spenomegalia,* estados inflamatórios crônicos). Em especial, espera-se que os elementos celulares do sangue pertençam à esfera do *Natrum muriaticum* já que não fazem parte da organização das plantas, mas surgem somente quando a evolução da vida atinge o nível do animal e do homem. Interessante notar que existe até mesmo uma certa inclinação à individuação expressa nesses elementos celulares do sangue, porquanto seus valores cátion variam para cada espécie de animal, contrastando com o plasma que, tanto para os animais quanto para o homem, duplica a relação cátion da "água da vida universal", o mar.[16,17]

Algumas modalidades clínicas do *Natrum muriaticum* podem ser vistas agora sob uma nova luz. Uma é o agravamento durante o dia, enquanto o sol estiver no horizonte e através da exposição direta ao sol. É como se o sol, representando o supremo estímulo da atividade vital, impusesse demasiadas exigências a um organismo voltado inteiramente à reclusão, languidez e definhamento. O desafio representado pelo nascer do sol não pode ser enfrentado.

A outra modalidade interessante é o agravamento à beira-mar.

Não é provável que seja devido ao ar marinho, já que é freqüente o desejo de tomar sal e sua ingestão na forma pura produz pouco efeito. Antes, supõe-se que a causa seja uma idiossincrasia fundamental ao mar em si, o qual representa um complexo de forças do qual este indivíduo, no mais recôndito do seu ser, se esforça para se libertar tanto física quanto psiquicamente.

O domínio do suor e das lágrimas, da labuta, da dor e das emoções molda a personalidade humana. A fim de encontrar a unidade da consciência e a individualidade (latim: significa indivisibilidade) dentro de si, é necessário abandonar as forças materiais que nos sustentam no mar da nossa vida psíquica inconsciente. Devemos passar pela experiência da separação e da solidão como por um estágio na procura de si mesmo. Sempre que as exigências dessa transição forem superiores à força da personalidade, poderá emergir um estado patológico que encontra seu remédio no *Natrum muriaticum*. O sal, que na nossa terra é o precipitado dos antigos mares, é o verdadeiro semelhante que auxilia na precipitação e na emancipação do ego frente ao mar do nosso inconsciente coletivo. A sabedoria das palavras do Evangelho manifesta-se claramente ao dirigir-se àqueles que serão os mestres e condutores espirituais da humanidade: "Vós sois o sal da terra".

---

[1]Jung, C.G., *Collected Works* 12, *Psychology and Alchemy*, NY, 1953, pp. 48-49, 178-79, 244.

[2]_____, *The Integration of the Personality*, pp. 103, 216, 1939, Farrar und Rinehart.

[3]E.E. Free, *in Forum*, citado por Ivor Griffith, *Sea-Inside*.

[4]*The Scientific Monthly*, abril de 1941, p. 294.

[5]McCallum's Theory, citado *in* H. Marx, *Der Wasserhaushalt des gesunden und kranken Koerpers*, 1901, p. 125.

[6]Neatby e Stoneham, *Manual of Homeotherapeutics*, 1927, p. 623.

[7]C. Oppenheimer, *Handbuch des Biochemie*, vol. 1., p. 26, 1924. Fischer Publishing Co.

[8]_____, *Handbuch des Biochemie*, vol. 1 p. 27.

[9]Heubner, *Der Mineralbestand des Koerpers*, p. 81.

[10]H. Marx, *Der Wasserhaushalt des gesunden und kranken Koerpers*, 1901, p. 172.

[11]C. Oppenheimer, *Handbuch der Biochemie*, Supplement vol. 2, p. 38.

[12]R. Hoeber, *Physik, Chemie der Zelle u. Gewebe*, p. 666.

[14]C. Oppenheimer, *Handbuch der Biochemie*, vol. 8, p. 291.

[15]_____, vol. 8, pp. 295-298.

[16]Heubner, *Der Mineralbestand der Koerpers*, pp. 7, 53.

[17]C. Oppenheimer, *Handbuch der Biochemie*, vol. 1, p. 28.

ANÁLISE DE UMA TOTALIDADE DINÂMICA: SEPIA

A fim de integrar o variado material resultante das provas e sintomas clínicos em uma unidade orgânica, presumimos que a diversidade das características físicas, químicas, biológicas, morfológicas e comportamentais de um medicamento potencial — ou seja, uma substância de origem mineral, vegetal ou animal — representa nada mais que diferentes fases de expressão de uma mesma entidade funcional formativa. Presumimos, ainda, que esse arquétipo funcional se manifesta tanto nos sintomas mentais e somáticos, como também nas disfunções clínicas do paciente.

A fim de apreendermos o princípio essencial que fundamenta todas as diferentes manifestações do campo energético de uma substância, devemos usar como ponto de partida as suas características mais notáveis ou traços invulgares. Aqueles sintomas chaves, através dos quais procuramos deslindar e interpretar o contexto de funções farmacodinâmicas, mentais e físicas, podem ser sintomas do paciente*(isto é, aversão a pessoas do *Natrum muriaticum*), as propriedades físico-químicas da própria substância (por exemplo: a luminiscência do *Phosphor*), ou expressões vitais da planta ou do animal (por exemplo: a secura do *Lycopodium* ou a produção de tinta da *Sepia*).

No caso da *Sepia*, nossa atenção é atraída à sua extraordinária configuração e ao fenômeno contraditório de luz e escuridão que o animal produz.

A lula (*Sepia off.*) pertence à família dos moluscos que incluem mariscos, ostras, mexilhões e lesmas. Todos os moluscos representam variações de um definido padrão de forma básico, ou seja, um corpo inteiriço, mole e gelatinoso encaixado numa concha calcária, calosa. A metamorfose desse padrão de forma culmina na extrema oposição polarizada na ostra e na lula, ficando a lesma em posição intermediária.

De toda a família, a ostra tem o corpo menos diferenciado e não possui membros. O animal está completamente encaixado e totalmente imóvel em sua concha que está presa às rochas e pedras. Sua única expressão visível de vida é uma leve abertura e fechamento da concha. A lesma é mais diferenciada, tendo uma semelhança de membros que pode estirar e retrair fora da concha. E, apesar da sua proverbial lentidão, é capaz de locomover-se. Por seu lado, a lula vai ao extremo oposto para se libertar da passiva imobilidade da ostra. A sua atividade vital está centrada nos membros relativamente superdesenvolvidos, que não podem ser recolhidos para dentro da concha. Um par de barbatanas permitem-lhe locomover-se com rapidez; oito braços e dois tentáculos saem diretamente da abertura oral sobre a cabeça. Os tentáculos são lançados conjuntamente para fora com a velocidade de um raio, agindo como um par de tenazes para apanhar a sua presa.

Ao comparar as diferentes configurações do corpo encaixado na concha, o modelo morfológico fundamental dos moluscos, pode-se notar que o protótipo passa por um processo de eversão: a partir do padrão mais simples representado pela ostra, ocorre uma expansão que atinge seu ponto culminante na lula. A tendência dominante da configuração da *Sepia* parece-nos uma reviravolta do padrão de forma do qual evoluiu, uma revolta contra a condição de quietude imóvel, impassível e macia de encerramento na concha.

O princípio formativo, conforme expresso no arquétipo da gelatina imobilizada, encerrada na concha e representada pela ostra, é encontrado novamente na configuração do crânio humano que envolve e protege o cérebro gelatinoso, relativamente indiferenciado do ponto de vista morfológico, suspenso e imobilizado no fluido cérebro-espinhal; como também no útero prenhe, que envolve e protege com sua rígida concha a gradualmente diferenciável substância fetal. A tendência funcional análoga reside na capacidade de envolver e proteger o interior contra o exterior. Biologicamente, isto significa resistência às infecções e o estreitamento dos tecidos evitando vazamento dos líquidos. Quando esta função falha, surge a suscetibilidade à infecção e a diátese exudativa, ambas típicas do paciente que necessita de *Calcarea carbonica* (concha de ostra potencializada). Do ponto de vista psicológico, introversão e isolamento significam separar-se e individualizar-se externa e internamente em relação ao mundo. Do mesmo modo que a função consciente do cérebro depende do isolamento protetor do crânio duro, também a atividade funcional da psique, a consciência pessoal, o ego, emerge da inconsciência primordial pelo processo do isolamento e da separação.

O padrão de maciez encerrado na concha aparece também como o *vas* ou "vaso hermético" da alquimia, contendo a *prima materia*, a matriz criadora indiferenciada, aparecendo também nos sonhos modernos. Todos esses padrões são variações do mesmo princípio de forma que representa a origem da criatividade espiritual ou física a partir da qual o "si mesmo" central pode lutar para expressar-se saindo do amorfo.[1] Assim sendo, o princípio do *vas* é inerente à cabeça,[2] porém representa também a matriz, o útero,[3] o local da criação física. Esse complexo de forma, como tendência generalizada, também representa o princípio da terra, do físico e, principalmente, o princípio do feminino.[4]

A forma mais pura e inalterada desse princípio encontra-se na ostra, conforme atesta a patogênese da *Calcarea carbonica*. Por outro lado, a expressão da dinâmica de vida da *Sepia*, que transforma introversão em extroversão, é basicamente uma revolta contra a feminilidade contemplativa, passiva e protegida.

Contudo, não se pode subverter completamente o padrão de forma do qual se origina. Mesmo que a metade do corpo da lula permaneça enclausurada, apesar de todo o esforço para se libertar, assim também as tendências sexuais, emocionais e do temperamento que repudiamos não podem ser simplesmente descartadas; poderão apenas ser transformadas lenta e gradualmente, através do desenvolvimento de uma compreensão consciente que complemente o mundo de sentimentos instintivos que são a expressão e a experiência primárias da mulher. Sempre que a expansão gradual for substituída por uma atitude violenta, de protesto, a repressão se instala em lugar da transformação gradual e surge a patologia. Assim, a repressão e o desafio às qualidades femininas de tranquilidade, contemplação e receptividade simbolizadas pelo "vaso criador", tornam-se os pontos chaves da patologia da *Sepia*.

As qualidades reprimidas continuam a existir. São acrescidas, além disso, de uma regra negativa que perverte o seu funcionamento. Do ponto de vista biológico, a repressão da função sexual distorce toda a atividade vital do corpo. Causa desordens (estases) circulatórias e congestivas como também uma certa rigidez e espasticidade, afetando qualquer órgão e grupo de músculos voluntários ou involuntários, juntando-se um estado nervoso e hiperirritabilidade.[5] Emocionalmente, a repressão das características femininas e sexuais resulta em ansiedade, inquietação, estados depressivos, dogmatismo de opiniões e estados neurastênicos incontroláveis, erráticos, irracionais e contraditórios.

Especificamente, o "protesto masculino", se me permitirem usar o termo psicanalítico, torna a mulher que reprime sua feminilidade uma megera alvoroçada, agitada, nervosa e obstinada. O homem que reprimir (ou não desenvolver) seu lado feminino torna-se um indivíduo endurecido, mesquinho, egoísta e bitolado; poderá ser vítima de incontáveis impulsos emocionais e até mesmo histéricos, como uma forma de vingança repentina da função represada. Veremos mais adiante de que forma essas conhecidas características da *Sepia* são corroboradas pelos distúrbios das glândulas sem ducto, representando o mesmo processo em sua metamorfose biológica.

A propósito, podemos observar que a não aceitação do nosso ser é a expressão de uma atitude altamente individualista. É provável que o relacionamento complementar entre *Sepia* e *Natrum muriaticum* se apóie nesse fato, este último representando a força emancipada da personalidade individual.[6] Ao diferenciar os dois, sentimos no entanto que a personalidade do *Natrum muriaticum* tende a ser anti-sociável em conseqüência de se achar emocionalmente isolado pelas circunstâncias e pela necessidade interior. O isolamento da *Sepia* indica mais um tipo de recolhimento deliberado e obstinado, mau humor ou um estado de extrema exaustão vital que exige a solidão para tratar de seus ferimentos.

A atitude problemática em relação ao princípio feminino, conforme representado no arquétipo morfológico, é complementada por uma tensão polarizada semelhante no funcionamento biológico com relação à luz e à escuridão. A seguir, citamos um trecho de uma descrição da lula:[7]

> Especialmente quando irritada ou durante a copulação, ocorre um deslumbrante espetáculo de cores ... Durante o período de fecundação a fêmea sobe à superfície à noite, emitindo uma forte luminiscência. Os machos acorrem como flechas luminosas ... Quando assustada, uma nuvem de tinta preta é injetada na água ... Pensava-se a princípio que a tinta formava uma cortina de fumaça atrás da qual o animal recuava. Entretanto, observações recentes sugerem que após a emissão do jato de tinta, este não se espalha rapidamente, porém persiste como um objeto definido dentro da água e serve de boneco para prender a atenção do inimigo enquanto a lula muda de cor e se afasta velozmente em outra direção.

Esta tinta, que em sua forma seca fornece nosso medicamento, é composto essencialmente de melanina[8, 9] e, é interessante notar, tem um alto conteúdo de sais de *sulphur* e *calcium*.[9]

A *Sepia* tem, portanto, a qualidade da luminiscência. Partilha da capacidade de gerar luz com o inorgânico *Phosphor*. Em outro ensaio, a patogênese do *Phosphor* no organismo humano é explicada como a metamorfose perturbada no princípio da luz através dos níveis da psique e do corpo.[10] Como no plano morfológico a *Sepia* evolui da antítese polar ao princípio criativo feminino da ostra, também ao nível funcional incorpora a atividade da luz, embora desenvolvendo também seu oposto polar, o lado escuro. O estudo do *Phosphor*[10] mostrou que a luz se manifesta ao nível da psique como consciência, intelecto e autocontrole; biologicamente ela se expressa na vitalidade geral, na formação do sangue e na firmeza da estrutura física, com efeito especial nas glândulas adrenais e no sistema portal do fígado, assim como no sistema respiratório. Esse padrão é grandemente partilhado pela *Sepia* que, clinicamente, é complementar ao *Phosphor*.

A escuridão, por sua vez, representa o princípio inconsciente, o feminino, a terra. Em que se fundamenta, porém, este processo de força pelo qual o lado escuro, a antítese direta das forças da luz inerentes à *Sepia*, é projetado para o primeiro plano? Foi sugerido num outro ensaio,[12] que poderíamos considerar hipoteticamente os fenômenos biológicos e morfológicos como determinados de acordo com a tendência da natureza de dar forma objetiva em sua manifestação às tendências das quais temos experiência apenas através de símbolos; deste modo, a natureza, a grande criadora de símbolos, abriria a possibilidade para uma interpretação análoga à técnica da psicologia analítica. Se seguirmos essa hipótese, poderemos afirmar que, sob o estado de tensão, a escuridão (ou seja, o inconsciente) é projetado para a frente ocupando o primeiro plano. O indivíduo, da forma como o conhecemos, "muda de cor" e some completamente de nossa vista.

C. G. Jung descreve de forma muito interessante e fascinante essa ocorrência como uma situação psicológica de fato:[13]

> "Todos os traços característicos de um homem tornam-se visíveis sob a tensão de uma emoção, o que cria a condição ideal para a manifestação de conteúdos inconscientes. Sob seu domínio, a pessoa "fica fora de si" e o *inconsciente tem a oportunidade de ocupar o primeiro plano*. Na realidade, a emoção é a intrusão de uma personalidade inconsciente. Para a mente primitiva, um homem tomado de forte emoção é possuído pelo demônio ou por um espírito... O caráter que resume a manifestação emocional de uma pessoa descontrolada consiste, em primeiro lugar, de suas qualidades ou peculiaridades inferiores. Mesmo as pessoas das quais gostamos e apreciamos sofrem de certas imperfeições de caráter que devemos aceitar como parte do negócio. Quando as pessoas não estão na melhor das disposições, estas falhas tornam-se claramente visíveis. Eu denominei a parte inferior ou menos recomendável de uma pessoa de *sombra*... Contudo, não é somente a sombra que se torna evidente nas perturbações emocionais; e ela não é suficiente para explicar por que um homem sente de-

cididamente que "não é ele próprio" ou que "está fora de si". Nessas ocasiões surge uma peculiar estranheza na pessoa, que positivamente não gostamos de lhe atribuir quando pensamos a seu respeito...

A estranheza se deve ao surgimento de um caráter diferente, algo que hesitamos em atribuir à personalidade egóica ... Se compararmos certos acontecimentos emocionais, podemos facilmente verificar que o mesmo caráter reaparece em cada um deles. Por esta razão, podemos atribuir uma continuidade à personalidade inconsciente e imputar-lhe as intrusões emocionais...

Quando as pessoas estão bem-dispostas não existem muitas oportunidades de ver seu outro lado. Porém, quando observamos um homem tomado de mau humor, vemos uma pessoa diferente. O observador que tem os olhos aguçados e adquiriu uma boa bagagem de experiência prática, começa por descobrir sintomas do homem na mulher e da mulher no homem. Às vezes a mudança é bastante notável; um homem comumente altruísta, generoso, amável e inteligente torna-se uma pessoa de caráter ligeiramente mesquinho, maldosamente egoísta e ilogicamente preconceituosa. Uma mulher com uma disposição geralmente pacífica e bondosa transforma-se numa megera briguenta, obstinada, tacanha. É fácil observar que as mulheres numa idade mais avançada desenvolvem qualidades masculinas: surge o bigode, adquirem uma mente aguda e por vezes obstinada e freqüentemente a voz torna-se mais profunda. Os homens, pelo contrário, transformam-se em velhinhos "adoráveis", doces, bonzinhos, gostam de crianças, são sentimentais e bastante emotivos. Suas formas anatômicas tornam-se arredondadas, interessam-se pela família, vida doméstica, pela genealogia, mexericos etc. Não é nada raro que a esposa tome para si a responsabilidade dos negócios na vida madura, enquanto o marido represente um papel meramente auxiliar...

Se porventura estudarem esta experiência universal com a devida atenção e considerarem o "outro lado" como um traço de caráter, formarão um quadro que mostra o que eu quero dizer com *anima*, o lado feminino do homem, e *animus*, o lado masculino da mulher.

Pode parecer ao leitor que minha descrição da sombra não se diferencie marcadamente do meu quadro da *anima*. Isto se deve ao fato de que falei somente dos aspectos imediatos e superficiais destas figuras.

É, no entanto, este "aspecto imediato e superficial" no qual a sombra está ainda ligada ao impulso psíquico contra-sexual com o qual lidamos na fenomenologia da *Sepia*. Se usarmos a terminologia de Jung, a "sombra" representa o *alter ego* (mais) escuro do ser humano, ou seja, a parte inferior, inaceitável, não-desenvolvida ou reprimida do seu ser. Encontrou sua representação simbólica na figura de Satã, o diabo, o seu "lado escuro", o espírito ou demônio do mal, o Caliban de Shakespeare etc.

Este *doublé* escuro é produzido concretamente pela "erupção emocional" da lula. A *anima* ou *animus* com o qual a sombra aparece unida neste aspecto imediato superficial é o impulso psíquico heterossexual. Jung enfatiza o fato de que o aspecto impulsionador e liderador da personalidade da vida psíquica inconsciente de todo o ser traz as marcas do caráter do sexo oposto; dentro do inconsciente, (ele) realiza a função que é a de equilibrar e complementar a atitude consciente manifestada.

As citações que se seguem tiradas da literatura analítica[14, 15] podem ser úteis para melhor compreensão do assunto:

> A figura arquetípica da imagem da alma representa a respectiva porção contra-sexual da psique, mostrando em parte como é constituída a nossa relação pessoal com a mesma, em parte o precipitado de toda a experiência humana referente ao sexo oposto... A imagem da alma é um complexo funcional constituído mais ou menos firmemente, e a incapacidade de distingui-lo do nosso *self* leva a fenômenos como o do homem mal-humorado, dominado por seus impulsos femininos, governado por suas emoções, ou o da mulher, obcecada pelo *animus*, racionalizando tudo, sabendo mais que os outros e que reage de maneira masculinizada, não instintivamente.
>
> Sentimos por vezes uma vontade que nós é estranha, que faz o oposto do que nós mesmos faríamos ou aprovaríamos. Essa outra vontade, contudo, não representa necessariamente o mal; pode fazer o bem e ser vivenciada como um ser superior que oriente e inspire, como um espírito guardião ou gênio no sentido do *daimon* socrático.
>
> Do mesmo modo que a *anima* não é meramente o símbolo e a expressão da "serpente", dos perigos e dos impulsos aguardando a oportunidade de sedução na escuridão do inconsciente, porém significa, ao mesmo tempo, a luz e o guia inspirador, conduzindo-o para a frente, não para baixo, também o *animus* não é apenas o "demônio das opiniões", o que renega toda a lógica, mas é também um ser produtivo e criativo, embora não na forma de produtividade masculina mas como trabalho frutífero, como o *logos spermatikos*. Do mesmo modo que o homem traz à luz o seu trabalho a partir de sua feminilidade interior como um todo arredondado, tornando-se a *anima* sua musa inspiradora, assim também a masculinidade da mulher faz surgir freqüentemente germes criativos capazes de fertilizar o feminino contido no homem... Se a mulher tiver consciência disso, se ela souber lidar com seu inconsciente e permitir ser guiada pela sua voz interior, dela dependerá em grande parte ser a *femme inspiratrice*, ou então alguém carregado de princípios, que sempre quer ter a última palavra, tornar-se a Beatriz ou a Xantipa do homem.

O que pode significar essa combinação de "sombra" com o *animus* ou a *anima*? Quando não aprovamos certas qualidades que possuímos, o resultado é quase sempre a repressão em vez de uma aceitação paciente do nosso lado obscuro: transformá-las e sobrepormos a elas gradualmente, dando continuidade às qualidades positivas subdesenvolvidas.

Em virtude da repressão, as qualidades negativas persistem e continuam no subconsciente como a sombra; elas podem distorcer e envenenar a vida psíquica inconsciente, unindo-se e subjugando a personalidade heterossexual complementar que está destinada a ser a força principal da psique em sua evolução. O *animus* ou *anima*, que poderia ser um impulso criativo, transforma-se numa força obsessiva, um demônio tentador e sedutor quando "contaminado" pela sombra. Na mitologia, esse processo psíquico aparece como a queda de Lúcifer do céu para o fundo da terra (o inconsciente). O anjo da luz (o consciente, *Phospor*), em virtude do seu desafio e revolta contra a evolução do ser humano,[16] é transformado no príncipe das trevas (o inconsciente) e daí em diante, como Satã, o adversário e sedutor, governa o fogo e o enxofre (*Sulphur: sol* = sol, *ferre* = carregar, significa na realidade as forças acorrentadas do sol no interior da terra nas atividades vulcânicas, depósitos de carvão etc.). Assim, o inferno, o reino do *Sulphur*, é o submundo inconsciente da psique[17] que quase sempre é governado, não pelo sol do nosso ser superior,[18] mas por aquela parte de nossa personalidade que, em vez de ter oportunidade de dar expressão e evolução a seus problemas, é objeto de escárnio e repressão. A expressão psicológica da erupção da "parte escura" da *Sepia* é, portanto, o fator psíquico heterossexual complementar, o qual em vista de sua supressão toma a si um caráter escuro; unida à sombra, aparece como uma qualidade negativa e demoníaca.*

Sendo que, conforme descrito acima, a tendência repressiva da *Sepia* é dirigida particularmente contra o caráter feminino, essa dificuldade particular será encontrada mais freqüentemente em mulheres com certa tendência masculina, este fato é completamente comprovado pela experiência clínica. É de se esperar, também, um estreito relacionamento com o *Sulphur* em vista da análise anterior quanto à sua correlação psíquica.

Como se a natureza desejasse resumir as duas principais direções do problema *Sepia*, isto é, em direção ao feminino em si, conforme representado pela concha da ostra (*Calcium carbonicum*), e em direção da expressão psicológica, conforme simbolizado pelo temperamento diabólico de Satã (*Sulphur*), os sais de cálcio e do *Sul-*

---

* A qualidade peculiar do demônio da tentação e da sedução que surge nas roupagens do sexo oposto encontra-se expressa na forma de entidades psicológicas, no súcubo e íncubo da Idade Média.

phur aparecem como os dois principais componentes da melanina que produz as nuvens de *Sepia*.[20, 21] Sendo a melanina um produto intermediário de formação adrenalínica, somos levados a procurar o aspecto fisiológico das manifestações psicológicas acima nas desordens do sistema adrenal. A endocrinologia confirma nossa hipótese e nos fornece a chave para a compreensão dos aspectos físicos correlatos da patologia.

É aceito que o sexo é determinado pela preponderância de gens masculinos ou femininos nos cromossomos combinados do esperma e do óvulo após a fertilização; portanto, mesmo biologicamente, toda pessoa possui elementos do sexo oposto. Até mesmo os hormônios dos ovários e dos testículos não são considerados completamente específicos quanto ao sexo, sendo apenas estimuladores de um caráter sexual preexistente, que é determinado pela estrutura dos cromossomos. O sexo é determinado pela personalidade total. As gônadas apenas executam ou o acentuam.[22] Enquanto as gônadas protegem e intensificam a disposição preponderante, as glândulas adrenais, por outro lado, promovem o caráter sexual oposto, oculto. A condição clínica chamada de inter-renalismo (tumores córtico-adrenais) tende a produzir a feminilização no homem e a masculinização na mulher. Todavia, a estrutura genética feminina é aparentemente mais suscetível a essa transmutação que a masculina, já que esta transformação do caráter sexual é mais freqüente nas mulheres que nos homens.[23] Isto está de acordo com o nosso resultado da interpretação psicológica do símbolo de que a revolta da *Sepia* é contra o caráter feminino. Clinicamente também encontramos ser a *Sepia* um medicamento indicado com mais freqüência para mulheres do que para os homens.

Enquanto um hiperadrenalismo de um grau subclínico moderado é provavelmente subjacente às características heterossexuais e à agressividade do caráter *Sepia* (adrenal como a "glândula da agressão"), a hipofunção das adrenais provoca astenia, ptose generalizada, neurastenia, hipotensão e hiperpigmentação (melanose). Esses aspectos mais característicos do paciente de *Sepia* são manifestações mais suaves do que patologicamente aparece na doença do Addison.

O princípio formativo dinâmico que fundamenta a totalidade unitária da *Sepia* revela-se, assim, como não sendo basicamente uniforme, porém de grande complexidade e caracterizado por tensões internas e contradições. Sua sintomatologia mental e física resulta da participação naquilo que denominamos de esfera da criatividade (ostra, *Calcarea*, feminilidade) e luz (luminiscência, como o *Phosphor*) e da peculiar antítese dinâmica da sombra e da escuridão,

112

ligando-a à esfera do *Sulphur*, bem como aos complexos da personalidade heterossexual e àquilo que chamamos de "protesto masculino".

Podemos agora explicar com mais detalhes a sintomatologia resultante das provas.[24]

Os sintomas mentais são frutos do ressentimento ou da repressão da função sexual e da erupção da personalidade inconsciente, o amálgama do *animus* e da sombra. O estado de "estar fora de si" é complementado pela hipersensibilidade da perturbação do dinamismo da luz, semelhante ao estado encontrado no *Phosphor*.[25]

A matéria médica descreve os pacientes de *Sepia* como extremamente *passionais, irritáveis, histéricos, chorões e cheios de autopiedade; odiosos, antagonísticos, críticos; só se sentem felizes quando aborrecem alguém, especialmente aqueles que mais amam; irritamse com coisas insignificantes; tristes num momento e gentis e compreensivos no outro; incapazes de dar amor e afeto; têm aversão ao sexo oposto; gananciosos, avarentos e egoístas; não toleram oposição; hipersensíveis, ofendem-se facilmente; cheios de ansiedades e medos (escuridão, doenças, desgraças, estar a sós)*. Como o *Phosphor*, têm estados de devaneio, êxtase e são sonhadores. O impulso pela individualidade e auto-expressão que se encontra na base da atitude contraditória expressa-se através da *aversão a demonstrações de piedade e consolo, à companhia de outros* e, nos casos extremos de separatividade, sentem aversão até mesmo *aos seus familiares (marido, filhos)* e *àqueles que mais amam*.

Quanto aos sintomas físicos, focalizaremos primeiro aqueles que são motivados pelo distúrbio do equilíbrio luz-escuridão, manifestando-se através das adrenais. A influência da disfunção adrenal sobre a pigmentação nos processos de envelhecimento fornece um aspecto externo típico do paciente de *Sepia*: *fibras rígidas, tez amarelada, sardas amarelas, perda de cabelo, prematuramente grisalho e envelhecido*. A cor do cabelo, em especial, tende a tons inesperados e pouco comuns nos tipos adrenais, como por exemplo: louros em italianos ou pretos em noruegueses e freqüentemente ruivos.[26] Explica-se assim o fato de diferentes autores (na literatura homeopática) descreverem o paciente "típico" de *Sepia* como tendo *cabelos escuros, ruivos ou louros*. É provável que cada autor tenha se impressionado, no seu caso, pela particularidade pouco comum da cor dos cabelos que descreveu como típica.

Os sintomas do hipoadrenalismo são: *adinamia, indiferença, indolência e depressão melancólica* que surgem na *Sepia* com a exaustão da vitalidade e o cansaço. Pertencem à mesma categoria: *a incapacidade de concentração mental, tonturas e fraquezas*. No hipoadrenalismo o tônus muscular geral é reduzido, resultando em hipotensão constitucional e *ptose generalizada* (*piora ao estar em pé, levantando peso; urina involuntária ao tossir; dor lombar, prolapso etc.*).

A hiperfunção das adrenais com sua tendência heterossexual combina com a perturbação da esfera sexual que é a expressão da atitude antifeminina. Portanto, os pacientes de *Sepia* são freqüentemente *mulheres masculinizadas, de pélvis estreita, excesso de pêlos no corpo, tendência à barba e bigode e voz profunda.* Os homens que necessitam de *Sepia* são, em geral, muitos secos, rígidos e endurecidos; são, menos freqüentemente, do tipo efeminado, como da *Pulsatilla.* Como a negação do papel feminino se estende até incluir a recusa do papel de mãe, encontramos a *homossexualidade, frigidez sexual, aversão ao sexo oposto e ao marido e filhos.* O largo espectro de desordens genitais que inclui quase todo e qualquer distúrbio da menstruação, coabitação, gravidez e parto, com seus efeitos posteriores, não necessita de elaboração mais detalhada. Com a agravação que ocorre a cada 28 dias, reconhecemos prontamente o ritmo do ciclo estrogênico.

A participação da *Sepia* na família *Calcarea*-ostra se expressa numa tendência à amorfalidade e à falta de resistência. O paciente fica *inchado, flácido, lento e indolente,* com *disposição lânguida, plácida, suave, fácil e até preguiçosa, incapaz de qualquer esforço;* tipos "linfáticos", "escrofulosos", ou, como são agora chamados, sofrendo de diátese alérgica, exudativa, com tendência à *asma, febre de feno, urticária, alergias a alimentos* (*piora com morangos, leite*); *sensibilidade ao frio; sem resistência a resfriados e infecções venéreas.*

Novamente, a antítese do princípio tranqüilo da *Calcarea* verifica-se na intranqüilidade geral, quase obsessiva e *apresentando melhora com movimentação vigorosa,* e o *eretismo geral* com *radiações de calor.* Também a exagerada tendência à *espasticidade* com *globus* e sensações de uma "*bola*" em várias partes é explicada pela supressão dos impulsos psíquicos e sexuais.

Junto com o *Phosphor,* o portador da luz, a *Sepia* partilha do *agravamento à tarde, ao anoitecer e antes de tempestades; ambos têm ainda o medo de estar sós, apresentam melhora com alimentos e bebidas frias e têm afinidade com o lado esquerdo* (inconsciente); *apresentam também falta de resistência* e tendência à anemia.

Como o *Phospor* e o *Sulphur,* existe uma *hipersensibilidade a odores e um desejo por comidas estimulantes.*

Vale a pena notar as sutis diferenças das nuanças nos casos de hipersensibilidade acima, porquanto foram esclarecedoras quanto à universalidade da idéia formativa inerente à metamorfose da personalidade da droga.

A hipersensibilidade do *Sulphur* é contra os odores do corpo, resultante de uma falha do metabolismo do corpo e do calor; a do *Phosphor* é contra os odores das flores e dos perfumes, ou seja, dos produtos finais dos processos metabólicos de luz, sem calor, das plantas. Na realidade, o odor das flores que promove a polinização, atraindo os insetos, corresponde ao odor do corpo dos animais, o qual realiza um papel igualmente atraente como odor sexual (veja-se o papel dos perfumes e das flores em namoros e romances). Ao comer e digerir, a substância da planta é transferida para a substância do animal. Portanto, comer e digerir (como também cozinhar) são processos pré-digestivos, que transportam a planta (luz) ao metabolismo do animal (calor). A *Sepia*, que integra a luz do *Phosphor* com o fogo da escuridão do *Sulphur*, é *hipersensível a odores de comida*.

Encontramos uma situação semelhante no que diz respeito às preferências por alimentos. As comidas muito temperadas e condimentadas que o *Sulphur* deseja são chamadas, comumente, de alimentos ''quentes''; predominam nos climas quentes do Sul, onde as pessoas também têm temperamentos ''quentes''. O efeito estimulante de seus óleos etéricos ocorre principalmente sobre os processos digestivos. A comida salgada desejada pelo *Phosphor* acorda a mente e a consciência (arenques salgados para curar a ressaca; o provérbio ''Tomar com uma pitada de sal'' significa ponderar cuidadosamente). As comidas salgadas são predominantes nos países mais ponderados e intelectualizados do Norte. Em comparação, o gosto azedo desejado pela *Sepia* é de natureza mais emocional (compare com ''cara azeda'' e o dito alemão: ''azedá-lo'', que significa mexer com os sentimentos).

O estado de ptose generalizado se faz notar, até um certo ponto, por uma desaceleração da circulação *venosa abdominal*. Temos a *pletora com congestão pélvica e do sistema portal*, que resulta numa *tendência a hemorróidas e varizes; desordens biliares e dispépticas com hipersensibilidade às gorduras e intolerância à pressão das roupas*, especialmente em torno da cintura. Os efeitos sistêmicos da estase *hepática* são as *desordens reumáticas e gotosas com a urina grossa e ofensiva*, característica de alta gravidade específica com *sedimentação vermelha aderente* (provavelmente fosfatos e ácido úrico).

Tendo em vista que a força da gravidade aumenta o congestionamento venoso, *a posição em pé agrava*, enquanto a posição deitada dá um relativo alívio. Por outro lado, já que o exercício estimula a circulação enquanto o descanso encoraja a estase, verificam-se também as modalidades opostas de melhora com *exercício vigoroso* e piora *com descanso* e *durante e após o sono.*

A estase venosa geral, com oxidação e eliminação incompleta, é partilhada pela *Sepia* com o *Sulphur* complementar. Dessa forma, o *desejo de ar fresco e a falta de calor vital* (insuficiente produção de calor compensatório pelo metabolismo), assim como as perturbações da função da pele manifestando-se através de *aumento da transpiração* e um largo leque de desordens dermatológicas podem ser atribuídas à modalidade *Sulphur* de *piora ao lavar e banhar-se* (fogo e água não se misturam).

Os sintomas respiratórios são também de uma natureza predominantemente congestiva em resultado da estase (*pleurite hipostásica, tosse que vem aparentemente do estômago com gosto de ovo, piora ao anoitecer e à noite, após o sono, melhora com movimentação rápida*). A *diátese* tubercular é parte do dinamismo da *Calcarea* e do *Phosphor*, inerente na *Sepia.*

A técnica utilizada para a interpretação da patogênese de uma droga é, em muitos aspectos, semelhante à maneira pela qual a psicologia analítica desvenda o contexto simbólico do material inconsciente do paciente, encontrado nos sonhos, visões e associações. Ao sermos bem-sucedidos na "análise" de um medicamento, damos suporte à hipótese da provável existência de uma entidade básica subjacente aos diferentes níveis de manifestação na formação de símbolos, na evolução morfológica e psicológica, assim como na biológica. O espírito criativo na natureza, bem como no homem, expressa-se através da metamorfose dos arquétipos básicos.

"No fato de aquilo que é de um conceito semelhante possa parecer como tal ou semelhante em suas manifestações, mesmo que totalmente diferente ou dessemelhante, nisto reside a mutabilidade constante da vida da natureza."[27]

---

[1] Jung, C.G., *Collected Works* 12, *Psychology and Alchemy*, NY, 1953, pp. 170-71.
[2] _____, pp. 84, 147.
[3] _____, pp. 170-71, 225-28.
[4] _____, pp. 143 ss.
[5] Wilhelm Reich, *The Function of the Orgasm,* Nova York, Orgone Institute Press, 1942, pp. 232, 240 ss., 257, 269.

[6]Edward Whitmont, "Natrum muriaticum", *The Homeopathic Recorder,* LXIII:5:188 ss., nov. de 1947.

[7]David Tomtsett, Sepia, *Publ. Liverpool Marine Biolog. Committee, Memories,* n° 32, Liverpool, University Press, set. de 1939, pp. 144, 145.

[8]William Gutman, Sepia, *Journal of the American Institute of Homeopathy,* 36:12:438 ss., dezembro de 1943.

[9]Karl Dominicus, *Homeop. Arzneimittelpruefung am Gesunden Menschen mit Sepia,* Paderborn, Bonifaciusdruckerei, 1937, p. 11.

[10]Edward Whitmont, Phosphor, *The Homeopathic Recorder,* LXIV:10:258 ss., abril de 1949.

[11]Jung, C.G., *Collected Works* 12, pp. 143 ss.

[12]Edward Whitmont, Towards a Basic Law of Psychic and Somatic Interrelationship, *The Homoepathic Recorder,* LXV:8:202FF, fevereiro de 1950.

[13]Carl G. Jung, *The Integration of the Personality*, Nova York, Toronto, Farrar and Rinehart, Inc., 1939, pp. 18-21. Reorganizado por permissão de Bollingen Foundation, Nova York.

[14]Jolan Jacobi, *The Psychology of Jung,* New Haven, Yale University Press, 1943, pp. 104 ss.

[15]_____, pp. 104 ss.

[16]_____, pp. 190 ss.

[17]*The Apocryphal New Testament,* The Bible of the World, edit. por Rob. Q. Balon, Nova York, The Viking Press, 1939, pp. 1272, 1273.

[18]Jung, C.G., *Collected Works* 12, *Psychology and Alchemy,* N.Y., 1953, pp. 315 ss.

[19]Carl G. Jung, *The Integration of the Personality,* Nova York, Toronto, Farrar and Rinehart, 1939, p. 122.

[20]William Gutman, Sepia, *Journal of the American Institute of Homeopathy,* 36:12:438 ss., dezembro de 1943.

[21]Karl Dominicus, *Homeop. Arzneimittelpruefung am Gesunden Menschen mit Sepia,* Paderborn, Bonifaciusdruckerei, 1937, p. 11.

[22]Julius Bauer, *Constitution and Disease*, Nova York, Grune & Stratton, 1945, pp. 82, 83.

[23]_____, pp. 86, 87.

[24]Os sintomas citados diretamente de experimentações e relacionados na *Materia Medica* (Kent, Hering, Clarke etc.) aparecem grifados. — E.W.

[25]Edward Whitmont, Phosphor, *The Homeopathic Recorder,* LXIV:10:258 ss., abril de 1949.

[26]Louis Berman, *The Glands Regulating Personality,* Nova York, Macmillan, 1928, p. 237.

[27]Johann Wolfgang V. Goethe, *Morphologie,* Stuttgart, Collected Works, J.G. Cotta, ed. 1874, vol. 14, p. 5.

PHOSPHOR

O *Phosphor* na sua forma ativa amarela apresenta um fenômeno que é único entre as substâncias não-radiativas. Ele produz *luz sem calor, independente de qualquer irradiação exógena.* Esta luminiscência não é incidental a uma desintegração das partículas da matéria, *mas sim à síntese de um composto mais complexo, o óxido.* Enquanto os produtos de desintegração da radiatividade são inimigos do funcionamento vital, os produtos da oxidação do *Phosphor* estão mais intimamente relacionados com o processo de vida. Participam ativamente do metabolismo e da estrutura da célula. Ao contrário da radiatividade, a luminiscência do *Phosphor* aparece integrada de forma positiva nos ciclos das funções vitais.

A oxidação do *Phosphor* é, além disso, caracterizada como um processo lento e gradual. A oxidação rápida resulta em perda da luminiscência através do rápido consumo por combustão, enquanto o calor sem oxigênio anula a luminiscência ao converter o *Phosphor* amarelo na forma modificada inativa, vermelha. Portanto, mesmo na sua forma mais elementar, a atividade da luz é distintamente definida como sendo diferente dos processos de calor.

Dentro do organismo vivo, a luminiscência do material ingerido pode ser demonstrada, mesmo após vários dias, pelo processo Mitscherlich, usado na medicina forense. Embora exposto ao tremendo poder oxidante do sangue, o *Phosphor* ainda mantém seu próprio ritmo independente e autônomo dentro do organismo.[1] Temos base para supor que aquilo que é tão prontamente demonstrável no processo grosseiro, material, não seria necessariamente abolido no estado mais sutil da dispersão coloidal, onde ainda nos faltam os meios para a identificação direta. Além disso, o que é um fenômeno físico na substância bruta torna-se uma tendência dinâmica no funcionamento intramolecular potencializado, a base provável do funcionamento vital coordenado.

Surge como hipótese preliminar a existência de um controle autônomo de "luz interna", ou metabolismo, análogo ao controle autônomo do calor interno. Tanto quanto o controle autônomo de calor depende das variações do calor externo, também o controle de nossa "luz interna" pode depender do intercâmbio com a luz externa, e no entanto ter autocontrole em sua própria esfera.*

A fim de testar a validade dessa hipótese, nosso primeiro passo será o de verificarmos o que se conhece sobre o funcionamento da luz em relação à nossa unidade psicossomática.

Podemos notar o interessante fato de que a palavra *Phosphor*, traduzida do grego, significa "portador" ou "condutor de Luz". Sentido idêntico é encontrado na palavra latina *lucifer*; Phosphor-Lucifer é o anjo que se rebelou contra Deus e transmitiu a luz da razão aos homens para que eles também "sejam como os deuses, conhecedores do bem e do mal". (*Gen.* 3:5)

Jung demonstrou que o simbolismo da linguagem, da mitologia e da alquimia expressam um genuíno conhecimento intuitivo inconsciente, o qual, no entanto, é também a dinâmica real da psique e do cosmos. O tesouro da sabedoria inerente a esse material transcende, de longe, as evidências que a nossa lenta e gradual pesquisa consciente foi capaz de reunir. Nada disso precisa ser aceito pelo seu valor objetivo, porém pode indicar direcionamentos à pesquisa, que enriquecerão nosso conhecimento, desde que possamos encontrar evidências comprobatórias. A prática da psicologia analítica tem repetidamente verificado esta evidência em seu próprio campo e no da psicossomática.

O significado simbólico de luz, como princípio de força transcendental, representa o "homem espiritual interior"[2] e as qualidades da *consciência, sabedoria* e *intelecto*.[3, 4] A escuridão representa o reino da psique inconsciente.[5] De especial interesse para nós é o conceito da "luz escura" que aparece numa fonte alquímica e seria análoga àquela atividade da luz interna e invisível do *Phosphor*, postulada por nós. Nessa "luz escura" alquímica podemos descobrir a semelhança com a luz que "brilha na escuridão"; e a escuridão não a compreendeu" (*S. João* 1:5). De fato, nessa fonte alquímica a "luz escura", como luz interior, é identificada com o *monogenes*, que significa o "único gerado",[6] o "Filho do Homem", a "Luz do Mun-

---

* Pode parecer estranho o postulado de um "metabolismo" de luz quando não se pode ver diretamente nenhuma luz dentro do corpo. Entretanto, mesmo esta dificuldade pode ser resolvida em vista das recentes descobertas com respeito ao controle das funções físicas por fenômenos do tipo "radiações" que surgem no organismo. Pode ser apenas a limitação de nossas atuais técnicas que nos impede a "visualização" direta desses fenômenos radiantes. — E.W.

do". Portanto, a luz interior, como entidade mental conceitual, tendo como imagem Lúcifer, o intelecto materialista,[7] desperta o homem de um estado infantil, paradisíaco, de inocência inconsciente e enaltece a si mesmo no "Filho do Homem", para representar o mais alto e sublime princípio de força da consciência universal e pessoal.

Prosseguindo na pesquisa do material simbólico, encontramos o princípio da luz interior como *logos* ou *nous* (inteligência ou consciência), identificado com *pneuma*,[8] no sentido de espírito mas também no de respiração. Assim Adão, a respeito de quem o livro do *Genesis* relata que "Deus inspirou em suas narinas o sopro da vida; e o homem tornou-se um ser vivo" (*Genesis* 2:7), tem o nome de "luz"[9] na filosofia gnóstica, o que indica sua entidade interior espiritual.[10] Lúcifer, o representante do intelecto, é descrito como um espírito do ar.[11]

Outra representação mitológica do portador da luz é Prometeu, que, de acordo com a lenda grega, roubou o fogo dos céus e o entregou aos homens, tendo sido acorrentado por Zeus ao Monte Cáucaso, e um abutre devorava seu fígado diariamente. Prometeu, cujo nome significava literalmente "o que pre-medita", também é chamado de "homem luz" ou "homem interior" na gnose. O abutre que devora seu fígado físico representa o pensamento e o intelectualismo.[13]

No sistema antroposófico de Steiner, o *Phosphor* é comparado às tendências que sublimam, dissolvem e volatilizam, em contraste às tendências concentradoras e cristalizadoras do Sal. Aqui também o *Phosphor* está associado à luz, um princípio dinâmico que se encontra em toda a natureza. Na planta, por exemplo, o Sal representa a raiz; o *Phosphor*, a flor.

Jung também se refere à flor como símbolo do ser espiritual,[14] confirmando assim a uniformidade, em tudo, do significado do símbolo *Phosphor*-luz como a representação da consciência espiritual.

Em resumo, podemos afirmar que o princípio de força chamado *Phosphor está relacionado com a luz espiritual interior, o* insight, *intelecto e controle do ego. Como flor, ele reflete o espírito das esferas, refinando e eterizando.* Como *pneuma*, expressa-se pela respiração, o alento (Homero ainda faz seus heróis pensarem com o seu diafragma), e, como *abutre*, ele destrói o fígado. Já se podem notar as direções principais dos efeitos clínicos do *Phosphor*. Resta verificar se essas inspiradas fantasias podem ser úteis para o entendimento e a estruturação das evidências clínicas e experimentais disponíveis, auxiliando-nos a explicar fatos até aqui inexplicáveis.

Verificaremos agora os efeitos biológicos da luz.

As plantas mantidas na escuridão total não crescem. Uma pequena e insuficiente quantidade de luz produz crescimento excessivamente curvado ou rasteiro; ocorre uma produção excessiva de substância às custas do vigor e da cor (comparar com o crescimento de cogumelos e fungos). Por outro lado, a vegetação das montanhas e dos desertos, expostos a uma superabundância de luz, desenvolvem hastes extremamente curtas, porém firmes (mesmo quando protegidas do vento), com flores de cores bonitas e vivas.

No organismo animal, os órgãos embrionários de crescimento acentuado possuem uma radiosensibilidade aumentada.[15] O crescimento vegetativo puro é sensível à radiação excessiva.

No organismo humano descreve-se o efeito da luz, de uma maneira geral, como vitalizante, fortalecedora, estimulante da percepção e da capacidade de pensar. Finsen enfatiza especialmente o fato de que esse efeito não é meramente psicológico, mas ocorre ao nível bioquímico.[16] Este efeito estimulante é tão profundo e básico que anula o efeito *depressivo dos anestésicos e tóxicos no centro nervoso*. Para induzir anestesia em altas altitudes, é necessária uma maior concentração do anestésico, não somente no ar alveolar (que pode ser decorrente da menor pressão atmosférica), mas também na corrente sangüínea. Torna-se necessário vencer um estado de maior ativação dos centros nervosos. Do mesmo modo, é necessário uma maior concentração de álcool na corrente sangüínea para causar embriaguez.[17] Verifica-se aqui um antagonismo básico entre a luz e o efeito depressivo dos anestésicos e do álcool sobre a consciência. Este antagonismo não está limitado apenas à esfera funcional, afetando também o nível orgânico-fisiológico. O fato de a *luz estabilizar um sistema nervoso superexcitado* aponta na mesma direção (a excitação é semelhante ao efeito primário do álcool e dos anestésicos). O *tônus simpathicus sofre redução* e a *pressão do sangue é diminuída*.[18] Os *distúrbios da tireóide são afetados de maneira favorável*.[19]

Encontra-se também uma analogia entre o aumento do vigor e da firmeza das plantas e os efeitos da luz nos esqueletos. *A luz previne e cura o raquitismo e promove e cicatrização das fraturas ósseas, assim como das feridas em geral.*

Experiências feitas na Suíça indicam uma marcante diferença estatística no tempo necessário à consolidação das fraturas entre pacientes mantidos em quartos bem iluminados e os que ficam em ambientes escuros.[20]

A luz aumenta o teor de cálcio no sangue, estimula a circulação e a atividade motora, tem efeito favorável nas coronárias e aumenta o volume/minuto de sangue no coração. Há ainda um acréscimo no número de eritrócitos.[21]

E, por fim, há um nítido efeito no sistema respiratório. A luz aumenta a ventilação dos pulmões e a profundidade da respiração.[22] A tuberculose pulmonar é afetada favoravelmente por pequeno tempo de exposição, porém extremamente sensível à forte radiação de luz, enquanto a tuberculose não-pulmonar responde bem a qualquer grau de radiação[23] (aqui já podemos notar a estreita semelhança à sensibilidade da dosagem do *Phosphorus*). As infecções respiratórias triviais *desaparecem rapidamente sob a intensa radiação das altas altitudes.*

A luz provoca um *efeito antiinfeccioso geral* que se deve provavelmente ao *aumento da resistência, assim como a uma ação antibacteriana.* Por outro lado, a excessiva radiação provoca uma reação inflamatória local e generalizada, com queda de proteínas e febre.

Resumindo, temos:

1. Um direcionamento mental dos efeitos da luz, ao intensificar e estabilizar as funções da consciência e o seu antagonismo à ação dos anestésicos.

2. Um efeito geral, que regula o crescimento, aumentando a resistência e a vitalidade, assim como a firmeza da estrutura física.

Como vemos, estes dois efeitos, o mental e o geral, são a chave de toda a patologia e determinam os efeitos sobre os órgãos específicos, isto é, os sintomas respiratório, circulatório e locomotor.

Até aqui esta exposição sobre a fisiologia da luz parece concordar surpreendentemente bem com as principais direções sugeridas pelo significado simbólico da luz no sentido de *nous, insight,* e *pneuma, respiração.*

De que modo se relaciona tudo isso com a mais detalhada sintomatologia do *Phosphorus*?

De acordo com nossa hipótese, um estado normal de funcionamento de *Phosphorus* consistiria *numa ação imperturbada da luz interior.* Tendo em vista que uma completa paralisia dessa função, equivalente à escuridão absoluta, seria provavelmente imcompatível com a vida, podemos comparar o distúrbio clínico do *Phosphorus* a um estado de penumbra interior. Como se expressaria esse estado crepuscular?

Em nossa análise, podemos muito bem nos ater à classificação a que chegamos no resumo da patologia da luz:

1. Efeito sobre a consciência em oposição aos efeitos dos anestésicos e das drogas tóxicas.

A gradual ascendência do controle consciente e cerebral representa uma realização relativamente recente na evolução gradual do homem. Quando a plena luz da consciência é enfraquecida, certos impulsos, que são normalmente relegados ao escuro poço do inconsciente, vêm à tona. Ocorre uma recaída em estados anteriores, mais instintivos e imaginários. Reações tais como a clarividência,[24] clariaudiência ou o êxtase podem ocorrer; podem se ver aparições, racionalmente inexplicáveis e conseqüentemente perturbadoras e ameaçadoras ao paciente (noções fantasiosas e imaginárias, visões de rostos com sorrisos sinistros em cada canto, como se algo surgisse rastejando de cada canto etc.).

Quando a fronteira entre a realidade diária e a suposta "irrealidade" do inconsciente enfraquece, quando o inconsciente invade os níveis superiores da realidade consciente, a reação é sempre de medo. *Phosphor* tem medo de estar sozinho, já que a presença de gente ajuda a fortalecer a realidade costumeira contra a invasão dos níveis escuros, temor de que algo possa acontecer, da morte, medo do escuro, do anoitecer, da noite e, caracteristicamente, do crespúsculo, que é a projeção exterior do estado psicológico interior e, conseqüentemente, acentua e agrava o estado psicossomático total.

Entretanto, o quadro clássico do que ocorre quando a luz interior atuante em nossa consciência moral é obscurecida apresenta-se experimentalmente pela observação dos casos de embriaguez e de anestesia. O controle do consciente e do cérebro é afastado e o indivíduo se permite retornar a um estado quase infantil, no qual os instintos têm livre acesso. Observou-se que a luz é diretamente antagônica à ação do álcool e dos anestésicos. Além disso, os sintomas e as alterações orgânicas causados pelos anestésicos alifáticos lipossolúveis (álcool, éter e clorofórmio), que se parecem quanto às suas ações principais,[25] indicam uma notável semelhança à patogênese do *Phosphor* quando consideradas em conjunto. Isto sugere, portanto, a efetiva relevância desse material aos nossos propósitos. (Por uma questão de brevidade, quando não houver diferenciação específica entre o álcool, o éter e o clorofórmio, estes serão considerados simplesmente como anestésicos.) O efeito da embriaguez, que se assemelha também à fase inicial da anestesia, é descrito da seguinte maneira:[26]

> Deprime o sistema nervoso central, especialmente as funções mais elevadas. Estimula, principalmente ao reduzir as funções de controle normais... resultando nas sensações de euforia, conforto e prazer, chegando à exaltação e à vivacidade, descendo depois, através da loquacidade, garrulice e emotividade às reações afetivas ou briguentas, ou ambas; à violência, ao estupor e, por fim, ao coma.

Este padrão é exatamente duplicado na patogênese do *Phosphor*. As provas demonstram uma polaridade de excitação e êxtase, com os controles inibitórios reduzidos, seguido de indiferença, estupor e exaustão. O paciente do *Phosphor* se parece com o devoto de Bacchus, ao ser agradável, simpático, de temperamento sangüíneo, disposição mutável ou briguento e facilmente enraivecido, desejoso de companhia, loquaz, amoroso, entusiasmando-se facilmente, porém não confiável, não perseverante, impressionável e muito suscetível às influências externas, de rápida percepção, fluxo de pensamentos aumentado passando rapidamente em sua mente (fase de estimulação); sujeito a estados com mania de grandeza, caindo contudo rapidamente em exaustão e fadiga (fase depressiva), incapaz de resistir à pressão mental, incapaz de pensar e piorando pelo esforço mental. Torna-se depois hipo-sensível, apático e indiferente, com falhas de memória e concentração, tem aversão ao trabalho, terminando em estupor e coma.

Emocionalmente, a perda das inibições torna-o facilmente excitável; enraivecido, fica fora de si, é veemente, transpira de excitação (como ocorre com o bêbado e o paciente anestesiado); é medroso, covarde, triste, histérico, alternando riso e lágrimas, ou apenas choroso e taciturno, cansado da vida e misantropo.

A perda de inibições resulta na ascendência dos impulsos mais animalescos e indiscriminados: lascivo, desnuda o seu corpo, procura satisfazer os instintos sexuais sem distinção de parceiro, tem manias eróticas, excitamento sexual e falta de pudor.

Obviamente, a semelhança entre o quadro do *Phosphorus* e o da anestesia (discutiremos a esfera somática do último mais adiante) tem implicações terapêuticas. *Mania-a-potu, delirium tremens*, efeitos negativos do éter e do clorofórmio e indicações clínicas do *Phosphorus*.

2. Efeitos no controle do crescimento e na vitalidade e resistência em geral.

A falta de vigor na personalidade mental é paralela a uma perda de vigor na esfera física. Podemos comparar isto com o distúrbio análogo que ocorre com as plantas com insuficiente exposição à luz. Estas plantas denotam crescimento excessivo de hastes longas, curvadas, pálidas e fracas, ou abundante produção de material mole, como se vê em cogumelos e fungos. A privação extrema de luz resulta, naturalmente, em paralisação do crescimento.

A matéria médica do *Phosphorus* relaciona: *constituições fracas, já nasceram doentes, jovens delgados e com crescimento rápido, curvados, má postura, crescimento impedido; meninas cloróticas (pele esverdeada), que crescem muito rapidamente e de repente são tomadas de fraqueza, palidez e pela doença verde* (Kent). A incapacidade de formação de clorofila nas plantas pálidas, sem luz, ou nos cogumelos, tem sua contrapartida na formação deficiente de hemoglobina; lembramos também que a luz aumenta a contagem de células vermelhas. Portanto, a anemia é um achado óbvio num estado de perturbação do funcionamento da luz. Como analogia à falta do efeito vitalizante geral da luz, o estado crepuscular interior do *Phosphorus* possui a *adinamia* típica; *exaustão física e mental, cansaço constante, necessidade de descanso; enfraquecimento fácil pela perda dos fluidos vitais, vazio, sensação de debilidade no tórax* (o tórax, onde se localiza a *pneuma*, sofre particularmente a influência da luz *Phosphorus*) e *falta de calor vital.* A exaustão que se segue à superexcitação mental (vide acima) é aumentada por essa falta de poder de recuperação físico-constitucional. Emagrecimento e marasmo são os estados finais da extrema exaustão física e mental.

A adinamia progressiva é comumente associada à insuficiência das glândulas adrenais e, realmente, o envenenamento pelo *Phosphorus* tem efeito depressivo nas adrenais.[27] Por sua vez, somos levados a presumir que exista um estreito relacionamento das adrenais com o que postulamos com relação ao metabolismo "luz interior", devido ao fato de que as adrenais regulam a formação de melanina, o pigmento escuro da pele, cabelos, retina etc., que é a resposta do organismo à luz. O tipo *Phosphorus*, com sua reduzida atividade de luz e das adrenais, é encontrado mais freqüentemente em pessoas *loiras, cabelos macios* (também o crescimento do cabelo está sob o controle das adrenais) e de *compleição clara.*

O distúrbio adrenal também explica a fraqueza circulatória e cardíaca, com queda de tônus do simpático (a adrenalina é o hormônio do simpático), como também o *desejo por sal* (doses maciças de sal tem tido, às vezes, um efeito favorável na doença de Addison).

Enquanto podemos fazer uma analogia entre os jovens e as plantas supercrescidas e curvadas, percebemos que nos cogumelos ou fungos uma expansão longitudinal já não é mais possível. Em virtude do canal normal de crescimento estar bloqueado, a tendência represada encontra expressão através do crescimento de tumores. Não é por acaso que as células tumorais se assemelham às embrionárias e ambas possuem uma acentuada radiosensibilidade,[28] como expressão de um equilíbrio de luz mais precário. A patogênese do *Phosphorus* inclui *câncer* e *fibrose.*

A personalidade descrita até agora, isenta de firmeza mental e também de força vital, é como uma folha ao vento, uma vítima, praticamente incapaz, sujeita às influências externas e às emoções internas. As provas explicam isto através da *supersensibilidade* a quase qualquer fator externo e interno (por exemplo: luz, ruído, odores, toque, eletricidade, trovoadas, mudanças de tempo, umidade etc.; mente muito impressionável, excitável etc.).

Não encontrando forças dentro de si, deve procurar recarregar suas energias e buscar apoio fora, estando assim sempre dependente e apoiando-se nos outros: deseja estar no meio de gente, tem medo de estar só, deseja e melhora com massagem e mesmerização.

Quando os sintomas se restringem apenas às tendências em potencial, sem as extremas manifestações descritas, o conhecido tipo médico do *Phosphorus* é uma pessoa sociável, simpática e agradável, com temperamento bastante otimista, adaptável, entusiasmada, porém insegura, pouco perseverante, com pouca força de vontade, flutuando ao sabor da correnteza; provavelmente bastante artística, dada a devaneios e romances, é sensível e facilmente influenciável. É alta, esguia, tem tórax estreito, pele clara e transparente, cabelos macios e cílios delicados, esgota-se com facilidade e tem pouca força física e resistência. É supersensível às "vibrações" dos outros e, incidentalmente, também às drogas, tanto na forma bruta como potencializada.

Em suma, é verdadeiramente um ser do tipo flor ou borboleta, vicejante ao sol nas circunstâncias favoráveis, murchando, porém, na escuridão e no frio da adversidade.

Se contrastarmos essa flor do *Phosphorus* com o tipo lento, firme, perseverante, introvertido do *Natrum muriaticum*, que tipifica o Sal alquímico ou o princípio da raiz, teremos um exemplo impressionante do *insight* profundo e intuitivo nos trabalhos secretos da natureza que se expressam através dessa terminologia simbólica.

As "particularidades" restantes, os sintomas relativos aos órgãos específicos originam-se das duas direções principais da luz:

A • O efeito mental sobre a consciência em oposição aos anestésicos resulta a uma ação sobre:
1. os sistemas muscular e nervoso e o metabolismo dos lipóides;
2. o sistema digestivo;
3. a circulação e a respiração;
4. o mecanismo de oxidação.

B • O efeito geral sobre o crescimento, a resistência em geral e o vigor explicam a ação do *Phosphorus* sobre o esqueleto e o metabolismo do cálcio.

A estreita semelhança entre os sintomas mentais do *Phosphorus* e os anestésicos lipossolúveis, os quais, como veremos, são comparáveis por causa dos seus efeitos físicos quase idênticos, significa uma correlação básica fundamental entre eles. Podemos então concluir que aqueles sintomas físicos comuns a ambos expressam as mudanças orgânicas resultantes de um reduzido estado de consciência e controle do ego, o enfraquecido "homem-luz" interior.

1. Os anestésicos paralisam o sistema nervoso central em virtude de sua afinidade lipóide e da sua solubilidade. Aparentemente, como um dos resultados dessa seletiva toxicidade lipóide, ocorre uma infiltração de lipóides e de gorduras em vários órgãos (fígado, coração, músculo etc.).

A afinidade lipóide do *Phosphorus* é bem conhecida: *Phosphorus* aparece no *serum* quase que exclusivamente na forma de fosfolipóides,[29] que são considerados importantes elementos estruturais e funcionais do sistema nervoso. Subseqüentemente à perda de controle dos centros mais elevados, conforme já foi descrito, ocorrerão desordens nervosas orgânicas como resultado do distúrbio metabólico dos lipóides. O fato de ocorrer piora ao levantar encontra explicação no fato de que na posição vertical (acordado) supõe-se que prevalece o controle cerebral consciente, enquanto a posição horizontal corresponde à função dos centros inferiores durante o sono, como também ao nível instintivo animal (com espinha dorsal horizontal). Não é necessário detalhar neste momento os vários sintomas orgânicos nervosos.

O aparelho muscular, pela estreita associação funcional com o nervo e o osso (ver adiante), participará também do distúrbio induzido pelo *Phosphor* (a função muscular depende do ácido fosfórico hexose (*hexose phosphoric acid*) como produto intermediário para seu funcionamento).

A infiltração dos lipóides dos anestésicos é duplicada na degeneração por gorduras do fígado, do coração e de outros órgãos, que ocorre nos casos de envenenamento pelo *Phosphorus*. De especial interesse para nós é um sintoma que consiste na degeneração muscular com infiltração de gordura simultânea, a *pseudo-hipertrofia muscular*, uma importante indicação clínica do *Phosphorus*.

É importante lembrar que o estado infantil é caracterizado por uma relativa abundância de depósitos de gordura. Mental e emocionalmente, a criança, com seu pouco desenvolvido senso de responsabilidade e controle do ego, parece representar um quase fisiológico estado de *Phosphorus*. (Organismos em crescimento são, naturalmente, muito sensíveis às instabilidades do *Phosphorus*, apenas em virtude do seu crescimento.) A tendência aos depósitos de gordura, tanto na criança quanto no alcoólatra, apresenta-se como uma característica somática do estado de espírito despreocupado, infantil. Podemos lembrar o reconhecimento intuitivo desse fato na arte, conforme expresso no imortal Falstaff e nas palavras de César: "Deixai-me rodeado por homens que sejam gordos... (Shakespeare, *Julio César*, Ato 1, Cena II).

2. *Os anestésicos provocam irritação gastrintestinal* (gastrite al-

coólica, náusea e vômitos causados pelo álcool, éter, clorofórmio). O *Phosphorus* mostra uma correspondente tendência irritante semelhante, encabeçando uma longa lista de indicações clínicas nessa esfera. Interessam-nos em especial as modalidades de *desejos por sal* e *condimentos* e o *desejo de tomar água gelada, que será vomitada assim que for aquecida no estômago.* Esses sintomas do *Phosphorus* são também característicos dos distúrbios do beberrão (comer arenques salgados para curar ressaca etc.). Quando estamos de estômago vazio sentimos a cabeça leve e fraqueza. A comida nos restaura. De maneira semelhante, comer contrabalança os efeitos das bebidas, e assim o paciente de *Phosphorus* que sente a cabeça leve *melhora ao comer.*

A semelhança entre a hepatite causada pelo *Phosphorus* e a aguda atrofia do fígado com infiltração de gorduras causadas pelo clorofórmio já foi mencionada. O *Phosphorus* causa cirrose do fígado[30] assemelhando-se assim à cirrose do álcool. Recentemente, esta cirrose alcoólica foi associada a uma deficiência de proteínas: o envenenamento por *Phosphorus*, que leva a uma crescente perda de proteínas devido à sua degradação,[31] comprova até mesmo este detalhe.

O íntimo relacionamento entre a função do fígado, a síntese da vitamina K e a fibrinogênese, mais a influência do distúrbio do equilíbrio do cálcio (ver adiante) explicam a tendência à hemorragia causada pelo *Phosphorus*, que é também duplicada pelo éter.[32]

Os anestésicos causam *hiperglicemia* e *glicosuria*.[33] O mesmo ocorre com o *Phosphorus*, ao inibir a síntese do glicogênio no fígado.[34] A diabete ocorre com freqüência em tipos constitucionais que parecem não estar firmemente enraizados em si mesmos, sendo do tipo sonhador, frágil, muito suscetível ao efeito desintegrador dos choques emocionais que tão freqüentemente são causadores desse mal.

Dessa maneira o efeito metabólico geral se enquadra no padrão do homem com perturbações ou, se usarmos nossa figura simbólica do "homem-luz" acorrentado, que sofre as investidas diárias do abutre para destruir-lhe o fígado.

3. Os anestésicos prejudicam os aparelhos respiratório e circulatório: bronquite, pneumonia de éter, parada cardíaca causada por clorofórmio, gordura no coração provocada pelo álcool, alcoolismo crônico predispondo à pneumonia.[35] Do mesmo modo, o *Phosphorus* é um dos mais notáveis remédios para essas mesmas condições. A posição suprema da esfera respiratória e, até certo ponto, da esfera circulatória dentro da patogênese do *Phosphorus* e dos anestésicos chama nossa atenção novamente à equivalência do *nous* e *pneuma*, cé-

rebro e respiração. No entanto, como exatamente nossa consciência se refletiria em nossa respiração física? Já que a pergunta nunca foi formulada em nenhum trabalho de pesquisa, dispomos apenas de uns poucos fatos para tentar respondê-la. A respiração e o pulso diferem durante o sono e a vigília, mas também durante um estado de atenção forçada. A superventilação forçada produz tetania, que não é diferente dos estados convulsivos causados por *overdoses* de estimulantes (tetrazol). *É sabido que a respiração e seu controle afetam a consciência.*

Respiração e circulação surgem como funções ativas no momento da evolução, que é caracterizada pela transição da planta sem alma que apenas vive ao animal perceptivo. A respiração parece estar mais próxima ao nosso funcionamento consciente que a circulação, que responde mais aos impulsos emocionais (todos os músculos respiratórios estão sujeitos à inervação voluntária). Isso está de acordo com o fato de que no desenvolvimento das espécies, assim como no do indivíduo (a lei biogenética), a circulação é estabelecida muito antes da presença da respiração pulmonar. Na realidade, a respiração pulmonar parece estar relacionada a um *nível relativamente mais avançado de desenvolvimento mental* no plano evolucionário.

Observou-se que a luz que intensifica a consciência também reforça o sistema respiratório.

Não encontramos ainda uma explicação satisfatória para isso. Todavia, estes fatos podem tornar-nos mais abertos para considerarmos seriamente a possibilidade de futuras pesquisas sobre a associação da mente com a respiração, onde *nous* e *pneuma* seriam como duas fases da metamorfose do princípio da luz.

4. Os anestésicos diminuem o consumo de oxigênio das células dos tecidos, sobrevindo o envenenamento que resulta na morte por falta de oxigênio. O *Phosphorus* parece exercer um efeito equilibrador ou suavemente estimulante sobre a oxidação celular, análogo à lenta, porém constante, oxidação *in vitro*, que mantém sua luminiscência (doses maiores paralisam, mas doses pequenas de *Phosphorus* estimulam a oxidação celular).[36] Uma ponte é lançada sobre o perturbado processo de crescimento em vista do fato de que o tecido tumoral caracteriza-se pela diminuição da respiração celular. O *Phosphorus*, que tem ação curativa nos casos de tumores, mudaria a respiração anaeróbia das células tumorais novamente para a respiração aeróbia normal.

É possível que exista uma correlação entre este tipo anaeróbio de metabolismo celular e o aumento da deficiência protéica, que é comum nas doses tóxicas de luz, anestésicos e *Phosphorus*.[37] À medida que a corrente sangüínea fica sobrecarregada de produtos tóxicos metabólicos intermediários, há a tendência de surgirem febres, infecções e estados sépticos. A perda de proteínas resulta nos sintomas clínicos de emagrecimento. O estado constitucional desse tipo mais permanente e crônico é conhecido nas condições tísicas ou tuberculosas.

5. É um fato muito revelador que o éter e o clorofórmio apressam o florescimento.[38] Uma ação estimulante revela sua afinidade seletiva apenas com a parte da planta que é a flor. Conforme descrevemos anteriormente, o termo alquímico *Phosphor* refere-se à tendência eterizante expressa na flor; na caracterização que fizemos da personalidade do *Phosphor*, comparamos esta personalidade a uma flor ou a uma borboleta por causa de seu excessivo refinamento e leveza. De toda a planta, a parte da flor é a que mostra a maior dependência da luz conforme revela sua resposta nas cores. Além disso, a flor, quando intensamente perfumada, mostra ela mesma uma tendência narcótica, causando um leve entorpecimento na mente e estimulando os instintos sexuais. Caracteristicamente, o paciente de *Phosphorus* é supersensível aos odores das flores e dos perfumes que agravam seu estado ao atingirem nele um ponto de muito fácil reação.

B. O crescimento e a firmeza da estrutura física se refletem na condição da ossatura e, paralelamente, o metabolismo do cálcio mostra uma íntima interdependência fisiológica com o *Phosphorus*.

A luz ativa o ergosterol (que caracteristicamente, também, pertence à família dos lipóides) *existente na Vitamina D, o fator antiraquítico*. A falta de luz causa não apenas raquitismo, mas reduz a resistência a infecções e predispõe à tuberculose. Já nos referimos anteriormente à dependência da luz na recomposição óssea e na cicatrização de feridas. O largo campo de indicações do *Phosphorus* no tratamento das desordens ósseas (raquitismo, osteoporose, osteomielite, tuberculose óssea etc.) não requerem mais explicações.

Entretanto, a natureza da associação do *Calcium* com *Phosphorus* merece nossa atenção. Parece que existe um paralelismo entre a calcificação e a firmeza da estrutura do esqueleto e uma adequada evolução da mente. *A deficiência de Calcium reduz a capacidade da atividade mental e, experimentalmente, causa debilidade mental*. Nas regiões que apresentam osteomalácia endêmica, há uma incidência mais alta de desordens mentais durante a gravidez, a qual aumenta grandemente a deficiência de *Calcium*, elevando o número de casos de osteoporose. O fechamento tardio das fontanelas e o raquitismo são freqüentemente associados ao desenvolvimento mental retardado (nesses casos o *Phosphorus*, como o *Calcium*, terá uma *afinidade especial com os ossos do crânio*. A transição da infância para a idade adulta e para a maturidade mental é marcada pelo término da calcificação e o fechamento epifiseal. *O estado pseudo-infantil na velhice tem, novamente, uma tendência a osteoporose.*

Portanto, *a adequada firmeza e integração da estrutura física parecem ser fatores fundamentais sobre os quais o desenvolvimento mental é condicionado.* Torna-se compreensível, portanto, que o princípio — força da luz — encarregado da tarefa de desenvolver o nosso ego, a consciência e a responsabilidade pessoal deve também cuidar da solidificação da estrutura física que será o veículo e o instrumento da nossa mente.

Um tal complexo energético, que abrange as próprias forças da personalidade junto com a capacidade regeneradora e vital, a resistência às infecções, as funções do fígado e o metabolismo de proteínas, assim como os próprios ossos, não pode deixar de ter uma profunda influência sobre a própria essência da nossa vida, o sangue. A luz faz aumentar os glóbulos vermelhos, enquanto a radiação excessiva das ondas mais altas (raios X) perturbam profundamente a medula óssea. A patogênese do *Phosphorus* inclui *anemia*, assim como a *policitemia*, estados *hemorrágicos* e *hemolíticos* e também a *leucemia*.

Antes de encerrarmos, devemos considerar mais uma importante modalidade geral. A doença do *Phosphorus* apresenta uma concreta tendência seletiva pelo *lado esquerdo*. Sabemos que as funções dos dois lados diferentes têm profunda interligação com problemas da personalidade total (problemas mentais dos canhotos) e a ação dos centros do cérebro.

Para um indivíduo destro mediano, todo o lado direito do seu corpo está sob controle nervoso muito mais consciente, inervado que é pelo hemisfério cerebral esquerdo, conhecido como o lado mais racional e intelectual.

A realidade maior desse fato é confirmada pela interpretação analítica do símbolo e encontra sua expressão até na compreensão intuitiva da nossa linguagem.

A esquerda simboliza o inconsciente,[40] é o lado sinistro (latim: *sinistra* = o mal ameaçador). O oposto é o "direito" (bom, correto) porque representa as nossas ações conscientes.

Tendo em vista que o palco das nossas atividades é também o campo de batalha onde recebemos nossos ferimentos (muitas vezes auto-infligidos), o lado mais ativo parece ser também o lado mais passível às patologias. Desse modo, a doença que emerge da totalidade psicossomática de um tipo *Lycopodium*, superintelectualizado e superconsciente, apresenta-se no lado direito, enquanto o doente *Phosphorus*, que reverteu aos níveis mais instintivos do inconsciente em suas expressões psicológicas, apresenta patologias do lado esquerdo.

Baseados na hipótese da existência de um controle autônomo interno da luz ou de um metabolismo da luz, dispusemo-nos a investigar o material disponível em sua relação à patogênese do *Phosphorus*. A interpretação dos elementos simbólicos, conforme apresentados na psicologia analítica de Jung, sugeriu-nos procurar nesse material a expressão de uma metamorfose do princípio dinâmico da luz, manifestado nas forças da personalidade superior através do intelecto e da respiração, até as funções do fígado e dos órgãos do metabolismo. Forneceu-nos também a referência na qual enquadramos nossas evidências materiais. Grande parte do material até agora desconexo referente aos sintomas mentais, físicos e suas modalidades, junto com os aspectos experimentais, toxicológicos e clínicos, revelou uma coerência lógica mostrando-se parte de um padrão básico, imanente. Pelas evidências circunstanciais, também confirmamos o provável acerto da nossa suposição quanto ao equilíbrio autônomo interior da luz, assim como ao grande valor informativo do material simbólico analítico.

---

[1]Hugo P.F. Schultz, *Vorlesungen ueber Wirkung und Anwedung der unorganischen Arzneistoffe fuer Aertze und Studierende*, Berlim, Karl F. Mang, 1939, pp. 125-6.

[2]Jung, C.G., *Collected Works 12, Psychology and Alchemy*, NY, 1953, pp. 346-56.

[3]_____, pp. 177-78, pp. 306-07.

[4]*CW* 13, *Alchemical Studies*, Princeton, 1967, p. 126.

[5]*CW* 12, pp. 315-17.

[6]_____, p. 105.

[7]_____, pp. 87-8.

[8]_____, p. 289.

[9]_____, p. 350.

[10]_____, p. 356.

[11]_____, p. 88.

[12]_____, pp. 350-52, 356.

[13]_____, pp. 66, 128, 160-61, 193.

[14]_____, p. 147.

[15]W. Hausman, *Lichtbiologie und Lichtpathologie*, Urban und Schwarzenberg, 1925, Sonderabdruck aus Lehrbuch der Strahlentherapie, vol. 1, p. 631.

[16]N.R. Finsen, *Die Bedutung der chemischen Strahlen des Lichtes*, Leipzig, Vogel, 1899, pp. 58-64.

[17]A. Lowey, *Die therapeutische Bedeutung des Hohenklimas*, Transactions of the 7th Sportarztetagung in Meunchen, 1930, p. 62.

[18]*CW* 12, p. 289.

[19]A. Lowey, *op. cit.*, p. 67.

[20]_____, p. 64.

[21]W. Hausman, *op. cit.*, p. 675.

[22]_____, p. 671.

[23]A. Lowey, *op. cit.*, p. 66.

[24]Os sintomas diretamente extraídos da Matéria Médica Homeopática estão grifados.

[25]Torald Sollman, *Manual of Pharmacology*, Filadélfia, W.B. Saunders Co., 1948, p. 603.

[26]_____, p. 607.

[27]Otto Leeser, *Textbook of Homeopathic Materia Medica, Inorganic Medicinal Substances* (citando Neubauer e Porges), Filadélfia, Boericke e Tafel, 1935, p. 300.

[28]W. Hausman, *Lichtbiologie und Lichtpathologie*, Urban and Schwarzenberg, 1925, Sonderabdruck aus Lehrbuch der Strahlentherapie, vol. 1, p. 631.

[29]Torald Sollman, *op. cit.*, p. 646.

[30]_____, p. 755.

[31]Hugo P.F. Schultz, *op. cit.*, p. 646.

[32]Torald Sollman, *op. cit.*, p. 646.

[33]_____, p. 642.

[34]_____, p. 756.

[35]_____, p. 623.

[36]Otto Leeser, *op. cit.* (citando Nishura), p. 300.

[37]Torald Sollman, *op. cit.*, pp. 618, 756.

[38]_____, p. 645.

[39]Oscar Loew, *Der Kalkbedarf von Menschen und Tier*, Muenchen, Verlag der aertzlichen Rundschau, O. Gmelin, 4.ª ed., 1927, pp. 33, 34.

[40]*CW* 12, pp. 121, 156, 163-64, 166, 177.

CALCAREA E MAGNESIUM — UMA COMPARAÇÃO

A comparação entre os remédios equivale a um diagnóstico diferencial das indicações terapêuticas. Como tal, ele vai ao coração e ao âmago da abordagem homeopática específica. Ao compararmos remédios, na realidade comparamos as respostas e os estados constitucionais das pessoas.

Nossa premissa básica para um diagnóstico diferencial está expresso na formulação de Hahnemann (*Organon*, parágrafo 7): "considerando que a totalidade dos sintomas representa o reflexo externo do quadro da essência interna da doença, deve ser o princípio ou o único meio pelo qual a doença pode informar qual o remédio que ela requer". Este postulado representa uma abordagem terapêutica que insiste em lidar diretamente com os fenômenos percebidos em vez de lidar com abstrações mentais como nossos costumeiros conceitos clínicos ou síndromes de doenças, por mais úteis que eles sejam para classificação teórica.

Um fenômeno (do grego: algo que tornou-se aparente, observável) é direta e imediatamente observável. Por sua vez, uma abstração é algo que foi trabalhado pelo pensamento (e freqüentemente "manipulado" por ele), através do método de abstrair. Abstrair (do latim *abstrahere* = retirar, tirar de) define-se como a retirada de um elemento isolado da ligação ou do contexto em que foi encontrado ou percebido originalmente. Esse contexto original contém também outros elementos, cuja combinação varia de caso para caso de um modo individual. A abstração, portanto, retira os elementos comuns, isto é, os elementos não-individuais, indiferenciados, do fenômeno individual com o propósito de criar denominadores comuns para recordar e classificar. Portanto, a abstração, por definição, acaba com as qualidades individuais e individualizantes. Preocupa-se com quantidades médias estatísticas e fatores comuns não-individuais. Nenhum caso de pneumonia com que deparamos é, na realidade, a pneumonia do livro didático, que é a abstração dos elementos comuns ao maior número possível de pessoas que tenham os pulmões inflamados. Na realidade, cada caso encontrado difere, de uma maneira individual, dessa abstração mental chamada pneumonia, já que nenhum indivíduo "é" a média. Por seu lado, nossa moderna patologia clínica, deliberadamente e por definição, limita-se a lidar somente com abstrações e médias estatísticas. Por uma questão de princípio, essa abordagem rejeita a validade do fato individual, que é sempre singular e único. Hahneman baseou toda sua abordagem sobre o indivíduo único e o quadro individualizado — no fenômeno e não na abstração. Ele segue as pegadas de Paracelsus, que conclamou os médicos (em vão) a se apegarem à natureza e não à especulação, já que "a natureza é aquilo que pode ser visto, porém a especulação (nós usamos o termo abstração) é aquilo que não pode ser visto". No entanto, o que torna alguém um médico é aquilo que se vê e não aquilo que não se vê. O que se vê transmite a verdade. O que não se vê não transmite nada. Tudo que é invisível em nós torna-se visível. Seguese, a partir daí, que não se deve dizer "isto é cólera", "aquilo é melancolia", porém que isto é um estado de arsênico, aquilo é um estado de alumínio" (do livro *Paragranum*).

E, por falar nisso, esta citação de Paracelsus mostra que suas indicações de drogas parecem estar bem de acordo com nossas modernas provas experimentais.

Portanto, na prática, o objetivo do diagnóstico diferencial é a diferenciação dos quadros individuais, e não os conceitos da doença. O conceito da doença fornece-nos meramente uma média de prognósticos e expectativas gerais (certamente muito valiosos), mas não fornece uma maneira prática de auxiliar um determinado caso individual.

Os elementos que distinguem estes quadros são fornecidos pelos sintomas gerais e mentais. Além disso, ao compararmos quadros de doenças com quadros de remédios, totalidade de sintomas com totalidade de sintomas, não criamos apenas classificações constitucionais fundamentalmente novas; na realidade, introduzem-se novos conceitos na fisiologia e na patologia. *Arsenicum*, *Aluminium*, *Calcium*, *Magnesium* não são apenas substâncias. Eles representam, reconhecidamente, campos de energia com qualidades fisiológicas específicas. Sua integração ou desintegração dentro do "todo" do equilíbrio orgânico encontra sua expressão fenomenológica concreta na saúde ou doença; não "é" saúde ou doença. Iniciamos nosso estudo médico tomando em consideração os agentes que curam e não as causas da doença, pois "é a cura que nos indica a doença", diz Paracel-

135

sus bem no início do seu *Volumem Paramirum*. A semelhança da doença que responde terapeuticamente ao *Calcium* é o campo de energia do *Calcium* num estado de preponderância unilateral que desequilibra o todo. Esta declaração é uma simples verbalização do fenômeno estabelecido empiricamente. Na forma de expressar estes fatos, seguimos os métodos da física moderna, que concebe o universo não mais em termos da interação mecanicista das "coisas", porém, em termos de interações dinâmicas de campos de energia — ou seja, padrões de força —, simplesmente palavras, mais modernas para designar a mesma entidade que Hahnemann chamou de forças ou dinâmicas do tipo espiritual. Assim, nossa diferenciação dos medicamentos é uma diferenciação de campos de energia qualitativamente distintos, os quais são os tijolos que formam nossa peculiar natureza humana. O que chamamos de quadros de medicamentos são quadros de pessoas, de estados de personalidade, de vida e de sofrimento. A percepção desses quadros, dentro do que seria de outra forma apenas um emaranhado de fatos desconexos, permite-nos ver uma unicidade que permeia a confusa multiplicidade de sintomas. Fornece, por outro lado, um significado que nos orienta e permite ordenar de forma lógica os sintomas que, sem isso, seriam uma interminável confusão de fatos irrelevantes que teriam de ser absorvidos pela memória de uma maneira mecânica.

Nesse sentido, passaremos à comparação específica de o estado da *Calcarea* com o estado do *Magnesium*, a qualidade do campo de energia da *Calcarea* com o padrão do campo de energia do *Magnesium*.

O próprio ato de comparar e diferenciar duas coisas admite implicitamente sua semelhança básica. No caso da *Calcarea* e do *Magnesium*, essa semelhança básica da ação constitucional tem sido até agora insuficientemente apreciada em nossa matéria médica. Antes de diferenciarmos os dois medicamentos devemos, primeiramente, dedicar alguma atenção aos seus aspectos comuns. Isto se torna ainda mais importante, considerando que muitas das indicações menos conhecidas do *Magnesium* (nossa sintomatologia do *Magnesium* é bastante fragmentada) são simplesmente duplicações das indicações da *Calcarea*. O desconhecimento deste fato fará com que o médico considere apenas a *Calcarea* perante sintomas que na realidade pedem *Magnesium*.

Recordemos em primeiro lugar que o *Calcium* e o *Magnesium* pertencem ao mesmo grupo de elementos de sistemas periódicos; os chamados álcalis da terra incluem o *Calcium*, o *Magnesium, Barium, Strontium*. No equilíbrio eletrolítico das células e dos líquidos dos tecidos, os íons do *Calcium* e do *Magnesium* são sinergéticos e, até certo ponto, mutuamente intercambiáveis. Junto com o *Sodium* e o *Potassium*, o *Calcium* e o *Magnesium* são os quatro principais cátions da solução de Ringer, que substitui o equilíbrio fisiológico do sal nos fluidos do corpo. *Sodium* e *Magnesium* aumentam a irritabilidade dos tecidos, enquanto o *Calcium* e o *Magnesium* a diminuem. O *Sodium* e o *Potassium* não passam prontamente através das membranas da célula; sua ação se passa principalmente nos líquidos dos tecidos. Os álcalis da terra, por sua vez, têm ação centrada em sua atividade nos elementos estruturais formados, que são os próprios tecidos — especialmente músculos e ossos. Eles afetam a permeabilidade das membranas celulares e (no caso do *Calcium*) a coagulação do sangue. Os álcalis da terra estão, assim, funcionalmente ligados de modo especial com a formação, solidificação e ação dos tecidos, enquanto delimitam-se em relação ao meio líquido do qual se originaram. Eles parecem ser construtores do terreno sólido do organismo tanto quanto o são na esfera mineral da terra; eles precipitam e solidificam a formação da camada sedimentar dentro das águas. Em termos gerais, podemos caracterizar tentativamente o efeito do *Calcium* e do *Magnesium* como ocorrendo sobre o crescimento e sobre a organização estrutural, assim como sobre a circulação.

O crescimento e a organização estrutural não incluem apenas os tecidos (especialmente crescimento ósseo), mas também as funções de delimitação e de manutenção dos princípios de forma do próprio corpo contra fatores exógenos ou endógenos que conduziriam à desorganização. Eles abrangem a organização dos líquidos dos tecidos, assim como os mecanismos de defesa contra elementos infecciosos, alergênicos e também contra fatores endógenos — isto é, nervosos e endopsíquicos — que poderiam perturbar o equilíbrio normal.

De modo geral, podemos caracterizar a proteção de qualquer organização funcional contra perturbações externas como se fosse a construção de uma murada. A proteção contra influências perturbadoras internas significa a estabilização. Murar e estabilizar são os termos que melhor caracterizam, de um modo amplo e geral, os padrões de energia da *Calcarea* e do *Magnesium*.

Em termos clínicos, a expressão constitucional de uma perturbação ao nível de fortificação e estabilização é encontrada nos sintomas que caracterizam aquele estado, antigamente designado como escrufulose ou linfadenite e, mais tarde, de diátese exudativa, e hoje é conhecido pelo nome mais pitoresco de tendência alérgica. Um autor irá atribuí-la ao desequilíbrio da química do organismo. De acordo com outro, deve-se a uma desordem do sistema neurovegetativo ou a um desequilíbrio hormonal; e um terceiro poderá descrevê-la como uma desordem psicossomática. E, de fato, todas e qualquer uma dessas explicações são aparentemente corretas e não se excluem mutuamente; se pensarmos apenas em termos de padrões de energia formativos, os quais incluem química, hormônios, entidades psicológicas e nervosas como meios individuais de manifestações qualitativas. Assim, o amplo conceito funcional do *morbus Calcarea* ou do *morbus Magnesium* (usando as palavras de Paracelsus) é uma doença da organização protetora perturbada e do equilíbrio estabilizador, diátese exudativa ou alérgica, com todas as possíveis ramificações de natureza psicológica, simpática, parassimpática, serológica, hormonal e bioquímica que lhe foram atribuídas. É o estado que Hahnemann chamou de *psora*.

Encontramos na *Calcarea* e no *Magnesium* uma tendência a distúrbios de assimilação e crescimento, má nutrição, emagrecimento; além disso, asma, febre de feno, eczemas, urticária e toda sorte de condições alérgicas que afetam a pele e as partes internas, baixa resistência geral e da pele, tendência a resfriados freqüentes, infecções agudas e crônicas, formação de pus, furúnculos, abcessos, má cicatrização e funcionamento da pele, amígdalas e adenóides aumentadas, inflamadas e inchadas. Também são comuns a ambas as substâncias uma diátese reumática geral, tanto na forma crônica como aguda. É típico do estado linfático a aparência macilenta pálida ou amarelada da pele doente, um aspecto comum a ambas as drogas.

Na esfera da circulação, que é a principal expressão do que podemos denominar de equilíbrio estabilizador interno, o distúrbio se expressa em estados congestivos violentos (afetando particularmente a região da cabeça, ondas de calor, febres agudas, transpiração excessiva (pior na cabeça e à noite), sensação de repleção com dores pulsantes, constritivas ou eruptivas, estados clínicos de hemicrania e cólicas biliares; vasoconstrição externa, vasodilatação interna, congestão interna com pele fria e úmida, pulso rápido e fraco, semelhantes a estados de choque. Dentro do aspecto de desequilíbrio circulatório, também podemos classificar as modalidades paradoxais da falta de calor vital e agravamento pelo ar frio e, ainda, a sensação de calor com desejo de tomar bebidas frias e sentir ar frio.

Pelo aspecto químico, a falha das funções estabilizadora e equilibradora resulta numa mudança da concentração do íon de hidrogênio para o lado ácido. Tanto o *Calcium* quanto o *Magnesium* são conhecidos como substâncias tampão alcalinizantes. Uma deficiência nesse equilíbrio funcional explica os sintomas de "gosto azedo" e acidez, como queimação, hiperacidez no estômago; diarréia, suor, pacientes com cheiro azedo, sendo a causa também dos chamados "bebês azedos".

Também se enquadram no âmbito das funções estabilizadoras

e equilibradoras da *Calcarea* e do *Magnesium* as tendências a espasmofilia, tetania, estados clônicos constritivos de calor nos vasos sangüíneos, sistema biliar e nas extremidades, na esfera de seus distúrbios. No nível mental e no da personalidade, a tendência a emparedar e a estabilizar interiormente significa tender para a separatividade e a busca de si mesmo. Enquanto no seu aspecto positivo isto significa independência, no seu aspecto menos favorável, de exagerado unilateralismo, significa retrair-se, tendência à solidão, perda de contato social, teimosia e obstinação, típicos da *Calcarea* e do *Magnesium*. Isso encerra os aspectos comuns. É, porém, nos fatores de diferenciação que a total individualidade de cada droga se torna aparente.

Em nossa busca de algo como uma chave do significado dos fatores individualizantes dos padrões formativos, procuramos fenômenos na natureza que parecem expressar mais caracteristicamente o protótipo da atividade da substância. Nessa imagem podemos verificar o padrão de força que nos dá, como um símbolo orientador, uma compreensão das múltiplas facetas da sintomatologia. No caso da *Calcarea*, encontramos esta imagem nas formações de carbonato de cálcio (giz) e na concha da ostra; no caso do *Magnesium*, é no verde das plantas, a clorofila, e na explosão característica do *Magnesium* semelhante ao clarão de um relâmpago e que tem sido usado nas lâmpadas para *flashes* e anteriormente na confecção de bombas incendiárias. A clorofila, o verde das plantas, o próprio arquétipo do verde que é a vida e renovação, é a enzima que colabora na síntese do amido obtida a partir da água e do dióxido de carbono sob a influência da luz. Podemos dizer que através da clorofila (cuja molécula é formada ao redor do átomo do *Magnesium*), a luz, a água e o ar se condensam em matéria; o *Magnesium* ajuda a sintetizar a matéria. No clarão da explosão do *Magnesium*, por sua vez, a matéria é destruída, gerando-se a luz e calor. Aqui o *Magnesium* representa a destruição da matéria. Entre estes dois pólos — criação e destruição — move-se o eterno e constante fluxo da vida que é a atividade em permanente e contínua evolução e mudança. "Nascimento e morte, um mar eterno, um tecido em mutação, uma vida radiosa" são as palavras que Goethe coloca na boca do "Espírito da Terra". Fazendo justiça à nossa imagem, encontramos uma preponderância de *Magnesium* também na água do mar, a origem e a fonte primordial de toda a vida primitiva e indiferenciada, sempre em movimento nos fluxos das marés e no sobe e desce das ondas.

Em contraste, a imagem símbolo do carbonato de cálcio (giz) e da ostra representam a paralisação, a passividade e a imobilidade, que são a antítese do fluxo constante de atividade da vida.

O carbonato de cálcio consiste de depósitos dos restos de "foraminíferos", isto é, milhões de conchas, restos de pequenos animais marinhos, vida marinha que se paralisou, formando rochedos imóveis. A concha da ostra, da qual é preparada a *Calcarea carbonica*, é o envólucro no qual a flácida e gelatinosa ostra se imobiliza e através do qual se prende a um rochedo. A ostra representa a forma animal que reduziu a atividade ao mínimo possível. Agarrada à rocha, sua única atividade consiste em abrir e fechar sua concha. Portanto, o processo de calcificação representa paralisação, imobilização, formação de conchas, isolamento e firmeza. No organismo humano, além do esqueleto, que para nós simboliza tanto a firmeza, a estabilidade estrutural, quanto a morte, a calcificação ocorre onde o tecido morre, torna-se necrosado e é retirado do processo metabólico. O *Calcium* enrijece as membranas das células, enquanto o *Magnesium* aumenta a sua permeabilidade. O *Calcium* é encontrado na forma de depósito de precipitado nos ossos; o *Magnesium* se encontra na solução ionizada dos tecidos moles, os quais, como elementos ativantes, envolvem o osso passivo, ou seja, os tecidos musculares e nervosos. Além do mais, o *Magnesium* é encontrado em quantidade particularmente elevada no esperma, a própria essência da mobilidade ativa.

Embora sinérgicos com respeito à solidificação, crescimento, equilíbrio e estabilização fora do meio líquido, o *Calcium* e o *Magnesium* são antagônicos entre si na sua pulsação dinâmica dentro do estado por eles estabelecido. Bipartidários em política exterior, se fosse o caso; eles representam a tensão entre o conservadorismo e o radicalismo interno.

O *Magnesium* representa movimento, mudança, pressão, atividade e direção, uma força centrífuga, revigorante, ativa, impulsionante; a vida que é gerada da criação e da destruição, uma influência positiva exteriorizante.

A *Calcarea* é paralisação, passividade, imobilidade, aderência, restrição, fechamento periférico, contido, introvertido, negativo no sentido do princípio receptivo.

Lembramo-nos do princípio da filosofia chinesa, segundo a qual tudo na natureza é baseado no equilíbrio do que é chamado de forças *Yang* e *Yin*. *Yang* é o princípio do que é masculino, quente, impulsionante, ativo, extrovertido, pulsante, simbolizado pelo ouro e pelo sol. *Yin* é o feminino receptivo, fresco, úmido, passivo, quieto, imóvel, simbolizado pela prata e pela terra. A antiga prática da acupuntura que está tendo uma renovada e grande aceitação na Europa é baseada no conceito do *Yin* e *Yang*. Também a moderna psicologia profunda já verificou a solidez deste conceito, pois a vida psíquica pode igualmente ser entendida à luz da tensão polar dos opostos, conforme as qualidades do tipo *Yin* e *Yang*.

Podemos começar a compreender o estado *Calcarea* quando o vemos como uma situação problemática ou de tensão ao nível das forças *Yin*. Esta é uma situação de *stress* que leva a uma preponderância unilateral ou à falência das forças da imobilização, da proteção defensiva, da separação, do emparedamento e da defesa. A estagnação e a paralisação parecem predominar. Por sua vez, com o *Magnesium* o quadro é dominado pela tensão ou pelo problema surgido por demasiado impulsionamento, ativação e tensão. Explosividade, agressividade e violência espástica tendem a prevalecer. Crescimento e estabilidade dependem, naturalmente, do equilíbrio entre os dois lados, em impulsionamento e direção, assim como em proteção e organização; o campo do *Calcium* e do *Magnesium* representa, em seu sinergismo, o inter-relacionamento das forças centrifugamente dinâmicas e centripetamente estáticas.

Podemos ver com nosso olho interno o tipo *Calcarea*-ostra como o de uma pessoa gorda, passiva, fleumática, indolente e complacente conforme descrito na matéria médica. Muitos dos problemas se originam de sua passividade. São muito influenciadas pelo seu ambiente, facilmente afetadas, hipersensíveis ou se colocam na defensiva, isolando-se, a fim de compensar sua falta de capacidade de enfrentar o desafio da iniciativa — tornando-se, assim, teimosas e obstinadas. No aspecto fisiológico essa mesma incapacidade de se defender e a inadaptabilidade em enfrentar desafios, encontramos na forma de hipersensibilidade ao mau tempo, frio, umidade e a falta de vigor e de resistência.

Falta-lhes iniciativa e coragem, são facilmente intimidadas, chorosas, temerosas, apreensivas e deprimidas; o oposto compensatório se manifesta em superexcitação com tendência a condições espásticas.

Nas expressões menos extremadas do tipo *Calcarea* temos simplesmente uma falta de resistência e da capacidade de revidar. Também a atividade e a resistência muscular estão reduzidas.

No lado positivo da escala, essas mesmas qualidades podem tornar as pessoas do tipo *Calcarea* em trabalhadores lentos e conscienciosos, que labutam sem esmorecimento. São parceiros confiáveis, o oposto dos tipos instáveis e imprevisíveis do *Magnesium*; eles se satisfazem em construir pacientemente, colocando penosamente pedra sobre pedra. Sem muita imaginação, eles são mais eficientes quando deixados em paz, permitindo que ajam com independência. Embora freqüentemente bastante sociáveis, podem dar a impressão de obstinados.

Podemos tranqüilamente omitir os demais detalhes da sintomatologia da *Calcarea* que são suficientemente conhecidos, após termos apresentado os fatores básicos característicos. É preferível concentrarmo-nos no menos conhecido, o *Magnesium*.

A personalidade do *Magnesium* se caracteriza por uma atividade além dos limites. Está num estado de constantes e faiscantes irrupções e intermináveis explosões emocionais, com altos e baixos de raiva e depressões assustadoras. O *Magnesium* pode ser considerado entre os remédios da matéria médica como o mais violento, de pior temperamento, o mais instável e também o mais medroso e deprimido. Para efeito de comparação, ele se assemelharia à *Chamomilla*. Contudo, difere dos acessos temperamentais agudos e transitórios da *Chamomilla*. O estado do *Magnesium* é a expressão de um padrão de personalidade constitucional permanente.

Lidamos aqui com pessoas com desequilíbrio e instabilidade emocionais básicos. Elas se acham à mercê de seus impulsos e pressões. Os pacientes são excessivamente sensíveis, histéricos, irritáveis e sujeitos a formas extremadas de tensões emocionais. São totalmente incapazes de controlar suas emoções ou se impor qualquer autodisciplina; sujeitos a violentos acessos de raiva, fúria, ataques temperamentais, são o terror das famílias ou do escritório se estiverem no comando. Cheios de medos e ansiedades, são crianças que gritam ao verem o médico. Podemos recordar que freqüentemente o medo é a reação à nossa própria violência inconsciente e reprimida. São os hipocondríacos, que têm certeza de que qualquer ligeira indisposição é uma doença catastrófica sem esperança de recuperação, com eternas queixas; são patrões violentos e pacientes em estado de exaustão nervosa; porém, são também, na experiência do autor, casos beirando os limites da psicose, marcados pelo medo ou pela depressão. O *Magnesium* mereceria com certeza um julgamento como sendo uma das drogas mais promissoras para pacientes maníaco-depressivos e esquizofrênicos, sempre que os sintomas estiverem de acordo. (Dentro da minha própria experiência, para os casos reais, próximos do psicótico, a indicação mais freqüente era de *Magnes.mur.*)

Freqüentemente, o estado mental é marcado por uma disposição aparentemente tranqüila e controlada. Nesses casos a tempestuosa e sensível violência está oculta sob uma máscara, como lhe dirão os familiares, ou controlada sob uma disciplina imposta por uma grande força de vontade vitoriosa em afastar as violentas emoções para um nível subterrâneo. Essas pessoas, se tiveram a constituição do *Magnesium*, encontrar-se-ão à beira de um colapso nervoso que se lhes abate inesperadamente. Ou então a violência reprimida, privada de sua válvula de escape emocional, se expressará na forma de tempestades fisiológicas equivalentes do sistema nervoso autônomo. Sendo o mais desequilibrado temperamentalmente, o *Magnesium* é também o medicamento mais violentamente espástico e nevrálgico de nossa matéria médica. (Isto se refere a todos os *Magnesias*, não apenas ao fosfato.)

Os espasmos afetam os músculos viscerais, causando, por exemplo, asma dos brônquios, cólicas intestinais, biliares, renais etc.; afetam os vasos sangüíneos na forma de espasmos da retina (distúrbios da visão), tonturas, hemicrania devido à constrição das artérias da região da cabeça e condições coronárias. Por fim, encontramos espasmos nas extremidades com isquemia, sensação de frio, parestesia, anestesia e até mesmo estados de natureza semelhante ao choque, com frio externo, náuseas e suores frios. As nevralgias podem afetar qualquer um dos grupos nervosos e são com freqüência do tipo parestésico.

A seguir vêm as glândulas sem ductos, onde existe o mais íntimo inter-relacionamento com o sistema nervoso autônomo. O estado mental, de impulso explosivo e irrequieto, está melhor refletido na hiperatividade da glândula tireóide. E, de fato, nos testes comprobatórios realizados por Metzger, em Stuttgart, Alemanha, ficou demonstrado um efeito pronunciado tanto sobre a tireóide como também sobre a glândula prostática. Seguindo-se ao *Iodium*, o *Magnesium* é o primeiro e o mais importante medicamento a ser considerado nos estados de hipertireoidismo, bócio tóxico, assim como nos casos de "coração tireóideo". Os sintomas produzidos nas provas foram: inchaço, sensação de pressão e amolecimento, sufocação e sensibilidade à pressão das roupas na área da tireóide e no pescoço e ainda palpitações, taquicardia, pontadas na área do coração.

Nessa tendência ao bócio tóxico, podemos observar novamente a confirmação do relacionamento complementar à *Calcarea*, que produz e cura o bócio fibroso. Também nesse caso, o *Magnesium* representa a pressão superativa *versus* a tendência vagarosa e retensiva da *Calcarea*.

A segunda relação organotrópica de maior importância é para com a glândula prostática, sugerindo que essa glândula, de cuja função conhecemos tão pouco, pode ter talvez algo a ver com o impulso agressivo masculino. Nas provas, pode ocorrer aumento ou redução do impulso sexual; há pressão e pontadas na próstata e nos testículos, piorando após urinar e defecar. Na hipertrofia clínica da próstata, onde nosso arsenal médico deixa ainda muito a desejar, os *Magnesias* estão entre os principais e mais freqüentemente indicados remédios.

Metzger chama atenção para o fato de que numa família com ascendência de tipos de *Magnesium*, encontram-se com freqüência casos de hipertireoidismo que terão, *ipso facto*, uma indicação potencial de *Magnesium*. Ele sugere, portanto, que pode existir uma incidência na família da constituição do *Magnesium* por hereditariedade dominante. Desse modo, quando se tem um caso de *Magnesium* na família, é possível considerar-se as indicações de *Magnesium* para qualquer outro membro desta, o qual, ou não responde ao remédio que se julga indicado, ou não mostra claramente os sintomas para prescrição ou, mais importante, aparenta ser um caso de *Calcarea* na superfície, no entanto não apresenta suficiente progresso com a *Calcarea*.

O *Magnesium*, como o *Calcium*, possui uma diátese reumática. No entanto, onde a *Calcarea* afeta principalmente as articulações, o reumatismo do *Magnesium*, seguindo a caracterização geral, prefere os músculos e os nervos que apresentam estados de contrações espásticos e nevrálgicos.

Outro importante sintoma do *Magnesium* é a intermitência acíclica e a alterabilidade dos sintomas. Sem nenhuma razão aparente, os sintomas mudam, desaparecem e, após algumas semanas, reaparecem novamente.

Em suas modalidades a *Calcarea* e o *Magnesium* apresentam diferenças, já que o último melhora com o andar ao ar livre. O *Magnesium* piora ao andar de carro (enjôo), com doces e gorduras (especialmente *Mag. sulf.*). Os *Magnesius* estão também entre os remédios que têm "mais tonturas". Ambos são friorentos e pioram com o frio.

Tanto os estados da *Calcarea* como os do *Magnesium* são mais tipicamente representados pela sintomatologia dos carbonatos. Visto que a nossa matéria médica enumera uma razoável quantidade de sintomatologia no que diz respeito a detalhes específicos do *Mag. carb.* e *Mag.mur.*, esses detalhes poderão ser estudados posteriormente, não sendo necessário nos referirmos a eles aqui.

Contudo, é conveniente fazer algumas referências com respeito aos fatores de diferenciação entre os vários compostos do *Magnesium*.

O *Magnesium mur.* parece caracterizar-se por uma tendência depressiva particularmente marcante. Instala-se um obscuro abatimento que pode ser temporariamente interrompido por explosões de violência. Visto que o quadro nos lembra o *Natrum mur.* (porém ultrapassa de longe a depressão do *Natrum mur.*), poderemos imaginar se não existe uma certa acentuação de caráter depressivo inerente ao íon do cloreto. O *Magnesium mur.* merece ser lembrado nas condições psiquiátricas.

Também estamos razoavelmente familizarizados com o fosfato. O que não é devidamente levado em conta, entretanto, é o fato de que o *Mag. phos.*, como todos os *Magnesios*, tem um amplo espectro de efeitos constitucionais profundos e prolongados. O tipo de *Magnesio phos.*, como é de se esperar da exposição feita acima, é semelhante ao paciente da *Calcarea phos*. São do mesmo tipo magro, fraco e sensível, com os mesmos problemas nutricionais, psóricos e alérgicos, mais caracterizados porém pela fogosa impulsividade do *Magnesium* do que pela passividade da *Calcarea*. São geralmente pessoas magras, de compleição escura, muito sensíveis, com tendências artísticas ou intelectuais, extremamente nervosas, ativas, irrequietas, espásticas e neuróticas, com cãimbras e cólicas generalizadas; podemos mencionar, principalmente, *angina pectoris*, *chorea paralysis agitans*, mas também neuroses profissionais, como cãimbras provenientes do uso da escrita etc., além de outras indicações bem conhecidas.

O *Magnesium jodatum* é um tipo escuro, ossudo, enrugado, magro e gasto; está ou num estado de contínuo alvoroço ou em depressão. Combina os fatores de duas das mais irrequietas drogas que conhecemos. Suas indicações especiais são para hipertireoidismo e condições biliares e da próstata.

O *Mag. sulf.* (sal de Epsom) tem uma afinidade especial com o fígado, com distúrbios biliares, pancreáticos e intestinais. Estive observando um caso de hipertrofia da próstata, com melhora gradual há mais de três anos com *Mag. sulf*. Suas características especiais são: agravação com gorduras, andar de trem, diarréias com grande sede e *polyuria*, verrugas disseminadas em crianças, depressão, acessos de paixão. Ficam fora de si com pressentimentos e ansiedade. O componente *Sulphur* é bastante óbvio.

Em nosso diagnóstico diferencial comparativo, demos mais atenção ao *Magnesium* que à *Calcarea*. Esperamos que essa ênfase comparativa sobre o menos conhecido dos dois alcalóides da terra ajude a recolocar na sua merecida posição, no âmbito das prescrições, uma das mais importantes drogas do nosso arsenal homeopático.

REFLEXÕES PSICOFISIOLÓGICAS SOBRE O LACHESIS

Ao pensar em termos holísticos, Hahnemann havia não somente ultrapassado a sua época com também a nossa, ao antecipar um padrão global que abrangesse não apenas a substância mas também aquilo que chamamos agora de energia. Essa foi sua descoberta mais revolucionária, uma unicidade subjacente à doença e à cura como única e semelhante. Ambas começaram a ser repostuladas em nossa época pela moderna física, biologia e psicologia profunda.

Não nos atemos mais à chamada teoria da matéria, como bolas de bilhar, isto é, o empurra-empurra de partículas inertes de matéria, que chamamos de energia. Sabemos agora que matéria e energia são uma mesma coisa, nenhuma possuindo uma realidade independente, porém dependentes uma da outra nas manifestações transitórias do que se denomina de "forma", nada mais que isso. Não a forma de algo, mas forma *per se*, anterior a qualquer "coisa"; forma que cria aquilo que chamamos de matéria. Isso pode parecer uma noção obscura, no entanto, gostaria de lembrá-los que nós trocamos todos os átomos e moléculas do nosso corpo dentro de um período aproximado de sete anos e, contudo, a pessoa parece ser a mesma. Como reconhecemos essa uniformidade? Através do princípio determinante da forma, os elementos que criam ou precedem nossa existência material.

De modo semelhante, a biologia pensa em termos do que Portmann chamou de "temas", os quais se expressam pela criação de formas. Esta idéia ultrapassa a idéia darwinista da seleção acidental em termos de valores de sobrevivência. Ele descreve, por exemplo, a descida dos testículos como não tendo nenhum valor para a sobrevivência. Fora da cavidade abdominal, os testículos estão mais expostos ao perigo do que antes, e essa posição não serve aos propósitos da sobrevivência. Igualmente, muitas formas animais, como de um chifre ou grossas dobras de pele não têm nenhum propósito de preservação da vida ou de uma função biológica; expressam antes jogos criativos da existência. A natureza é um artista que cria e modela as formas para seus próprios fins. Conforme disse Goethe: "Os fenômenos são sua própria explicação. Eles não precisam de nenhuma explanação!".

Do mesmo modo, na psicologia profunda, especialmente de acordo com os conceitos junguianos, complexo e arquétipo são tidos tanto como a origem de uma disfunção quanto o elemento que a cura, dependendo se esses princípios autônomos podem ser integrados numa unidade abrangente na vida e na vivência ou se eles operam independentemente como fatores perturbadores.

A soma desses conceitos resulta na idéia de forma ou Gestalt, elementos que são mais que a soma de suas partes, sendo as partes integradas num padrão total segundo a lei da forma. Este é o ângulo que Hahnemann intuiu ao criar o que chamou de "Arzneimittle Bilder", ou seja, os quadros ou imagens dos remédios como se fossem personalidades, *Srta. Pulsatilla, Sr. Sulphur, ou Sra. Sepia.*

Pode-se afirmar que, no reino das formas criativas, elas realmente existem. É isto o que significa o gênio do remédio, isto é, a essência subjacente do sentido, um significado de forma de modela algo que tratamos como se fora uma imagem, uma pessoa ou parte da personalidade.

Para o que eu quero chamar a sua atenção é que isso não é uma fantasia, uma brincadeira, mas sim uma hipótese de trabalho, testada clinicamente pela psicologia profunda. Na realidade, o nosso sistema psíquico percebe e opera nos termos desses padrões de forma. Os elementos da forma são formas criadoras de mundos, entidades, o poder de Deus ou seja lá do que quiserem chamá-lo.

Nossos quadros de remédios constituem então o que se chama de *sinnbilder* em alemão. Traduzido, *sinnbild* quer dizer imagem do significado ou símbolo. Através do símbolo nós apreendemos a maneira pela qual as forças de energia cósmica e biológica funcionam significativamente. O modelo simbólico é usado agora em física nuclear, em psicologia profunda e, até certo ponto, na moderna biologia, contudo não atingiu ainda, de modo geral, a ciência da medicina. É, porém, inconscientemente inerente à abordagem de Hahnemann. Proponho, assim, usar a abordagem simbólica para melhor compreendermos a força dinâmica da serpente, os remédios da cobra, o mais importante dos quais é o *Lachesis.*

Permitam-me desviar-me do assunto por um momento e dizer-lhes que podemos entender uma boa parte da patologia clínica em

147

termos de simbologia do corpo. É fato, por exemplo, que ao analisarmos os fatores psicossomáticos por trás de um distúrbio cardíaco, quase sempre encontraremos problemas sentimentais básicos que foram reprimidos. Isso está de acordo com antigas tradições, *insights* intuitivos nos quais o coração simboliza as funções dos sentimentos. Nos casos de úlceras gástricas e duodenais, pode-se pensar: "O que o está destruindo emocionalmente?". É um organismo que se corrói. O estado reumático típico indica, de certa forma, uma rigidez, uma tendência que se encontra tanto na personalidade quanto no corpo.

Também na compreensão psiquiátrica da psique inconsciente nós relacionamos a dinâmica dos sonhos e imagens da fantasia aos motivos (temas) mitológicos e simbólicos que são a linguagem da psique inconsciente. O simbolismo mitológico oferece a mais antiga, assim,como a mais moderna, e portanto atemporal, compreensão do relacionamento do homem com as forças cósmicas.

Vejamos agora os padrões de imagens, a Gestalt ou forma, o símbolo da serpente como se fosse um sonho da natureza no qual um particular estado do homem, um particular estado patológico em potencial é representado. A serpente é um de nossos mais antigos e mais grandiosos motivos mitológicos. Lembraria que o bastão de Aesculapius apresenta a serpente enrolada em torno de um bastão central. A serpente é a imagem da energia vital primordial, autônoma e impessoal, subjacente e criadora da existência e da consciência. É a imagem da vontade de viver instintiva, do desejo, da ânsia de viver (do latim, *libido*), o ímpeto de provar a vida, de aprender e crescer provando-a. Na tradição oriental ela representa Maya, isto é, a ilusão assim como a realidade da existência, a manifestação da energia primordial, Prakriti. O Velho Testamento nos dá uma idéia dessa qualidade da serpente que é a oferenda de consciência, mas sua força criativa está mais mascarada na versão popular do que na tradição esotérica. E, por último, Hahnemann referiu-se a ela quando prefaciou seu Organon *Aude Sapere*: Ousar provar e entender". *Sapere* tanto significa provar quanto entender. Conseqüentemente, a força da serpente nos leva a envolver-nos na vida não apenas teoricamente, mas esvaziando o cálice até a última gota. É uma força que envolve a árvore da vida na história do paraíso, que levou à expulsão do paraíso mas também levou às forças que curam no bastão de Aesculapius.

Encontramos também a serpente na cruz, substituído por Cristo na tradição gnóstica cristã. É aquilo que leva à queda do homem e novamente leva-o a sair de lá. A serpente deve ser elevada, trazida a um nível mais alto. É a força que nos leva à vida e para dentro da vida e que se desenvolve para a consciência, porém, e aqui está o grande paradoxo, nesse desenvolvimento da consciência a vida virou-se contra si mesma.

Assim é que a imagem da cobra que come sua própria cauda, o *uroboros*, é o símbolo da infinidade da vida. No processo de desenvolvimento que leva à consciência, ao ego, a vida necessariamente vira-se contra si mesma. O desenvolvimento do ego fundamenta-se na repressão, pelo menos parcial, de nossos anseios instintivos. Se não quisermos viver como animais, devemos tomar uma atitude contrária aos nossos impulsos emocionais espontâneos e instintivos; e é essa a divisão que ocorre nas forças de vida da própria serpente. É uma desintegração, uma fragmentação que resulta numa totalidade harmoniosa, onde *logos* se opõe a *bios*, o espírito se posiciona contra a vida e encontramos a patologia da serpente. A patologia da serpente é o impulso da vida não-integrado, a libido não integrada, o instinto não-integrado, dividido e dividindo-se. É a revolta ou paralisia da ânsia de viver ou da libido; pode-se dizer que *Lachesis* é a penalidade por uma vida não vivida. Temos assim o egocentrismo do *Lachesis* e, por outro lado, o tema que apareceu no sonho apresentado pelo Dr. Stubler, onde o simbolismo da psicologia profunda está bem evidente. A motivação que leva alguém a esquartejar seu próprio marido significa esquartejar a própria masculinidade inconsciente. Esquartejar a "totalidade do outro", isto é, o lado inconsciente, significa destruir a libido inconsciente. Permitam-me dizer entre parênteses que as notas sobre sonhos de Kent devem ser aceitas com certa cautela. Freqüentemente elas se enquadram, porém, devido à falta de entendimento psicodinâmico do simbolismo dos sonhos, podemos facilmente nos desviar do rumo certo. Este é um sonho que eu diria típico do *Lachesis*, tendo em vista que a mulher está se separando psicologicamente de todos os impulsos da vida, porém não se refere necessariamente apenas ao *Lachesis*.

O principal título da patologia da serpente é a repressão e o rompimento com as forças vitais, como o preço que se paga pelo desenvolvimento pessoal e o da personalidade. Isso cobre tudo que Hahnemann intuiu sob o título de psora, a doença universal do homem. Conseqüentemente, temos a declaração de Kent de que a natureza básica da serpente é a que todos nós temos. De certa forma, eu consideraria o veneno da cobra um remédio antipsórico extremamente agudo.

Diria, agora, que o *Lachesis* é uma versão específica especial, considerando que as cobras têm suas próprias personalidades e diversidades patológicas. O *Lachesis* representa o que eu chamaria de uma variedade selvagem desse aspecto da libido. É um quadro com grande carga emocional e sexual que me lembra um pouco o *Gelsemium* crônico com sua sensualidade sufocante. É algo como um espesso odor de sensualidade e emoção reprimidas, que me fazem pensar em *Lachesis*.

Agora que temos este modelo em mente, como estabelecer um sentido de ordem dentre o caos dos sintomas clínicos e das provas? Como aplicá-lo à matéria médica? Tomemos os sintomas básicos um por um. Primeiro, a lateralidade esquerda, ou da esquerda para a direita; aqui temos uma extensão, ou quase uma invasão da patologia do lado esquerdo. O lado esquerdo é o sinistro, porque sempre foi equacionado ao funcionamento inconsciente. É o lado do coração, o lado relativamente receptivo, para não dizer passivo. Portanto, é o lado do sentimento e do emocional. Verão que o lado esquerdo está sempre sobrecarregado emocionalmente e programado para o inconsciente; com isso tudo, pensamos também em *Sepia* e *Phosphorus*. Esses também são remédios predominantemente determinados para o inconsciente, supersensíveis, até mesmo clarividentes. O *Lachesis* também é assim, bem como a *Sepia,* um tipo emocional fortemente reprimido. Tem-se aqui a clássica e típica invasão de energia reprimida da personalidade emocional, inconsciente.

A outra nota básica é a sensação de constrição em qualquer parte, mas principalmente na garganta. Considero isso como uma síndrome psiquiátrica bastante freqüente quando a capacidade de afirmação da personalidade estiver ameaçada. O *globus histericus*, por exemplo, é uma resposta típica da garganta quando o ego estiver em dificuldades de impedir uma invasão pelas forças emocionais e, em especial, pelas forças sexuais. A constrição é uma resposta a forças ainda invisíveis, porém poderosamente vivenciadas.

Em seguida vem a deficiência da vitalidade do sangue e do controle dos nervos autônomos. Talvez se lembrem do *slogan* nazista "Sangue e Terra". Apesar das odiosas circunstâncias políticas, foi uma imagem simbólica profundamente comovente. Não teria sido tão odiosa se não tivesse sido tão válida. O sangue é de fato a mais profunda e mais básica expressão da vida e do viver. Quando a vida é reprimida, a regeneração do elemento sangue é perturbada. A constrição do sangue, da força vital, constringe fisiologicamente, em analogia, a imagem psicológica da emoção interrompida. Pensem nas anêmicas damas vitorianas cuja bondade não permitiu que vivessem uma vida de plenitude física.

E, finalmente, o epítome da vida não vivida encontra-se na tendência ao carcinoma. Para mim o câncer é o número um da lista de desordens psicossomáticas causadas pela vida não vivida que se concretiza como crescimento não-integrado autônomo e que então excede o organismo total, não se enquadrando no todo. Na patologia do câncer, será sempre encontrada uma sensação de desesperança, desapontamento, amargura, severidade, ressentimento para com a existência, sejam esses acontecimentos precipitados por sentimentos ou não. Mesmo no padrão de Rohrschach, esses traços de personalidade foram confirmados, isto é, a personalidade constritiva, supercontrolada, que chegou ao ponto de degradação desses controles. Não se trata apenas de personalidade "reprimida", já que todos são reprimidos de um modo ou outro, mas especificamente a personalidade reprimida em relação às qualidades que amparam a vida, como a agressão, a emoção e a sexualidade. É a repressão da intensidade emocional: violenta intensidade sob uma superfície controlada. Em conseqüência, essa personalidade é desconfiada até o nível da paranóia, tensa e deprimida. Não creio muito na exibição do ciúme como sendo um sintoma importante e de grande ajuda, porquanto, como no caso da repressão, todos sentem ciúmes. A condição seria mais semelhante à da cobra que espreita imóvel, pronta à menor provocação a dar o bote e morder. Tendo grande suscetibilidade aos estados alucinatórios e de êxtase, a menor causa provoca a faísca que poderá levar à explosão.

A partir desse ponto de vista, torna-se também mais compreensível a intensa necessidade agressiva. A personalidade *Lachesis* é tão tensa e sua tendência latente de se fechar esconde um forte sentimento de ódio, maldade e até mesmo crueldade: a vingança por uma vida não vivida. Há contenção e uma aparente timidez escondendo uma língua ferina. Encontramos também estados que são o resultado de mágoas, medos, amor suprimido, experiências perigosas ou de pesar que não puderam ser integradas na totalidade de sentimentos da vida da personalidade. O fluxo da vida é estancado, impedido, tanto ao nível físico quanto ao psicológico. Os líquidos do corpo, menstruais ou outros, são bloqueados em seu fluxo. É compreensível, assim, que um dos pontos-chave do *Lachesis* é o de sentir melhora com o início de descargas.

Por último, o clímax, a última oportunidade para uma mudança de vida que propicie o fluxo dos líquidos. A mudança de vida representa um ponto crítico na sintomatologia do *Lachesis*. Nessa situação de oportunidade final, a força vital e as emoções produzem algo parecido com a erupção de um vulcão.

Há também o agravamento pelo sono. Durante o sono todos os nossos controles conscientes se relaxam. E, a propósito, o mesmo se aplica aos efeitos do álcool, também um elemento-chave na agravação. As atividades conscientemente controladas são relaxadas e o inconsciente pode vir à tona, vingando para se compensar. E o que encontramos quando acordamos? Sentimo-nos subjugados por todas as forças e impulsos que não podemos aceitar e permitir conscientemente. Tentamos abafá-los novamente, seguindo-se o conflito e a agravação em reação às tentativas de repressão.

A agravação pelo toque. Sabemos que ao sermos pressionados ou atingidos psicologicamente retraímo-nos, porém quando acontece uma aproximação suave, sentimo-nos "tocados". Seus sentimentos dominam suas defesas e passam à frente. Isso é algo que as emoções e os sentimentos reprimidos de uma pessoa do tipo *Lachesis* não podem permitir. O toque evoca sentimentos, emoções e, conseqüentemente, a agravação das tendências reprimidas. Mas, por outro lado, a pressão firme traz melhora porque pode-se responder a ela com um endurecimento e um posicionamento à altura. Contudo, existe uma supersensibilidade a tudo que constrinja, porquanto a tendência constritiva é uma ameaça ao funcionamento vital. Este é um exemplo pungente de como o funcionamento do corpo, sob o ponto de vista simbólico, reflete o trabalho do arquétipo.

Por fim, há agravamento no outono mas, principalmente, na primavera. Essas estações de transição, de amor e de vida florescentes, diminuem as defesas conscientes e provocam o agravamento do *Lachesis*. Inversamente, o movimento, o frio, o ar fresco, a atividade alerta estimulam o controle consciente e conseguem abafar com eficácia a intensa revolta inconsciente.

Vejamos agora o desenvolvimento da patologia dos órgãos: cabeça, garganta, coração, ovários e veias, e a decomposição do sangue.

A cabeça é o centro da consciência do ego. Quando a patologia não pode mais ser contida, o órgão mais altamente controlado é o primeiro a entrar em colapso. Quando uma rebelião é bem-sucedida, os primeiros a cair são os chefes governantes. Tomemos, por exemplo, as hemicranias: a hemicrania expressa o estado psicológico de forçar a cabeça através de uma parede. A parede não sofre, mas a cabeça sim.

Já caracterizamos a área da garganta como uma área de conflito entre o controle contínuo do sentido de identidade de um lado e, do outro, pela avalanche de emoções inconscientes.

O coração é o centro e o local onde ocorre a validação das qualidades e dos sentimentos da vida.

Os ovários e órgãos sexuais são, evidentemente, o centro dos impulsos biológicos e sexuais e da libido reprimidos.

As veias são os canais onde o fluxo da vida torna-se relativamente túrgido. Recordem-se da imagem do mundo selvagem, sufocante, do *Lachesis*. À medida que o fluxo de vida torna-se mais lento, inicia-se o processo de estagnação nas águas já quase imóveis.

Qualquer que seja o órgão, sempre que a metade inferior do corpo for atingida pelos efeitos da repressão, as funções vitais são afetadas mais centralmente.

Tentei transmitir-lhes um sentido dos traços característicos do *Lachesis*, de uma unidade gestáltica subjacente aos principais sintomas isolados, para que possam reconhecer este quadro de intensa ânsia de viver reprimida, retrocedendo ao estado patológico do *Lachesis*.

Creio que a capacidade de percebermos estes padrões holísticos, psicossomáticos e até mesmo de personalidade que, embora devagar, estão começando a atingir alguns ramos da moderna psicologia, possam levar-nos a um estágio mais próximo do profundo mistério da homeopatia.

O mistério da homeopatia está próximo do mistério da vida; é o paradoxo da oculta unidade de sofrimento e cura, o próprio mistério da serpente envolvendo a árvore da vida: os emblemas de Hermes, o guia de almas e de Asclépius, o que cura.

CARBO ANIMALIS

Os carbonos são as principais pedras fundamentais da matéria viva. Toda a química orgânica está baseada e estruturada na molécula do carbono. *Carbo animalis* e *Carbo vegetalis* são precipitados de organismos vivos e mortos. São estágios de combustão incompleta, de oxidação que não atingiu seu produto final, o dióxido de carbono, ocorrendo a precipitação prematura. Eles representam ciclos de vida incompletos. A conversão de substâncias orgânicas vivas em produtos de combustão é um processo de vida básico: através da "respiração viva", através da oxidação, convertemos a matéria viva em dióxido de carbono. A aparência dos carbonos incompletamente oxidados indicaria um processo de vida incompleto ou insatisfatoriamente completado, uma incapacidade de completar o processo. A plena consumação, a oxidação do processo de vida ocorre com a idade e é completada na morte. Poderíamos comparar aqui o inadequado aproveitamento do potencial de vida, da consumação das tensões emocionais, das tristezas, das alegrias e do enfrentamento dos paradoxos e dos conflitos com a incompleta combustão do carbono.

Encontramos a patologia do processo de envelhecimento, independente da idade real, no *Carbo animalis* e *vegetalis*. Podemos comparar o paciente do *Carbo vegetalis* a um estado de perturbação e degradação vegetativa: as limitações de uma vitalidade em declínio gradativo, metabolismo mais lento, resultando no desequilíbrio da combustão de detritos não-convertidos. No nível do *Carbo animalis* encontramos o "animálico", o desequilíbrio da oxidação. Funções emocionais reprimidas e não consumadas exercem pressão e interferem no equilíbrio fisiológico.

Poder-se-ia entender a patologia do *Carbo animalis* como a dificuldade em aceitar as exigências do envelhecimento e do amadurecimento nos níveis do instinto e do afeto. Quando a receptividade, a tolerância e a capacidade de mudar sofrem uma parada, o resultado é o isolamento, a rigidez e a ansiedade.

A matéria médica descreve o estado de isolamento como rejeição às pessoas, retraimento e definhamento. Estas pessoas tornam-
se escravas de suas rígidas visões e da rotina; elas respondem com
ansiedade a qualquer ameaça que possa perturbar seus hábitos de
pensar e viver. O resultado é uma gradual incapacidade de adaptação *per se*. Um interessante detalhe é o sintoma de audição confusa,
de confusão e incapacidade de localizar a direção de onde parte o
som. Uma correta audição reflete a capacidade de ser receptivo. Ao
ouvir, aceitamos o que vem de fora. Se essa função for perturbada,
falta-nos orientação para o que estiver do lado de fora, em relação
aos nossos semelhantes.

O tipo de personalidade pode ser descrito como introvertido, fe-
chado em si, ossudo, magro, de compleição escura, às vezes corpulento, rígido, retraído, anti-social, com aversão às pessoas, desejoso
de estar só. Os pacientes do *Carbo animalis* não se misturam com
os demais; podem, todavia, apreciar a companhia de um ou dois indivíduos com os quais estão acostumados. Novos elementos não são
admitidos. Toda a sintomatologia é perpassada por um aversão e incapacidade de lidar com mudanças. O sintoma de sentir saudade representa, na realidade, mais um estado de quem não se sente bem
fora do seu meio do que uma expressão de ligação humana. Existe
aversão à conversação, taciturnidade, timidez, um sentimento de isolamento expresso com freqüência pelas palavras "quando eu era jovem..."; um estado reflexivo e pesaroso de desalento e tristeza, obstinada irascibilidade, mau humor, um sentimento de estar abando-
nado, pensamentos sobre morte e desesperança.

A reação da psique a esse estado de isolamento repressivo é a
ansiedade, medo do escuro, medo ao anoitecer, medo ao deitar; o
medo surgindo sempre que o controle do ego enfraquece. Aumenta,
então, o nível de repressão. A mesma incapacidade da adaptação expressa-se também ao nível físico. A menor alteração de rotina é intolerável. O resultado é fraqueza, exaustão e agravamento. O paciente
sente dificuldade em agir e ressente-se de ser "empurrado" ou apres-
sado. O menor distúrbio físico causa agravamento. Há falta de adaptação também no sistema digestivo, que se expressa em freqüentes
desarranjos intestinais. Qualquer coisa pode perturbar a digestão.
Mesmo uma comida normalmente leve pode oferecer problemas que
o fraco poder de assimilação do organismo não pode enfrentar.

O estado constitucional geral expressa uma tendência à prostração, estagnação e rigidez. O mais importante é o enrijecimento canceroso. Infelizmente, esta é a área para a qual o *Carbo animalis* tem
sido rotineiramente usada, apesar do amplo campo de patologias que
também estão dentro do seu raio de ação. Se houvesse uma descri-

ção simples do que é o câncer, do seu aspecto constitucional ou psicológico, poderia ser caracterizado como a "vida inadequadamente vivida", de endurecimento prematuro e unilateral. Enrijecimento canceroso, glândulas endurecidas, crescimentos cirróticos duros (células do fígado) são as notas-chave principais; porém existem ainda o endurecimento das articulações e dos músculos, reumatismo crônico de toda e qualquer espécie. Esses sintomas reumáticos não tiveram uma avaliação adequada na nossa prescrição. Temos o enrijecimento artrítico, nodosidades gotosas, tensão nos membros como se os tendões estivessem contraídos, dormência e contrações espasmódicas generalizadas. O aspecto psicossomático do reumatismo é o de rejeição defensiva, de enrijecimento contra a agressividade e a emoção.

As articulações fracas, facilmente deslocadas, apontam novamente a uma falha na força e na flexibilidade de adaptação. O mesmo ocorre com as congestões venosas, ondas de calor (falta de adaptação circulatória) e também com a já mencionada falha de adaptação digestiva.

Entre as modalidades, a necessidade de ar, característica de ambos os carbonos, pode indicar uma oxidação inadequada, respiração celular ou combustão inadequadas. Há agravamento pelo frio e ar seco, refletindo a falta de adaptabilidade do sistema circulatório capilar e do controle de calor.

Na psicopatologia da obesidade, que ocorre até certo ponto no *Carbo animalis*, há uma tendência de compensar a carência emocional com alimentos doces, gordurosos e que contêm amido. O problema está em que para o paciente de *Carbo animalis* também falta a capacidade de assimilar esses alimentos.

POLICRESTOS VERSUS MEDICAMENTOS MENOS USADOS — SINTOMAS ADICIONAIS DO LACTRODECTUS MACTANS

Como regra geral, quando um caso desafia nossos esforços em encontrar um medicamento que o cure, não é porque não exista um remédio que abranja a totalidade dos sintomas, mas sim porque deixamos de considerar ou reconhecer tal remédio.

Cada substância individual do mundo mineral, vegetal e animal representa um medicamento em potencial que pode ser utilizado para um determinado distúrbio. Dentre todos esses milhões de possibilidades terapêuticas, mesmo a mais completa matéria médica, a de Boericke, contém apenas cerca de 1.200 medicamentos. Da maioria desses temos apenas um conhecimento fragmentado dos sintomas e, para uma exata prescrição, podemos contar aproximadamente cem dos mais comprovados policrestos.

É comum afirmar que é suficiente ter-se um profundo conhecimento desse número de policrestos para cobrir qualquer caso que se nos apresente. Afinal, esses medicamentos são policrestos porque sua natureza e composição apresentam um relacionamento tão fundamental à organização humana que a maioria dos distúrbios requer a sua prescrição. Por outro lado, devemos admitir a nós mesmos que, pelo fato de estarmos mais familiarizados com estes do que com os outros medicamentos, tendemos a nos apoiar mais sobre os policrestos do que seria justificável pelas necessidades dos pacientes. Nenhum remédio pode jamais substituir o *simillimum*. Sem dúvida alguma, os policrestos são as substâncias mais básicas e de ação mais profunda. No entanto, quando de acordo com os sintomas a indicação recair sobre um remédio com uma esfera de ação apenas superficial, qualquer outro, mesmo de constituição mais reputada, não terá maior efeito que água destilada. Freqüentemente encontramos referências a certos medicamentos como sendo um "bom" ou "mau" para isto ou aquilo. Esta maneira de pensar é contrária à idéia básica da homeopatia. Não existem remédios "bons" ou "maus", apenas indicados ou não indicados. *Sulphur* e *Calcarea* podem ser "maus" remédios enquanto uma obscura erva, com um efeito supostamente superficial, será "bom" se os sintomas do caso individual assim requeiram.

A experiência do autor tem mostrado que entre dez pacientes, uma média de sete ou oito de fato necessitarão e responderão satisfatoriamente a um policresto. Os outros dois ou três precisarão de um remédio menos comum, pelo menos temporariamente. Entre esses casos está o grosso de nossos fracassos e as melhoras insatisfatórias. Muitas vezes vemos empecilhos à recuperação onde o único obstáculo existente está no nosso ainda fragmentado conhecimento da matéria médica.

De início, o caso apresentado neste trabalho desafiou nossos melhores esforços tanto no diagnóstico quanto na prescrição. Como não houvesse resposta às indicações aparentemente corretas de policrestos, este caso forneceu valioso material com relação aos sintomas bem definidos que motivaram a indicação de um medicamento relativamente pouco provado, que mostrou ser o *simillimum* correto.

Sra. S., 36 anos. Dois anos antes da manifestação da doença atual ela tinha perdido seu filhinho num acidente. Nunca mais recuperou sua paz de espírito. Além disso, nos meses que precederam ela esteve sob intensa tensão emocional e física, tratando de seus pais inválidos. No final de dezembro de 1948, num estado de total exaustão física e emocional, ela contraiu um resfriado. Alguns dias depois, exatamente no dia do aniversário da morte do filho, ela ficou completamente imobilizada por uma fortíssima dor na área lombosacral direita. No dia seguinte tornou-se incapaz de urinar e mover as pernas. O exame mostrou uma área na parte inferior da coluna com contração muscular, com reflexos algo acentuados, porém normais, sem apresentar perturbações sensoriais na pele.

Entretanto, a paciente estava num estado de inquietação frenética, gritando e chorando de dor, incapaz de permanecer tranqüila, porém com agravação ao movimentar-se. Não sentiu nenhuma necessidade de evacuar e conseguiu urinar somente ao despejarem água morna no períneo. A temperatura estava entre 99,5° e 100° F. Um ortopedista excluiu a possibilidade de ruptura ou deslizamento de disco, embora uma cárie incipiente oferecesse uma remota possibilidade. As modalidades eram: piora à noite; sensação de frio, porém melhora ao ar livre; disposição chorosa; inquietação; e o fato de que a última menstruação tinha sido muito escassa, quase totalmente suprimida. Indicação: *Pulsatilla 200*. Alívio moderado e curto. *Pulsatilla 1M* foi seguida por elevação de temperatura até 101° F. Durante um dia as dores tornaram-se mais toleráveis. Por outro lado, a paralisia aumentou. Foi então considerada a possibilidade de mielite e solicitou-se consulta neurológica. O neurologista, um dos melhores no seu campo, a princípio considerou a possibilidade de mielite; mas depois de conhecer os antecedentes emocionais ficou mais inclinado a considerar o caso como de conversão histérica. Em vista da extrema preocupação da família, sugeriu-se a hospitalização imediata para exames que possibilitassem um diagnóstico. Antes de levarem-na ao hospital, os sintomas foram novamente verificados. Surgiram novos fatores como: extrema distensão do abdômen, eructação ruidosa, náusea, perda de apetite, vômitos marrom-escuros, sede intensa de água fria tomada em pequenos goles, aversão a doces, um odor repulsivo proveniente da boca e uma sensação de peso e opressão no peito. Estava ainda chorosa e com medos indefinidos. A dor agora apresentava-se com espasmos e em ondas, como dores de parto. *Phosphorus 200*. Ao chegar ao hospital no dia seguinte, a dor era mais suportável e a função da bexiga normalizou-se gradativamente, permanecendo a inatividade do reto. A paciente permaneceu no hospital durante cerca de cinco semanas, tendo as tentativas de diagnóstico e terapia resultado infrutíferas. Retornou para sua casa sem apresentar melhoras e sem um diagnóstico definido. Contudo, foi reiniciado o estudo homeopático do caso. Um estado de superexaustão parecia dominar agora o quadro clínico; tendo em vista que o *Phosphorus* foi relativamente o melhor, embora falhasse na repetição na mesma potência como também em potência mais elevada, foi-lhe ministrado o *Phosphoric acidum 200* e, depois, 1M. A paciente apresentou melhoras nas semanas seguintes, conseguindo sair da cama e movimentar-se lentamente, apoiando-se em alguém. Entretanto, as dores ainda eram insuportáveis, principalmente à noite, depois do primeiro sono e a cada mudança de tempo com chuva ou tempestades. Mentalmente também não estava melhor. Após algumas semanas o *Phosphoricum acidum* não obteve mais nenhuma resposta. Apareceram, então, sintomas adicionais, como ondas de calor e uma incapacidade de concentrar-se em qualquer pensamento. *Lachesis*, *Sepia*, *Magnesia carbonica* e *Rhus toxicodendron* não obtiveram qualquer reação.

Dois meses após o surgimento da doença, foi-lhe ministrado o *Lactrodectus mactans 200*. Houve um alívio tão imediato e gratificante de todos os sintomas mentais e físicos que não pode haver dúvida de que o *Lactrodectus mactans* era o medicamento indicado desde o início. Dentro de alguns dias a paciente movimentava-se e andava livremente, sentindo apenas um ligeiro mal-estar à noite. Em duas semanas ficou em condições praticamente normais.

Quatro semanas depois, apareceu uma dor de garganta, com desejos de bebidas frias, melhorando após ingestão. *Mercurius solubilis 200* foi prescrito com pouca melhora; *1M* aliviou a garganta mas houve ressurgimento da dor nas costas e piora do estado geral. *Lactrodectus 200* novamente removeu todos os sintomas de distúrbio, inclusive o da garganta. Sentiu palpitações cardíacas quatro meses e meio após início da doença; fluxos de calor e frio; dor nas costas ao curvar-se; garganta dolorida e nariz entupido; gengivas moles, esponjosas e sangrando; fome intensa e sede, e reagiu novamente a *Lactrodectus 200.*

Posteriormente, foi estudada a toxicologia do *Lactrodectus mactans*, a aranha viúva-negra. Foi muito embaraçoso verificar que mesmo os sintomas toxicológicos mais rudimentares representam uma réplica perfeita das condições da paciente. Desde o início, mesmo a partir do quadro toxicológico, o remédio seria o indicado caso o médico tivesse conhecimento do quadro. Infelizmente, no entanto, o *Lactrodectus* havia sido associado mentalmente à angina *pectoris* e nada mais, uma atitude bastante anti-homeopática.

Os sintomas observados nos casos clínicos de mordida de aranha, que também eram notáveis neste caso e foram removidos pela droga potencializada, devem ser acrescentados à sintomatologia do *Lactrodectus*, aumentando a esfera do seu uso.

Segue-se um resumo desse material que, segundo meu conhecimento, não está ainda incluído em nenhuma de nossas matérias médicas.

LACTRODECTUS MACTANS

As características mais importantes e determinantes são: tensões extremadas, espasticidade, constrição e prostração. Manifestam-se em primeiro lugar na mente, no peito, abdômen, espinha lombar e nas extremidades inferiores.

As modalidades são piores à noite, com tempo úmido e mudança de tempo, antes de tempestades; agitação, debatendo-se, embora piore ao movimentar-se e extenuando-se com qualquer esforço; sensação de frio; falta de calor vital, embora sinta fluxos de calor súbito. Os sifilíticos e alcoólatras são hipersensíveis ao *Lactrodectus*; o álcool, em especial, agrava todos os sintomas, sugerindo com isso que alcoolismo e sífilis constitucional estão entre as indicações gerais de *Lactrodectus*.

Mente: intensa agitação, debatendo-se constantemente; medo, depressão, histeria, choro sem causa e desimpedido em homens fortes e em geral emocionalmente estáveis.

Geral: extrema prostração; qualquer esforço é demasiado. Talvez maus efeitos resultantes do excesso de trabalho etc. Espasmos musculares com contrações, tremores, reflexos hiperativos e dores excruciantes, insuportáveis como cãimbras, vindo e indo em ondas como dores de parto. Músculos doloridos ao tato. Piora com movimento, embora o paciente esteja tão agitado que lhe é impossível permanecer quieto.

Peito: angina *pectoris*; dores constritivas espalhando-se para o ombro esquerdo e costas; sensação opressiva; respiração pesada com um grunhido incontrolável na expiração; palpitações cardíacas.

Abdômen: rígido como uma tábua (defesa muscular?), distendido com um tambor. A distenção é apenas levemente aliviada com a expulsão de gases. O quadro se assemelha mais a uma emergência cirúrgica aguda, como uma úlcera gástrica perfurada, apêndice perfurado e peritonite incipiente. (A temperatura se mantém subfebril nos envenenamentos.)

Coluna e costas: a área lombar apresenta o maior grau de constrição; dores como pontadas e cãimbras; sensação como se as costas estivessem quebradas. Sensação de frio gelado dos quadris para baixo. Paralisia de todas as funções associadas com o plexo dos nervos lombo-sacrais (genitais, urinários, reto, extremidades inferiores).

Extremidades: paralisia, reflexos intensificados; espasticidade; incapacidade de levantar as pernas causada por espasmos dos músculos extensores dos quadris; sensibilidade dos músculos da barriga da perna na apalpação; sensação de formigamento e dormência nas mãos e nos pés; queimação e ardor nas solas dos pés como se estivessem em fogo; inchaço dos tornozelos.

Cabeça: dor de cabeça (piora ao deitar-se, melhora ao sentar-se?) provavelmente congestiva; tendência à apoplexia; nariz entupido.

Digestivo: boca seca, dor de garganta, sede de água fria que melhora a garganta bebendo continuamente; perda de apetite ou fome voraz; vômitos de substâncias marrons e amargas: flatulência excessiva, inatividade total do reto.

Feminino: Menstruações suspensas, escassas, atrasadas.

Urinários: retenção de urina; paralisia da bexiga; melhora com aplicações quentes e ao despejar água morna no períneo.

Circulatórios: fluxos de calor seguidos de sensação de frio; tendência apoplética, elevação da pressão sanguínea; transpiração intensa; temperatura subfebril.

A agitação e constrição são traços em comum com a *Tarentula*: frio, piora com umidade e à noite; e a tendência nevrálgica é em comum com a *Aranea*. Entretanto a *Aranea* tem diarréias e menstruação profusas. *Lactrodectus* tem menstruações suspensas e prisão de ventre.

O *Lactrodectus* se apresenta como um medicamento com sintomas característicos de amplo e profundo efeito sobre a força vital. Provavelmente, merece ocupar uma posição importante em nosso armamentário terapêutico. Devemos considerá-lo em emergências agudas de natureza cirúrgica, assim como circulatórias, e também nas síndromes espásticas e neurológicas que estão em conformidade com os sintomas mentais e gerais verificados até aqui.

Blair, A. W., *Spider Poisoning, Arch. Int. Med.*, 54:831, dezembro, 1934.
Peple, W.L., *Arachnidism: Report of a Case Simulating Diffuse Peritonitis, Virginia Medical Monthly*, 56:789, março, 1930.

Thorp, R.W. e W.D. Woodson, *Black Widow: America's Most Poisonous Spider, Chapel Hill*, University of North Carolina Press, 1945.

Frank, L., *The Black Widow Spider Bite Syndrome*, Mil. Surgeon. 91:329, setembro, 1942.

Billmen, D.E., *Arachnidism: With Report of a Case, U.S. Naval Medical Bulletin*, 47:975, novembro-dezembro, 1947.

Boericke, William, *Homeopathic Materia Medica*, 9a. edição, Nova York, Boericke and Runyon.

MANDRAGORA

A *Mandragora* está entre as mais velhas e famosas drogas usadas na antiga medicina e também em magia. O mais lastimável é que levasse tanto tempo para que a homeopatia a incorporasse em seu arsenal. Pitágoras chamou-a de humanóide, dada a forma peculiar de sua raiz, que se assemelha, supostamente, ao corpo humano. Seu uso medicinal na Antigüidade era como afrodisíaco (compare *Genesis* 30:14) e também como hipnótico e analgésico. Era chamada de *morion*, isto é, "a raiz da loucura" ou da confusão da alma, a erva de Circe, a bruxa, que transforma os homens em animais através da sua magia. A *Mandragora* também era considerada a erva de Hécate, a perigosa deusa da magia, a senhora do submundo e dos demônios. "Hécate perseguindo cães ganindo, enquanto andava por cima das sepulturas dos mortos e através de escuros riachos de sangue" (Teócrito). Durante a Idade Média, o *alraun*, como era então conhecido, era considerado um talismã mágico que trazia sorte e bens terrenos; era comparado a um corpo humano sem cabeça dada a peculiar forma humana de sua raiz. Assim, o simbolismo torna-a um representante das forças do corpo, instintivos e animalescos "impulsos do sangue", em oposição ao espírito. Destituído de uma cabeça, deveria recebê-la do Cristo, representando assim a humanidade pecadora à espera da salvação através da graça divina. Os árabes davam-lhe o nome de "lâmpada do diabo". Dizia-se que provocava uma náusea revulsiva "como o cheiro de uma serpente".

Verificamos, assim, que o "significado" atribuído ao mandraque, conforme manifestado nessas imagens simbólicas nascidas do inconsciente coletivo da humanidade através dos séculos, representa-o como uma entidade mágica, de instinto animal, que é inimiga do consciente, confunde, intoxica e desperta as forças do sangue, das paixões. O poder da erva exerce uma "força mágica" sobre o homem.

A fim de podermos ligar um tal tipo de conceito com um quadro de sintomas práticos, imaginemos uma pessoa que esteja sob essa força mágica, exposta à experiência de uma visão de Hécate, a "Negra", a "senhora dos malignos demônios, que envia o sono pesado e os sonhos opressivos ao homem, cuja arma é a loucura do amor e da paixão": dela, a quem se chamou:

> "...a deusa das encruzilhadas, a tocha flamejante da noite, a inimiga da luz e amiga da escuridão, que ama o uivar dos cães e o derramamento de sangue, que anda sobre cadáveres e através de riachos de sangue, sobre as sepulturas dos mortos, sedenta de sangue e o horror do homem mortal..." (Hipólito, *Elenchos*).

Imagine alguém sob o domínio, sob o poder de tal força. Ele está num estado de inquieta ansiedade, confuso, assombrado, em delírio; sua visão se torna obscurecida, sente uma dormência aguilhoando o corpo todo, cada músculo e fibra se tensionam, o sangue sobe à cabeça, é tomado por tonturas. Suas entranhas, coração, estômago, intestinos estão contraídos de medo e repugnância, com náuseas, vômitos ou diarréias, resultando em dores espasmódicas ou persistentes. Seus instintos sexuais estão estimulados, entretanto seus membros estão rígidos de terror.

Nessa "imagem de fantasia" está a descrição real da sintomatologia básica da *Mandragora*: sonolenta e hipnótica ansiedade; dormência; obscurecimento da visão; estados congestivos, em especial da cabeça e dos órgãos abdominais e pélvicos; náusea intensa; estados espásticos generalizados, porém afetando principalmente o coração, a circulação e o trato gastrintestinal; enrijecimento reumático dos membros.

O padrão da *Mandragora* representa um estado de confusão e entorpecimento semelhante a uma intoxicação, com orgasmos de sangue, um estado de excitação quase paralisante, dissociado dos controles corporais objetivos.

Sonolência, entorpecimento, espasticidade, dormência e náusea são as notas-chave do quadro da *Mandragora*, tanto psicológica quanto fisiologicamente, nos sintomas mentais bem como nos físicos.

O estado mental se caracteriza por um peculiar paradoxo de sonolência e entorpecimento junto com intensa excitação e excitabilidade. Podemos chamá-lo de irritabilidade apática. Os pacientes não conseguem dormir à noite e se sentem sonolentos, porém supertensos durante o dia. Isto é freqüentemente típico em casos de frustração emocional ou repressão dos instintos. Apresentam estados de delírio e de confusão, hiperexcitabilidade, hipersensibilidade, especialmente ao barulho, sentimentos vagos de insegurança e ansiedade, insatisfatória concentração mental, inércia, aversão ao trabalho, exaustão mental e perda de memória, mudanças de humor, depressão, acessos de choro alternando com euforia e aumento da atividade vital e mental, ou agitação exacerbada. São hipersensíveis, do tipo nervoso, com hábitos histéricos ou neurastênicos, com tendência a estados hipomaníacos ou mesmo maníaco-depressivos, freqüentemente acompanhados por sintomas vagos e mal definidos de doença psicossomática.

Uma das notas-chave típicas da *Mandragora* é a ocorrência de sintomas mentais em associação à náusea e dormência: por exemplo, inércia com náusea, depressão ou acessos de choro com náusea ou dormência e aliviado por profusa eliminação de urina. (O alívio causado pela eliminação profusa de urina é muitas vezes a expressão de uma repressão espástica profunda na esfera emocional e sexual.)

O paciente de *Mandragora* é sempre neurastênico, histérico ou acha-se em intenso estado de conflito ou tensão emocional.

O sono é agitado e freqüentemente interrompido após a meia-noite, especialmente entre as 3 e 5 horas da madrugada, que é geralmente a hora de agravação da *Mandragora*. Já a vi aliviar um estado de delírio, caracterizado por loquacidade, uma fala irracional, sem sentido, com dicção indistinta, embora o paciente soubesse o tempo todo o que queria dizer (o estado é semelhante ao do produzida pela influência de bebida alcoólica); incapacidade de permanecer sentada, embora incapaz de andar, com a sensação de ter as pernas dormentes ou paralisadas. Enquanto isso corresponde a um estado de feitiçaria, este caso, no entanto, se devia a uma profunda anemia secundária, com uma taxa de hemoglobina de cerca de 20%. *Mandragora 200* estabeleceu uma normalidade dos sintomas e manteve a paciente em condições até que pudesse ser hospitalizada para se submeter a uma transfusão de sangue.

Entre os *sintomas gerais*, os mais importantes são: anestesia e hiperestesia, dormência e tonturas; sensações de anestesia ou dormência em qualquer parte do corpo, em áreas nervosas inteiras ou em pontos, sensação de que insetos percorrem o corpo todo, perda da sensação de toque, anestesia da boca e das gengivas com petéquias e estomatite; hiperestesia, hipersensibilidade ao toque (porém sente-se melhor com pressão forte); movimentos espásticos descontrolados dos membros.

A *Mandragora* está entre as drogas da matéria médica que apresenta mais vertigens (os outros são o *Phosphorus*, *Conium*, *Magnesium*). Apresenta sintomas de desfalecimento, desmaios; a vertigem é muitas vezes típica da síndrome de Ménière e vem em ataques repentinos que obrigam o paciente a se deitar; muitas vezes, porém, a tontura piora ao deitar e ao virar-se, piora com movimento ao descer escadas e ao acordar. Melhora ao ar livre. Freqüentemente, a vertigem tem origem emocional, com uma nítida sensação de insegurança, supostamente por causa da tontura; efeitos negativos de ansiedade e tensão, tonturas com depressão ou ataques de choro, zumbido nos ouvidos ou diarréia.

As principais estruturas orgânicas que são afetadas pela *Mandragora* são: estômago, duodeno e a área do fígado-vesícula biliar (tensão, espasticidade, gastrite, úlceras do estômago e do duodeno, colecistite, colelitíase); o sistema circulatório (hipertensão, angina *pectoris*, oclusão coronária, complexo de sintomas gastrocardíacos, desordens circulatórias funcionais) e sistema locomotor (neurite, artrite) assim como, em minha experiência, congestão e inflamação em áreas da cabeça (dois casos de irite aguda).

Conseqüentemente, apresenta melhora ao deitar-se, repousar, em relaxamento, aplicações de calor, eliminação de secreções (urina, fezes ou eructações). Estendendo-se para trás melhora freqüentemente as cólicas abdominais e especialmente a ciática (cf. *Dioscorea*). As dores reumáticas também melhoram com movimentação contínua. Agrava-se com tempo úmido, calor na cabeça e frio em geral, por aumentarem a êxtase. Há agravação por toques suaves, sendo que a pressão forte melhora. Os sintomas do estômago melhoram ao comer.

Cabeça: estados congestivos. Sensação de repleção e calor; sentir como se a cabeça encolhesse. Pressão no topo da cabeça. Dores de cabeça congestiva, melhora com ar frio e aplicações frias. Sensação de ter a cabeça envolta em neblina. Piora com exposição ao sol, com álcool e fumo. Piora com toque, melhora com pressão. Dor de cabeça com diarréia; dores de cabeça causadas por ansiedade, expectativa etc.

Olhos: escurecimento do campo visual; todos os objetos parecem ter listras. Congestão aguda dos olhos, terçóis, conjuntivite, irite.

Ouvidos: hipersensibilidade da audição. Barulhos nos ouvidos.

Rosto: Herpes facial (cf. *Natrum mur.*).

Coração e Circulação: Palpitações. Dores persistentes no coração como se um anel de ferro o comprimisse. Dormência, sensação de sufocamento estendendo-se ao braço esquerdo ou ombro esquerdo, com ansiedade e sentimento opressivo. Piora à noite, ao acordar, com movimentação e esforço. Melhora com repouso, e com calor. Sintomas cardíacos com apoio de sintomas intestinais, meteorismo, distenção, melhor com diarréia. Complexo de sintomas gastrocardíacos. Angina *pectoris*. Infarto coronário com estados de choque e colapso.

Congestão circulatória, fluxos de calor. Cabeça quente, pés frios.

Constrição espástica dos vasos periféricos (Doença de Reynaud?); hipertensão.

Boca: Herpes labial (cf. *Natrum mur.*): secura, dormência, queimação como se fosse ocasionada por pimenta, salivação, estomatite hemorrágica, estomatite aftosa, dormência na boca.

Garganta: Amigdalite.

Estômago, Abdômen: Repleção, pressão no estômago, distenção; eructação mesmo com estômago vazio, apresentando melhora ao comer. Lado direito pior, melhorando com eliminação de gases. Piora após ingerir alimentos (imediatamente ou 1 a 2 horas após). Sensação de repleção e aversão à comida ao começar a comer. Fome com aversão à comida. Dores causadas por fome, melhorando ao comer. As *dores melhoram ao inclinar-se para trás*. Náusea intensa. Aversão e piora com gorduras, café; desejos de comidas de sabor forte e interessante (cf. *Pulsatilla*), piora com doces. Dores como cólicas com distensão. Diarréia ou fezes em forma de bola. Fezes claras. Tenesmo após evacuar, com a sensação de não ter terminado. Cólica abdominal depois da meia-noite (24:00 — 2:00hrs). Dores no lado direito superior do abdômen, irradiando para o ombro direito.

Hemorróidas com sensação de ardor.

Urinário: Perturbação dos impulsos motores. Necessidade freqüente de urinar, urina gotejante, dificuldade de urinar, micção involuntária.

Libido sexual aumentada ou diminuída (uso histórico como afrodisíaco). Cólicas menstruais; menstruação intermitente. Congestão uterina, menorragia, leucorréia ofensiva.

Extremidades: Ficam pesadas, contundidas, doídas, como após esforço muscular. Sensação de contusão e exaustão como depois de uma gripe. Melhora com movimento.

Dores sensíveis e tensivas, principalmente no ombro direito e na parte frontal de ambas as coxas.

Lumbago, ciática, dores que queimam, piorando no lado direito e quando sentado; melhora com pressão, piora no início e melhora com movimento contínuo; a pessoa não consegue permanecer deitada, tendo que levantar e ficar andando durante a noite. Melhora com o calor e ao inclinar-se para trás; piora em pé e com as pernas penduradas.

Artrite subaguda e crônica, artrose deformante, artrite traumática (cf. *Arnica, Symphytum*).

Pele: Má cicatrização, terçóis, furunculose, pele oleosa ou de aspecto não limpo que mancha a roupa de cama, erupções vesiculares e herpéticas com prurido.

Na botânica a *Mandragora* pertence à mesma família que a *Bel-*

ladonna, *Hyoscyamus* e o *Stramonium*, a família das Solanaceas. É intensamente tóxica e se enquadra mais nos tipos de patologia de desenvolvimento lento e profundo do que nas condições agudas da *Belladonna*, *Hyoscyamus* e *Stramonium*.

Nota do Autor — O presente estudo da droga se baseia na sintomatologia das excelentes e extensivas provas efetuadas por Mezger, como também nas próprias observações clínicas e verificações do autor. Mezger enfatiza que seus sintomas foram provocados por um preparado da raiz. Segundo a experiência do autor, não parece existir uma apreciável diferença de ação entre a preparação da raiz da *Mandragora* por Mezger e a nossa *Mandragora*, que é um extrato feito das folhas.

ARISTOLOCHIA CLEMATIS

Este trabalho apresenta à matéria médica inglesa uma droga que merece um lugar de destaque entre os nossos policrestos. A *Aristolochia* é uma das mais antigas ervas medicinais. Foi usada no antigo Egito, na Europa medieval e também pelos aborígenes das Américas, especialmente contra mordidas de cobras. O nome que os egípcios lhe deram é de "anticobra". Supõe-se que a denominação de *Aristolochia* foi introduzida por Paracelsus e significa "excelente para os trabalhos de parto", referindo-se assim à sua relação com a função genital feminina. Também foi largamente usado na medicina popular como remédio cicatrizante. Em experiências com animais, feitas por Madaus, na Alemanha, provou ser eficaz contra infecção de gangrena causada por gás experimental. Este efeito se deve, aparentemente, a um aumento das forças defensivas da organização, já que nenhuma ação bactericida *in vitro* pode ser demonstrada. Toxicologicamente causa menorragia, aborto, nefrite hemorrágica, gastrenterite, degeneração gordurosa do fígado e intensas hemorragias internas e capilares; afeta também o sistema nervoso central, ocasionando náuseas, vertigens e convulsões. Foram realizadas provas sistemáticas com indivíduos sãos por Julius Mezger de Stuttgart, Alemanha. A matéria médica completa da droga foi publicada em seu livro *Gesichtete Homeopathische Arzneimittellehre* (Matéria Médica Selecionada), Karl Hang Verlag, Stuttgart, Alemanha.

A apresentação que se segue é baseada na sintomatologia de Mezger. Foram acrescentadas algumas ampliações baseadas em minhas próprias experiências clínicas com o medicamento e que, quando ocorrem, estão devidamente marcadas por asteriscos.

As principais ações da droga se direcionam ao:

1. Trato urinário (irritação, inflamação, cistite, pielite, poliúria).
2. Trato genital feminino (ovários, amenorréia, menarca atrasada, artrite da menopausa, gravidez, partos, esterilidade.

3. Trato genital masculino (prostatite e epidermite, G.C.), semelhante à *Pulsatilla*.
4. Trato gastrintestinal (colite, diarréia com tenesmo e sensação de não ter terminado), semelhante ao *Mercúrio*.
5. Vulnerário (feridas infectadas, bolhas por causas mecânicas — remar, montar a cavalo etc.).
6. Pele (eczemas crônicos e agudos, dermatites, infecções e ulcerações).
7. Veias (veias varicosas, flebite).
8. Nariz e *sinus*.

O medicamento parece-nos como um híbrido da *Sepia*, *Pulsatilla* e *Arnica*, se nos for permitido exprimir algo novo, diferente e desconhecido em termos de algo que já nos é familiar. Isto não deve ser motivo para usarmos a droga como um remédio de combinação quando, porventura, não pudermos diferenciar entre *Sepia* e *Pulsatilla*; lembrarmos desses medicamentos relacionados poderá nos ajudar a apanhar o espírito da nova substância, relacionando-a a algo já bem conhecido. Os sintomas físicos têm uma forte semelhança com a *Pulsatilla*. Os sintomas mentais e o tipo de personalidade parecem mais próximos da *Sepia*.

Sintomas Mentais e Tipo de Personalidade: Causou depressão em alguns dos provadores; em outros casos, houve marcante melhora em uma depressão já existente, dando lugar a uma alegre disposição, particularmente antes da menstruação. Entre os meus pacientes observados até agora, a observação mais notável foi a prevalência de estados extremos de humor, isto é, ou uma marcante depressão ou um estado de alegria hilariante ou de animação bastante exageradas ou injustificadas, até mesmo em alternância. Verificaram-se também casos de extrema extroversão ou introversão na mesma pessoa. Podemos cair na tentação de classificar o tipo *Aristolochia* com características de instabilidade emocional do tipo maníaco-depressivo. Depressão chorosa,* medo das pessoas* (mais que uma ativa aversão rancorosa), ofendem-se facilmente,* hipersensíveis,* falta de autoconfiança,* queixas por antecipação* (?). Não são facilmente comfortados, como a *Pulsatilla*, são antes inconsoláveis* e zangados* quando em depressão, não havendo porém agravação ao serem consolados, como a *Sepia*.* Há melhora na depressão com o retorno da menstruação suspensa (após histerectomia) parcial.

Sintomas Gerais: Frio intenso que não melhora com calor externo. Fome insaciável. Intenso cansaço e exaustão e/ou alternando com atividade fora do comum e capacidade de desempenho — novamente o padrão de resposta maníaco-depressivo. Grande exaustão com tonturas e frio não aliviado com calor externo. Fome intensa apesar de indigestão. Tendência a extremidades frias e joanetes. Amenorréia, oligomenorréia, suspensão da menstruação, menstruações fracas e curtas. Circulação insatisfatória e congestão local (venosa). "Tipo venoso". As *modalidades* indicam uma grande semelhança com o padrão da *Pulsatilla*. O paciente sente muito frio e a maioria dos sintomas locais apresenta melhora com calor local e piora com frio (especialmente a nevralgia facial, dor de dente e tosse), embora a dor de cabeça e a coriza melhorem com ar frio e aplicações frias. No total, o paciente deseja e sente-se melhor com ar fresco, ao movimentar-se, melhora com qualquer espécie de eliminação; piora antes da menstruação e melhora após o seu início; agravação geral ocorre na parte da manhã, ao levantar-se e entre as 2:00 e 4:00 hrs. da madrugada (sono, tosse).

Cabeça: Dores de cabeça melhoram ao ar livre, aplicações frias; pioram antes e depois da menstruação: melhoram com início da coriza; pioram inclinando-se para a frente.

Olhos: Sensação de raspar, ardor, lacrimejamento, piorando com leitura, luz forte.

Ouvidos: Tinidos com otalgia e dores de cabeça. Produz epitelização após cirurgia radical do ouvido médio. Otite média aguda.

Nariz: Coriza com nariz entupido e dor de cabeça, melhor ao ar livre e fresco. Violentas dores de cabeça melhoram com o início da coriza. Coriza aquosa com muitos espirros, piorando entre 8 e 9 horas da manhã. Pólipos nasais com secreção, congestão (aplicações locais). Febre de feno,* anosmia (?)

Rosto: Nevralgias faciais.

Boca: Rachaduras nos cantos. Herpes labial. Dor de dente, inchaço apical, piorando com alimentos frios e melhorando com o calor.

Garganta: Seca, dolorida. Amígdalas com crosta amarela, rouquidão.

Gastrintestinal: Apetite voraz ou perda de apetite. Sensação de enjôo com estômago vazio: fraqueza, tonturas que obrigam a deitar. Forte náusea com frio. Vômitos azedos, amargos; vômitos após comer *sauerkraut* (repolho azedo), melhorando com a ingestão de leite. Gastrite. Vontade de defecar sem resultado. Diarréia súbita, mal conseguindo chegar ao toalete. Enterite virosa com tenesmo; evacuação de *mucus* sem fezes. Tenesmo causando prolapso retal não melhorando nem com evacuação de *mucus*. Enterocolite crônica com constante pressão retal imediatamente após evacuação. Diarréia após cada refeição. Estados intestinais neuroespásticos.* Enterite antecipatória,* emocional,* e colite.* Prisão de ventre com grande flatulência (melhorou durante a prova). Hemorróidas sangrando. Os sintomas intestinais são acompanhados de sensação de frio.

Respiratório: Asma brônquica.*

Urinário: Vontade freqüente de urinar, com dores na bexiga e na uretra. Micção freqüente e dolorosa, piorando à noite. Gotejamento involuntário de urina. Enurese noturna, cistite, pielite por exposição ao frio (soldados). Dor súbita na região dos rins. Albuminuria. Sedimento esbranquiçado na urina.

Órgãos genitais masculinos: Sem sintomas em provas, porém clinicamente eficaz em prostatites, epidemites, piorando com o frio. C.G.

Órgãos genitais femininos: Cólicas abdominais pré-menstruais. Forte dismenorréia. Amenorréia, oligomenorréia, etc., atraso da menarca. Restabelece a menstruação muito fraca ou suspensa, mesmo em casos de amputação do útero. Sintomas gerais melhoram com a volta da menstruação. Amenorréia causada por confinamento em prisões, campos de prisioneiros, viagens de avião ou por outros meios (*Lager amenorréia*). Amenorréia da lactação. Menstruações fracas e curtas. Menopausa precoce. Leucorréia, *mucus* amarronzados antes das regras. Sensação de dor e enrijecimento do seio esquerdo. Coceira voluptuosa da vulva e do reto. Eczema. Inchaço dos pés e dos tornozelos antes da menstruação.

Extremidades: Dores lancinantes das articulações, melhorando com o início da menstruação ou leucorréia mucosa sangrenta; piorando ao costurar ou tricotar. Artrose da menopausa. Braços doloridos quando pressionados. Pés pesados como chumbo. Inchaço excessivo antes da menstruação, melhorando quando a mesma inicia. Extremidades frias.

Veias varicosas: Congestão e varizes na gravidez. Sensação de tensão nas veias varicosas.

Pele: Espinhas e vesículas em vários pontos. Acne,* piorando antes da menstruação; furunculose.* Extenso eczema seco no pescoço, braços etc., coceira-ardor. Eczema com crosta no couro cabeludo, lábios, vulva, ao redor do umbigo,* causando intensa coceira. Erupção erisipelóide no tronco. Pele seca rachada.* Eczema úmido. Má cicatrização da pele. Má cicatrização de feridas, feridas infectadas. Bolhas causadas por sapatos, remar, jardinagem, montar a cavalo etc. Bolhas infeccionadas provocadas por marcha (soldados). Também ferimentos externos causados por pressão, contusão ou atrito. Úlceras crônicas e supuração dos pés e mãos. Escaras, úlceras infeccionadas, dermatite (10% de ungüento ou 1 a 2 colheres de sopa de tintura-mãe para 500cc de água. Para infecções ou inflamações mais agudas, utilizar, de preferência, aplicação aquosa).

Evita a infecção de ferimentos recentes e promove a granulação. Contusões dolorosas, queimaduras, extremidades congeladas. Para aplicações tópicas é aparentemente superior à *Calendula*. Todo tipo de supuração, septicemia (??).

Regulação da temperatura: Frio em todo o corpo. Suores noturnos. Frio durante a menstruação. Febre com amigdalite. Extremidades frias. Baforadas de calor excessivas com suor* (menopausa).

Na rotina do consultório, deve-se considerar em primeiro lugar a *Aristolochia* antes de qualquer outro remédio (a não ser que seja o definitivamente indicado) nos casos de cessação ou deficiência da menstruação (os que são normalmente associados à *Pulsatilla*) e também para a média de casos de cistite. Como cicatrizante, parece superior à *Calendula*.

3ª Parte
A PRÁTICA

O PROBLEMA DO RELACIONAMENTO CORPO-ALMA NA PRESCRIÇÃO

A longa experiência clínica comprovou decisivamente que, para o tratamento homeopático, as características emocionais e os traços mentais do próprio paciente representam o guia mais prático para a seleção do remédio eficaz, independente do tipo da doença clínica. Nas experiências com indivíduos sãos, aquele medicamento deve ter reproduzido não apenas o estado semelhante da doença física, mas também um quadro das características emocionais e temperamentais do paciente. Essa regra, empiricamente verificada, implicaria que os acontecimentos, tanto ao nível psicoemocional quanto ao nível organofisiológico, estão entre os elementos fundamentais por trás dos quais se nos apresenta a doença. Considerando que tanto os elementos psíquicos como os somáticos estão envolvidos, estaríamos autorizados a ver quase que todas as desordens como sendo psicossomáticas. Encorajados por nossa abordagem clínica, poderíamos assim nos sentir tentados a cair em generalizações de que talvez todos esses distúrbios pudessem ser tratados simplesmente ao se prescrever um medicamento selecionado com base na sua semelhança psicossomática: esperando que esse medicamento elimine sempre toda a patologia, tanto psíquica como somática, abolindo assim a necessidade de qualquer tipo de abordagem psicoterapêutica. Essas pretensões surgiram realmente em nosso meio, tendo o suporte de muitos casos terapeuticamente bem-sucedidos, tanto em doenças mentais como em distúrbios físicos acompanhados de sintomas emocionais. Infelizmente, porém, a vida não é tão simples para que uma única abordagem possa englobar a grande variedade de seus fenômenos. Todo médico que esteja disposto a encarar esta desagradável verdade poderá se recordar de um bom número de pacientes que, com ou sem indicações marcantes dos sintomas mentais, não apresentaram uma reação duradoura ao *simillimum*, nem ao nível psicoemocional nem ao nível físico. Em particular, aqueles pacientes que apresentam um forte fundo emocional, suprindo-nos com sintomas mentais que consideramos os melhores guias para uma prescrição exata, frustram-nos freqüentemente com essa falta de reação ao remédio. É como se seu próprio impasse psicológico apresentasse uma barreira à recuperação permanente da saúde, tornando a restabelecer a patologia após uma melhora temporária. Temos que enfrentar, portanto, uma situação paradoxal. Os sintomas mentais do paciente, ou seja, seu *status* psicológico, fornece-nos, em certos casos, os principais indícios para chegarmos a uma prescrição terapêutica que seja bem-sucedida, porém, em outros casos, esses mesmos sintomas podem ser os obstáculos à recuperação.

A fim de estabelecermos uma maneira pela qual esses fatos contraditórios possam ser relacionados entre si como aspectos diferentes de um mesmo fenômeno fundamental, deveremos tentar chegar a uma consideração básica no que diz respeito ao inter-relacionamento das funções biológicas e psíquicas.

Ao pensarmos na psique, tendemos freqüentemente a explicar sua função como sendo um processo puramente biológico ou fisiológico. O fato de que nosso dinamismo psicológico é tão fortemente motivado por instintos básicos, tais como a fome, a autopreservação e a sexualidade, os quais, por sua vez, dependem da atividade hormonal e da atividade nervosa autônoma, dá sustentação a essa atitude. Contudo, de modo semelhante, os próprios processos da vida são interdependentes, por sua vez, dos processos físicos e químicos e, no entanto, não são idênticos a eles. A vida também não pode ser entendida considerando-a como apenas uma química complicada; deve ser vista como um fenômeno básico qualitativamente diferente em si, que é servido pela química e que, por sua vez, depende de seu servo mas não é idêntico a ele. Semelhantemente, os processos psíquicos estão interligados com as funções biológicas e os instintos, porém as qualidades humanas peculiares, como o consciente, a vontade e o raciocínio, mesmo atuando contra a exigências instintivas, são entidades novas e distintas. Elas evoluíram de uma vida puramente animal, seguindo, porém, leis próprias diferentes. Mesmo com os próprios processos psíquicos ocorre uma nova diferenciação análoga, conforme demonstrou a moderna psicologia profunda: as funções inconscientes e autônomas tornam-se relacionadas a um centro egóico, atingindo uma qualidade inteiramente nova, a conciência.

Resumindo, temos um encadeamento peculiar de fatos: a química, à medida que se torna mais complicada, penetra nas fronteiras da vida. A vida incorpora uma química muito evoluída, porém apresenta também uma entidade inteiramente diferente e nova que não é a química. O funcionamento biológico, através das atividades nervosas e hormonais, manifesta-se nos impulsos instintivos, os quais são, por um lado, funções biológicas altamente diferenciadas, porém, em sua diferenciação psíquica, representam algo inteiramente novo e diferente. A existência psíquica evolui a partir dos instintos, culminando na consciência do ego, num processo de refinação cumulativa que resulta na emergência de uma nova qualidade. Vemos esta cadeia evolucionária continuar quando percebemos que mesmo nossa consciência do ego se vê confrontada por uma entidade da qual, por um lado, sentimos a continuidade em nossa alma e, no entanto, por outro lado, é superior e está acima da nossa existência pessoal e, portanto, é diferente de nós mesmos. Nós o denominamos de várias formas, como espírito ético, moral, divino, Deus imanente (nosso centro evolucionário mais alto) e Deus transcendental (na medida que o sentimos separado de nós mesmos). Assim, a evolução parece avançar, de um lado, por uma cadeia contínua; de outro lado, pela contínua introdução de novas e diferentes variações, em diferentes níveis, cada um delas sendo distinta e única em si mesma. Todavia existem também padrões repetitivos, interações mútuas, bem como contínuas transformações de impulsos e energias entre os vários níveis.

Esse fenômeno de continuidade homogênea através de entidades diferenciadas descontínuas, semelhantes e contudo diferentes, poderiam deixar-nos num impasse lógico desesperançado, não fosse o fato de que podemos tirar proveito da experiência bem-sucedida obtida pela física moderna através de uma situação análoga. O exemplo mais próximo é o da teoria da luz, que é considerada como sendo contínua e vibratória mas, ao mesmo tempo, de natureza descontínua e corpuscular, explicações estas logicamente contraditórias, provando serem mutuamente complementares em termos matemáticos e de experiência prática. O que se pode aplicar ao nosso problema é o fato de que ondas longas e curtas, infravermelhas, luz visível, ultravioleta, raios Roentgen (X) e rádio (gama) representam qualidades diversificadas e diferentes mas, ao mesmo tempo, não são mais que variações da mesma energia básica, embora desconhecida quanto à sua natureza essencial. Evidenciando um encadeamento contínuo de uniformidade fenomenal, que chamamos de espectro, os vários elementos do espectro representam, no entanto, qualidades essencialmente diferentes com diferentes leis e efeitos fenomenológicos. Jung[1] teceu comentários a respeito da analogia entre a fenomenologia mencionada acima e as descobertas da psicologia analítica, de uma relação do tipo espectro entre os instintos, os elementos psíquicos inconscientes, a psique consciente e representações de padrões espirituais básicos (chamados arquétipos), todos eles entidades qualitativamente únicas, porém em níveis diferentes, como se representassem fenômenos análogos, quase repetitivos.

Como uma hipótese prática de trabalho, poderíamos adotar o modelo simbólico de Jung sobre uma faixa espectral e estendê-la para o todo da existência psicossomática, desde o funcionamento orgânico através da bioquímica, dos processos biológicos da vida e através dos instintos, até os domínios da psique. Do mesmo modo que no espectro da radiação a luz visível é a única parte acessível à nossa percepção direta, no espectro humano o consciente, como uma ilha isolada, margeia os elementos inconscientes "invisíveis" que estão acima e abaixo. Como a luz visível flui para dentro do infravermelho e de lá penetra as ondas curtas e longas abaixo, e depois os raios ultravioleta, dirigindo-se à energia de alta freqüência em cima, assim também a "visível" psique consciente flui "para baixo", penetrando no inconsciente dos instintos que levam à biologia e à química e, "para cima", penetrando na experiência emocional, ética e religiosa que levam ao reino do espírito. Simplificando, podemos considerar o funcionamento fisiológico como a camada inferior do inconsciente.

No entanto, o espectro humano não é nem estático nem bidimensional, movendo-se em mudanças evolucionárias infinitas que incluem o espaço (manifestações centrais *versus* periféricas) e também o fator tempo (coexistência de fatores passados assim como tendências futuras num dado quadro de sintomas). Porém, esta fascinante qualidade de quadridimensionalidade excederia o nosso tema se o discutíssemos agora. As mudanças evolucionárias são caracterizadas por lentas progressões e regressões e, também, por tempestuosas concentrações de energia, alternando com fases de comparativa calma. Sempre que um passo à frente estiver sendo imposto, ou que a força de um impulso tenha sido gasta ou bloqueada, ocorre uma emergência que podemos comparar aos centros de tempestade onde há energia acumulada com subseqüente liberação de tensão. Para nossa experiência subjetiva, estes centros de tempestade se apresentam como distúrbios fisiológicos ou psicológicos. Seus sintomas dependem da área do "espectro" na qual se agitam e também do seu grau de intensidade, cujas conseqüências se fazem sentir, em vários graus de extensão, nas regiões circunvizinhas.

Como numa experiência modelo, podemos estudar o alastramento peculiar da perturbação de um campo energético, observando o que acontece quando uma pedra cai na água. A intensidade das ondas que se alastram diminui com a distância. Quando o alastramento é impedido por um obstáculo, as ondas são refletidas; retornando, elas se somam ao distúrbio original e tornam confuso o seu padrão. Como analogia, a perturbação energética criada por um centro de tormenta no espectro humano tende a alastrar-se para dentro das áreas vizinhas em proporção à intensidade do campo central, diminuindo de acordo com o grau de expansão. Quando esta extensão encontra uma barreira, o fluxo energético é refletido; ao voltar, soma-se à perturbação original, alterando seu padrão e provocando expressões em direções diferentes. Desse modo, ocorre a empiricamente bem conhecida sintomatologia da supressão.

Por exemplo, um "centro de tormenta" situado na "área" do sistema de regulação central autônomo e hormonal afetará o campo imediatamente vizinho ou as funções e a bioquímica do órgão, causando talvez distúrbios circulatórios ou reumáticos. A extensão "para cima" afetaria a esfera dos instintos, produzindo sintomas emocionais, talvez típicos da menopausa ou da puberdade. De acordo com nossa hipótese, o bloqueio da extensão de um lado deveria intensificar o fluxo do distúrbio para o lado oposto. Na realidade, tivemos oportunidade de observar que o bloqueio das expressões orgânicas (suspensão de descargas ou erupções, remoção de órgãos etc.) pode, freqüentemente, ser seguido de distúrbios mais sérios, até mesmo mentais. Inversamente, a repressão de conflitos instintivos que impedem sua extensão na consciência provocam perturbações "mais abaixo", na esfera orgânica, de acordo com a literatura psicossomática dos últimos anos.

Obviamente, uma abordagem terapêutica ótima depende de um correto diagnóstico da "localização" do foco de turbulência e, em segundo lugar, da compreensão de como os vários métodos terapêuticos afetam aquelas diferentes áreas do *spectrum*. As provas homeopáticas parecem sugerir que o medicamento potencializado exerce seu principal efeito sobre a parte "inferior", onde ocorre o encontro da química com a vitalidade. A partir daí, uma extensão descendente de sua ação afetaria a macroquímica e a estrutura orgânica; a extensão ascendente se sua energia atingiria os instintos, desejos, aversões, traços de temperamento e estados mentais. Os efeitos mais materiais da dosagem alopática, das terapias químicas e mecânicas centram-se ainda mais "abaixo", na macroquímica e na estrutura das substâncias. Por sua vez, a psicoterapia age diretamente sobre a esfera "superior", onde nosso consciente interage com os instintos inconscientes de um lado, e os impulsos espirituais inconscientes de outro. Sua extensão descendente, através dos instintos e dos sistemas reguladores nervosos e hormonais, poderá afetar o funcionamento fisiológico e bioquímico do órgão.

Provavelmente, a principal dificuldade em diagnosticar o foco central do distúrbio energético resulta do fato de que o conhecimento que o paciente tem dos sintomas é determinado pelas "ondas" que porventura alcancem a sua pequena ilha de consciência. Ao registrá-los não podemos, inicialmente, ter certeza de onde se originaram, nem se as ondas de fato alcançaram nosso ponto de observação. Muitas tormentas podem ser subjetivamente assintomáticas por não atingirem nossa ilha de consciência; muitas mensagens são recebidas apenas indiretamente através de manifestações secundárias. Por exemplo, uma condição que se manifeste como coleocistopatia pode, em determinado caso, ser a extensão de um desequilíbrio, constitucionalmente herdado, dos sistemas hormonal, secretor e dos nervos autônomos e necessitar de uma abordagem médica constitucional. Em outro caso pode surgir o mesmo quadro, originário de uma situação de conflito psicológico inconscientemente reprimida, da qual, a princípio, percebemos apenas as reverberações organofisiológicas. Por sua vez, um caso com predominância de sintomas mentais pode representar um conflito psicológico sem saída; outro com sintomas semelhantes pode surgir através de desequilíbrios orgânicos.

A esta altura, apresentaremos dois históricos de casos, os quais, devido a sua semelhança comparativa, ilustram a dificuldade em decidir qual a melhor abordagem terapêutica.

A Sra. M.L., de 49 anos, sofrendo há dez anos de severas crises semanais de enxaqueca. As crises se manifestam do lado esquerdo, com dores agudas que parecem perfurar o olho, acompanhadas de sensação de bolo na garganta, espasmos abdominais e vômitos. A paciente é irritável, supersensível, ofende-se e chora com facilidade, sente-se pior antes das regras, com exposição ao sol e com a aproximação de tempestades, friorenta mas melhora ao ar livre, tem vontade de comer doces. Está casada com um homem muito mais velho e muito infiel, que a domina completamente e aparentemente não a trata muito bem. Sendo que a sua atitude emocional é de um caráter ainda adolescente, não tem condições de enfrentar a situação a não ser por acessos de raiva e desespero. Com *Sulphur* e *Sepia* há uma geral melhora constitucional junto com os distúrbios agudos intercorrentes; contudo, a tendência à enxaqueca persiste após um período de seis anos. Ao fim desse período, foi iniciada terapia psicanalítica. À medida que vai tomando consciência de que em seu casamento reproduzia, inconscientemente, os padrões da infância e da adolescência em relação a um pai bastante dominador e passa a assumir uma atitude emocional mais madura, ela se torna bem-sucedida em se afirmar em seu relacionamento atual. Estabelece-se um novo *modus vivendi* em sua vida matrimonial e, há cerca de um ano, não houve recorrência das enxaquecas e nem de nenhum outro distúrbio agudo freqüente que a atormentava.

Srta. J.C., 24 anos. Tomada de ataques inexplicáveis de terror compulsivo e apreensão que quase a paralisam quando anda na rua. Sente-se quase desfalecer, com suores frios, palpitações, tremores em todo o corpo. É irritável, impaciente, não consegue chorar, sente-se melhor durante as relações com seu noivo, a quem pensa não amar; contudo não é capaz de negar-se a ele ou chegar a um rompimento. Ela não sabe dizer "não" a um homem. Aqui também uma atitude emocional imatura é confirmada pela sua dependência de um pai dominador, com o qual ainda vive e de quem não pode se libertar. *Sepia 1M*, dose única, remove completamente o complexo de sintomas ameaçadores, embora persistam as dificuldades pessoais. Apesar de não ter havido recorrência nos últimos meses, existem dúvidas quanto ao futuro, tendo em vista os aspectos fundamentais gerais. Neste caso, aparentemente, uma labilidade hormonal e autonômica foi responsável pelo excessivo desequilíbrio causado por um problema pessoal relativamente comum, justificando assim uma abordagem médica. O entendimento deste intricado e contraditório relacionamento corpo e alma poderão nos proteger do erro de considerarmos um caso incurável ou de mudar o remédio quando uma prescrição correta parece não funcionar. A dificuldade pode simplesmente residir no fato de que uma determinada abordagem tenha chegado ao seu limite de aplicabilidade prática, pelo menos por enquanto.

Sem dúvida, nosso entendimento é ainda extremamente fragmentário e nossas hipóteses podem parecer bastante complicadas e artificiais. Contudo, devemos nos lembrar que nossa posição é semelhante a da física em relação à pesquisa nuclear, onde se obteve progressos tais que as descobertas totalmente abstratas e complicadas não podem ser esclarecidas a não ser através de modelos estruturais, que não são mais que analogias figurativas ou símbolos. O modelo do átomo também não representa uma realidade observável de fato, porém, da mesma forma que o nosso *spectrum*, é a melhor maneira possível de expressar algo imperceptível por meio da comparação ou da representação simbólica.

Assim também na medicina tentamos prosseguir aos tropeços, partindo de uma abordagem estática, mecanicista para outra cujas considerações se façam em termos de sistemas e campos. A física já superou sua infância mecanicista. O mesmo ocorre, pelo menos em parte, com a comparativamente mais recente ciência da psicologia. Já está na hora de, também a medicina, enfrentar esta difícil tarefa e libertar-se das correntes do pensamento mecanicista que nos foram legadas pelo século XIX.

---

[1] C.G. Jung, *Der Geist der Psychologie,* Eranos Jahrbuch, 1946, Editora Rhein, Zurique.

OS PROBLEMAS DA PRESCRIÇÃO CRÔNICA

Hoje em dia, a eficiência do tratamento médico é geralmente medida pelo seu sucesso em estados extremos. Este padrão, necessariamente, é somente aplicável em casos de doenças agudas ou estados terminais como câncer etc. Alguém que advogue a homeopatia se vê imediatamente confrontado com a dúvida de se a homeopatia pode curar o câncer, a leucemia ou a meningite e se temos algo que se possa comparar com a moderna quimioterapia e os antibióticos. Além disso, mesmo admitindo a eficácia da homeopatia em doenças agudas e também como paliativo nos estados degenerativos incuráveis, muitos investigadores superficiais ainda sentem que o uso da penicilina na pneumonia ou de opiáceos como paliativo no câncer é mais simples e, portanto, preferível.

No entanto, deixa-se de considerar o fato de que muitas doenças incuráveis poderiam ser evitadas. E no campo da terapêutica preventiva a homeopatia é simplesmente e absolutamente inigualável. Além dos princípios sanitários gerais e as relativamente duvidosas benesses da vacinação em massa, a abordagem ortodoxa não pode reivindicar nenhum progresso na prevenção efetiva das doenças.

Afirma-se que uma entre quatro pessoas morrem de câncer. Na cidade de Nova York, em cada mil são registrados dois casos de tuberculose. Quantos pacientes homeopáticos, sob constante tratamento crônico de outras condições que não essas, desenvolveram, digamos num período de cinco a dez anos, câncer ou tuberculose? De acordo com as probabilidades estatísticas, pelo menos uma certa porcentagem das pessoas observadas durante esse período deveria ter desenvolvido essas condições. Contudo, os arquivos de qualquer homeopata que se dedique a um sistemático trabalho crônico revelarão uma espantosa e desproporcionalmente baixa incidência estatística de novos casos de doenças degenerativas entre os seus casos crônicos tratados constitucionalmente.

Além disso, esquece-se facilmente que a ausência de doença aguda não significa necessariamente ter saúde. Enquanto muitos casos agudos se curam por si, independente do tratamento, para a maioria dos males crônicos a alopatia desconhece outra terapia que não a cirurgia. Tudo isso é para mostrar que, tanto do ponto de vista da prevenção quando do tratamento, o trabalho constitucional crônico é a própria essência da contribuição homeopática à medicina, absolutamente única e insuperada.

Por outro lado, o tratamento de um paciente crônico é um caminho cheio de dificuldades e armadilhas, que o tornam o mais difícil capítulo na condução de casos. Alguns desses melindrosos problemas serão discutidos neste trabalho. Partimos da premissa de que o caso foi adequadamente estudado e encaminhado e que o remédio foi cuidadosamente selecionado.

Nossa dificuldade se inicia quando o remédio aparentemente bem escolhido não está à altura de nossas expectativas, seja porque:

1. falha completamente em obter melhora;
2. dá alívio parcial;
3. não mantém resultados por um período suficientemente prolongado;
4. falha na repetição, apesar dos sintomas serem os mesmos.

1. Se a prescrição não obtiver qualquer efeito, é óbvio que o remédio, embora escolhido com base nas melhores evidências disponíveis, não era de fato o indicado, pelo menos não naquele dado momento. Este último comentário sugere que, às vezes, o remédio que cobre corretamente o caso deva ter seu caminho preparado por um outro relacionado a ele. Voltaremos a este ponto mais adiante. Todavia, nossa primeira reação ao malogro da prescrição deverá ser o de duvidar da sua absoluta correção. Se o remédio foi de fato cuidadosamente escolhido, após o estudo e a avaliação do material sintomático, podemos presumir que o próprio material era deficiente e não englobava a totalidade dos sintomas.

O que significa de fato a totalidade de sintomas? Não é necessariamente o maior número de sintomas que faz uma totalidade, mas sim as evidências desses sintomas, mesmo que sejam em pequeno número, mas com as características da prova do medicamento e distinguindo a sua peculiar esfera de ação em meio a drogas semelhantes. Assim, ao designar a totalidade dos sintomas, fazemos uma *seleção qualitativa* a partir do material disponível, sendo guiados em nossa avaliação pelo nosso conhecimento e entendimento da matéria médica. Por outro lado, de acordo com nossos estudos, a totalidade do paciente é, geralmente, apenas uma fração da totalidade do remédio. Por exemplo, pelo estudo do *Lachesis* sua totalidade consiste de: agravação sazonal, agravação após o sono, por roupas apertadas, ambientes mal ventilados, suspensão de descargas, loquacidade, ciúme etc., junto com suas sensações peculiares e localização. Todavia, em um paciente poderemos ter necessidade apenas de agravação no outono, após dormir e ciúme, três sintomas ao todo para indicar *Lachesis*, e somente *Lachesis*, não obstante a natureza da afecção. Em outras palavras: a totalidade do paciente não precisa incluir *todos* os sintomas característicos do medicamento, porém este deve conter todos os sintomas peculiares e característicos do paciente. Ainda assim, podemos atentar para um infinito número de detalhes que podem ser relativamente sem importância, já que podem ser compartilhados por um número demasiadamente grande de remédios e, no entanto, deixar de perceber ou ignorar um pequeno sintoma, insignificante do ponto de vista clínico, porém peculiar apenas a alguns medicamentos, sendo assim indispensável para a compilação da totalidade correta.

Um caso para ilustrar o acima exposto: Sra. M., 57 anos. Dor no lado direito do tórax, remanescente de pleurisia. Apendicite crônica, sensibilidade ileocecal e constrição. Sem apetite, sensação de repleção e náusea. Prisão de ventre e distensão. Dor de cabeça do lado direito. Sensação de queda dos órgãos abdominais. Intensa fraqueza e lassidão, com gradual e constante perda de peso. Depressão, medos indefinidos e agitação, porém satisfeita ao ficar só. Pior no fim da tarde e ao anoitecer, pior com pressão das roupas, melhor com aplicações quentes. Falta geral de calor vital. *Lycopodium* 200 a 10M proporcionou algum alívio mas não foi capaz de superar o problema completamente. *Sepia*, fortemente sugerido pelos sintomas, não causou nenhum efeito. Após vários meses de um progresso relativamente insatisfatório, a paciente foi a uma palestra sobre a importância de se observar mesmo os sintomas menores e, posteriormente, relatou ao médico que às vezes surgiam finas rachaduras na ponta do nariz. Sob este sintoma Kent indica apenas *Alumina* no mais alto grau e *Carbo animalis* no mais baixo.* Levantadas estas possibilidades, entretanto, os sintomas de baixa vitalidade nos idosos, vontade de estar só, tristeza, reflexão, ansiedade ao anoitecer, pontadas remanescentes da pleurisia, má digestão com flatulência, rachaduras na ponta do nariz, não deixam dúvidas quanto ao *Carbo animalis* que proporcionou a cura que o *Lycopodium* não produziu.

---

* Rent estabelece três graduações de importância repertorial dos sintomas:
1 ponto — sintomas de experimentação do medicamento.
2 pontos — sintomas da experimentação e comprovação na reexperimentação.
3 pontos — sintomas da experimentação, reexperimentação e comprovação clínica.

As rachaduras no nariz apontaram para uma nova direção, mas a prescrição somente foi determinada juntando-o aos outros sintomas característicos. Se apenas as rachaduras fossem consideradas como base na seleção, seríamos culpados ao prescrever baseados em *notas-chave*.

Freqüentemente nossa seleção do remédio será incorreta porque o fator miasmático não foi considerado. Para sermos exatos, um histórico de sífilis, gonorréia crônica, tuberculose ou malária deve ser considerado como parte de uma totalidade de sintomas. Numa prova, os sintomas desenvolvem-se não apenas no espaço, isto é, simultaneamente em diferentes partes, mas também numa seqüência de tempo. Portanto, devemos levar em consideração que os sintomas existentes na época em que começamos a cuidar do caso representaram apenas a distribuição espacial. A fim de utilizar a distribuição temporal, devemos verificar cuidadosamente o passado e talvez até mesmo prever um provável desenvolvimento futuro, quando prescrevermos por exemplo para um caso em que deveríamos reconhecer uma diátese cancerosa. Portanto, qualquer histórico das condições acima deve ser considerado como presente no dado momento e incluído no material da prescrição.

Lembramos o caso da paciente sofrendo de eczema ocupacional causado por tinturas de cabelo, a qual, oferecendo um perfeito quadro de *Sulphur*, não teve qualquer reação até ser precedido de *Thuja*, *Medorrhinum* e *Tuberculinum*. O histórico desse caso foi de uma infecção por gonococos, bem como uma tuberculose suprimida.

Muitas vezes não se pode obter uma história miasmática. Porém se estivermos razoavelmente seguros de que nossa prescrição foi completa e cuidadosa, não apenas superficialmente rotineira, poderemos deduzir a presença do fator miasmático considerando a própria falha da prescrição aparentemente correta. Nesses raros casos, escolhemos o remédio através de puro raciocínio, sem orientação sintomática.

Sra. T., 55 anos, asma brônquica. Muito irritável; a asma começou com a menopausa, é pior à noite, acordando-a do sono, pior com tempo úmido, no calor e no outono. Não tolera roupas apertadas. *Lachesis* 200 — 10M proporciona esplêndido alívio durante seis meses e então pára de funcionar. Nenhum sintoma novo ou diferente, exceto leve coceira vaginal. Embora sem qualquer evidência de história venérea, é postulado um obstáculo miasmático, prescrevendo-se *Medorrhinum* 200 em dose única. Não houve necessidade de novas prescrições para este caso nos últimos dozes meses.

2. Às vezes um alívio parcial segue-se à administração do remédio. Nesse caso, iremos julgar se os postulados de Hering para cura

foram ou não seguidos (os sintomas movem-se de cima para baixo, de dentro para fora e das partes mais vitais para as menos vitais). Sempre que esse padrão é seguido e o paciente se sente melhor mentalmente e no todo, nossa prescrição foi correta, embora alguns sintomas periféricos possam até piorar. Se, no entanto, as partes vitais permanecerem sem melhora, mesmo com o desaparecimento dos sintomas periféricos, ou o paciente não apresenta melhora como um todo, devemos presumir que nossa prescrição foi apenas semelhante em parte e partir à procura de um remédio mais adequado.

Sra. G., 55 anos, epilepsia tipo "grande mal", muitas varizes em ambas as pernas, com múltiplas úlceras varicosas, insuficiência cardíaca descompensando gradativamente. A paciente é pesada, pletórica, com estase venosa em todo o corpo, ondas de calor, sensação de contusão dolorida. *Arnica* 30. Excelente melhora dos pés mas aumento da freqüência e intensidade dos ataques epilépticos que tomam um aspecto ameaçador. Medicamento suspenso. Epilepsia melhora, pés pioram. *Arnica* novamente. Pés melhoram, epilepsia piora. O caso é reestudado, dando-se *Sulphur* 200. Inicialmente, a epilepsia melhora, pés pioram, e depois gradual, mas constantemente, tudo melhora. Este caso demonstra que uma prescrição homeopática parcialmente semelhante pode ter uma ação supressiva da mesma forma que uma droga alopática ou uma cirurgia mal indicada.

Surge um problema especial quando devemos prescrever para um caso que exiba poucos sintomas. Hahnemann sublinha (*Organon*, parágrafos 175-184) que nesses casos a melhor escolha de remédio, se não puder produzir uma cura completa por ser apenas parcialmente indicado para o caso, servirá de instrumental para estimular a vitalidade do paciente, provocando o surgimento de novos sintomas que poderão formar a base para uma segunda e melhor prescrição. De acordo com minha experiência, essa "reação vital" é, não raro, bastante tempestuosa; o paciente passa por problemas aparentemente mais sérios depois de iniciado o tratamento do que antes (agravação). Em desordens profundamente enraizadas, depois que o mal é despertado e entra em atividade, podem se seguir meses e até mesmo anos de violentos sofrimentos temporários. Tanto o médico quanto o paciente devem estar esclarecidos a esse respeito para que não desanimem e para evitar paliação supressiva, embora seja necessário por vezes recorrer ao auxílio da cirurgia quando é preciso remover tecido irreversivelmente desvitalizado. Se continuarmos a prescrever pacientemente durante essa fase, a crise será seguida por uma melhora geral muito satisfatória. É diferente quando prescrevemos para um caso com sintomas insuficientes e que sejam apenas aparentes. Se, no entanto, houver um número suficiente de sintomas e estes não forem percebidos pór nós, nossa prescrição não estimulará a baixa vitalidade; já que não houve necessidade de um estímulo para produzir sintomas, a prescrição incompleta será apenas incorreta. Ou não haverá nenhuma resposta ou esta será de supressão, causando confusão nos sintomas e diminuindo a vitalidade do paciente em vez de estimulá-la. A não ser que uma condição muito aguda exija a prescrição de um antídoto, é melhor escolher o remédio com base numa reavaliação mais cuidadosa do estado original antes de receitar o remédio errado.

3. A resposta à nossa prescrição deverá ter determinada duração antes que outra seja necessária. Quando uma repetição for aparentemente necessária cedo demais, devemos ficar desconfiados. No entanto, qual seria exatamente o tempo de duração da dose? Não existem regras rápidas e rígidas, porquanto existem inúmeros fatores que podem afetar a duração da atividade. Os mais importantes são: idade, tipo de personalidade e o tipo de distúrbio, a presença de obstáculos para a cura, a potência prescrita, se for a primeira ou uma prescrição posterior e, finalmente, o tipo de remédio.

As crianças parecem ter um grau de funcionamento vital e metabólico muito mais rápido do que as pessoas de mais idade. Do ponto de vista biológico, podemos dizer que um minuto para eles representa uma hora para nós, enquanto para a pessoa mais velha, uma hora parece ser apenas um minuto (para a eternidade, um século não é mais que um dia). Essa maior intensidade da atividade vital nas crianças reflete-se, entre outras coisas, num índice respiratório e circulatório mais elevado e temperatura mais alta, enquanto as atividades intelectuais permanecem num relativo segundo plano. Inversamente, em idade mais avançada, as forças da vida e do metabolismo parecem se converter nas faculdades da consciência com a conseqüente desaceleração e diminuição dos ritmos biológicos e regenerativos.

Assim, o efeito de um remédio, apesar de ter a mesma duração em termos do que chamaríamos de "tempo biológico", parece ser consumido mais rapidamente na criança e mais lentamente na pessoa idosa em função do nosso tempo "padrão". Em conseqüência, as crianças necessitam muitas vezes de prescrições mais freqüentes e os mais velhos prescrições menos freqüentes, comparados ao adulto médio.

O mesmo conceito de "tempo biológico" pode ser aplicado às diversas condições clínicas e aos tipos de personalidade. Quanto mais rápida for a atividade biológica mais rapidamente aparecerá e também desaparecerá o efeito do remédio. Os estados febris exigem muitas vezes repetições horárias; nas emergências mais agudas, poderá se repetir até em minutos. Os estados crônicos de desenvolvimento gradual respondem lentamente e requerem prescrições pouco freqüentes.

Um padrão análogo emerge ao compararmos os vários tipos constitucionais. Uma pessoa colérica, com um ritmo de vida acelerado, requer mais remédios durante o mesmo espaço de tempo que uma pessoa apática ou fleumática. Considerando que os próprios remédios se ajustam às personalidades e condições, não ficaríamos surpresos se drogas como *Acônito* ou *Nux vomica*, que combinam com tipos coléricos ou febres agudas, têm geralmente, mas nem sempre, uma ação rápida embora mais curta do que, digamos, o *Lycopodium* ou *Hydrastis*, que se adaptam às pessoas vagarosas, cautelosas ou a estados de debilidade, cronicidade ou velhice.

Quanto mais profunda a camada constitucional afetada, mais lento será o compasso biológico ao qual se move e, também, a necessidade e tolerância das repetições será menos freqüente. A profundidade do remédio sugere, portanto, também o período de duração. A maioria dos remédios minerais é mais profunda e, portanto, mais lenta que as drogas de ervas e animais. Do mesmo modo, quanto mais alta a potência tanto mais profundo e, conseqüentemente, mais prolongado o seu efeito.

Às vezes a primeira prescrição atua apenas por um período relativamente curto, preparando o caminho para a próxima dose, a qual, apesar da mesma potência, poderá atuar por muito mais tempo. Provavelmente por causa dessa experiência, Hahnemann desenvolveu seu método de adicionar (*plussing*), que em alguns casos de reação atrasada provou ser extremamente útil.

Em média, a primeira prescrição de 200 poderá durar apenas uma semana, mas a segunda ou terceira dose deverá agir por cerca de um mês, e as dinamizações mais altas até por mais tempo. Se, contudo, 50M ou CM, que foram atingidos através de uma elevação gradativa da potência e deveriam agir por um período de vários meses, não se aproximarem do tempo previsto, teremos de considerar a possibilidade da existência de algum obstáculo à cura ou então uma irreversível degradação dos tecidos; se estas forem improváveis, deveremos questionar o acerto da nossa prescrição. O caso de apendicite crônica, mencionado anteriormente, que na superfície mostrava aspectos de *Lycopodium* exigiu repetições de *Lycopodium* a cada sete ou dez dias. Por outro lado, após uma melhor avaliação da totalidade, o *Carbo animalis* obteve uma resposta de vários meses para uma única dose.

4. Quando um remédio causou uma resposta geral satisfatória, porém deixa de agir novamente, mesmo numa potência mais alta ou mais baixa quando a condição do paciente assim exigir, há necessi-

dade de uma nova prescrição. É muito raro que um caso crônico seja completamente curado por apenas um remédio. Ainda assim, uma mera mudança de sintomas não justifica um remédio diferente, desde que o estado geral do paciente apresente melhora e a mudança seguir na direção da cura de Hering. Somente quando o estado geral não melhorar e o mesmo remédio, mesmo que em outra potência, deixar de provocar uma resposta é que deverá ser feita nova prescrição, embora os sintomas sejam os mesmos que antes. É necessário entendermos claramente este paradoxo: mudança de sintomas pode não justificar a mudança do remédio (desde que o progresso geral seja satisfatório). Entretanto, os mesmos sintomas podem exigir um remédio diferente (se as condições gerais não apresentarem melhora na repetição).

Mas como escolher um novo remédio enquanto os sintomas nos quais baseamos nossa primeira (agora invalidada) prescrição ainda continuam os mesmos? Para esse dilema o conhecimento dos relacionamentos complementares será de grande ajuda. Não devemos cair no erro de receitar um medicamento rotineiramente, só porque está listado como complementar. Daremos apenas uma primeira consideração aos medicamentos complementares ao reestudarmos o caso. Veremos, então, com freqüência, que os principais sintomas se adaptam a vários medicamentos, dentre os quais podemos escolher o mais indicado. No caso de apendicite crônica, já mencionado, após o *Carbo animalis* ter completado seu trabalho e não ter conseguido manter-se, foi indicada a *Sepia* para: fraqueza, depressão, medo, desejo de estar só, piorando ao anoitecer e com pressão de roupas, melhorando com o calor; todos esses sintomas se encontram também sob *Carbo animalis* e *Lycopodium*.

O repertório de Boeninghausen tem uma seção pouco usada sobre relacionamentos de remédios, que é especialmente útil para essa finalidade. Sob o título do último remédio eficaz, e agora sem efeito, pode-se selecionar os medicamentos mais intimamente relacionados, aplicando-se o método de análise de repertório.

Sra. A., 41 anos. Estado maníaco-depressivo. Recentemente recebeu alta de uma instituição estadual onde passou seis meses, durante a fase depressiva. Atualmente apresenta-se levemente maníaca mas bastante razoável e ciente de sua condição. Ditatorial, irritável, demonstra aversão às pessoas, dificuldade de concentração, tristeza antes das menstruações, menstruações escassas e curtas, obesa, não suporta ser tocada, falta de calor vital. Sensação de sufocamento na garganta, desejos de comida salgada, tonturas, sono profundo. Dormência das extremidades superiores. Atordoamento durante o dia. *Conium* C200 — C10M obteve boa resposta durante cinco meses, falhando na repetição. *Calcarea carbonica* e *Natrum muriático* sem resultado. Após a compilação, o *Conium* ainda parece ser o indicado. Foi consultada a seção de remédios afins de Boeninghausen, sob *Conium*.

Compilando os grupos mente, sono, sonhos e sensações, surgiram dezesseis remédios dos quais foram estudados *Cannabis indica*, *Opium* e *Phosphoric acidum*. Nenhum desses havia aparecido pelo método de Kent. Após novo interrogatório, a paciente forneceu um histórico de exaustão anterior causada por excesso de bebida e trabalho, quando foi indicado o *Phosphoric acidum*. Recuperação total e absoluta. Após quatro anos, a paciente ainda está em observação. Nesse meio tempo, ela perdeu o marido repentinamente, contudo não só agüentou o forte choque sem perder o controle, mas assumiu também a inteira responsabilidade de se sustentar a si e aos filhos, lecionando.

Não raro, a atuação do medicamento complementar, a partir do ponto em que a primeira prescrição deixou de agir, também deixa de fazer efeito. Novamente deverá ser encontrado um medicamento afim ou o paciente poderá requerer o medicamento original. Alguns casos parecem seguir num círculo constante, ou numa espiral, com três a quatro medicamentos em ciclos de várias repetições de cada vez, retornando ao primeiro até completar o ciclo, apresentando constante melhora durante essa seqüência. Em outros casos, o medicamento claramente indicado não terá qualquer efeito a não ser que seja precedido por um outro remédio que lhe seja afim, que aparentemente remova o obstáculo constitucional básico.

Sr. T., 38 anos. Sinusite crônica, corrimento nasal grosso e amarelo; tipo intelectual alto, magro, irritável, zangado e crítico; cansa facilmente, transpiração intensa que causa manchas. Pior à noite, com tempo frio e úmido; friorento, mas sente necessidade de ar livre. *Sulphur* sem resultado; *Silicia* traz alívio satisfatório, porém seu efeito cessa após dois meses. Reinicia-se o progresso com *Tuberculinum* durante cinco meses, depois cessa. *Syphilinum* agora produz a maior reação, mantendo-se por oito meses. Tenta-se então *Silicia*, *Tuberculinum*, *Phosphorus*, *Sulphur*, *Hepar* sem nenhum efeito. Finalmente, o progresso é retomado com *Aurum sulph.* (melhor ao ar livre, pior com frio e à noite, crítico, aversão às pessoas, e o tipo *Sulphur* com *miasma sifilítico*). Após quatro meses, o paciente voltou a necessitar de *Silicia* completando o ciclo; no entanto, após seis meses de progresso com *Silicia*, o *Sulphur* é exigido e, apesar de não ter sido eficaz no início, resulta numa resposta espetacular.

Srta. K, 10 anos. Alta, magra, lenta. Pálpebras avermelhadas, estados subfebris, leucorréia, intensa transpiração, peso abaixo do normal, desejosa por comida muito temperada. *Sulphur* não atua até ser precedida, durante um ano, por *Calcarea Phosphorica* e doses ocasionais de *Tuberculinum*. É interessante notar que na análise repertorial o *Sulphur*, *Phosphorus* e *Calcarea* estavam na liderança, no entanto nenhum deles provocou reação no início. Somente com a combinação de *Calcarea* e *Phosphorus* dentre os sais, obteve-se uma reação que preparou o terreno para o remédio final, constitucional, o *Sulphur*.

Naturalmente, esse caso apresentou problemas desconcertantes ao médico. Às vezes uma ligeira acentuação dos sintomas mentais ou das modalidades podem nos indicar qual a direção que devemos tomar. Quando não houver nenhuma alteração no quadro de sintomas e o nosso melhor remédio não atuar na repetição, nossa engenhosidade estará enfrentando uma dura prova. O conhecimento profundo da matéria médica, junto com o uso cuidadoso do repertório, mais o tempo suficiente para reestudar o caso, serão sempre as premissas indispensáveis para nossa decisão. Contudo, quando a balança não pender para nenhum lado, apontando com a mesma firmeza para vários medicamentos, sem que nenhum deles tenha qualquer preponderância, exige-se um método objetivo para a sua escolha . Os medicamentos mais prováveis podem ser testados nos reflexos autônomos do paciente, conforme descrito por Stearns (Stearns and Evia, *Uma Nova Síntese*, 1942).

A prova da pupila, ou reflexos kinesiológicos podem facilmente fazer parte da rotina do consultório. Com um pouco de experiência, aumentará em muito a precisão das prescrições.

Existem, naturalmente, muitas situações além dessa que apresentam problemas desconcertantes. Quando o homeopata falha, raramente encontrará consolo na atitude muito comum dos médicos de que a ciência desconhece a resposta para a condição que o desafia. As possibilidades inerentes à homeopatia são tão ilimitadas que nós, como indivíduos, estamos muito aquém delas. Por outro lado, por esta mesma razão não devemos nunca aceitar nossos malogros como algo inalterável. Esforço constante poderá estreitar as margens dos nossos fracassos, embora o velho provérbio latino: *Ars longa, vita brevis* — A arte é longa, a vida é breve — permaneça verdadeiro.

A PSICOSSOMÁTICA

Durante as últimas décadas, a chamada psicogênese foi devidamente estabelecida em pelo menos alguns estados de distúrbios fisiológicos. As provas homeopáticas demonstraram que desequilíbrios fisiológicos específicos são acompanhados por mudanças no equilíbrio emocional que indicam uma certa especificidade ampla para com certas desordens induzidas por medicamentos.

O médico homeopata aprendeu a usar os sintomas mentais (na realidade as alterações observadas nas respostas da maioria pertencem ao emocional e não ao mental) como auxiliares na busca do *simillimum* no tratamento de condições físicas, comumente classificadas como desordens somáticas. Isso se baseia no raciocínio de que essa prova é acompanhada por alterações emocionais que operam numa unidade funcional demonstrável com as emoções.

Mas como explicar o chamado distúrbio psicogênico? Como é que funciona o *simillimum* nesses casos e quais direções, se é que existe alguma, podem ser tomadas para manejar o caso no tratamento de neuroses, psicoses e os sintomas físicos que os acompanham? Onde traçar a linha entre a prescrição de um remédio ou de uma psicoterapia? Tentaremos nesta oportunidade fazer um breve debate, com base em alguns exemplos clínicos típicos, escolhidos mais ou menos aleatoriamente dentre os casos para os quais uso tanto o *simillimum* quanto to a psicoterapia analítica.

Caso 1 — Uma senhora idosa com eczema aquoso espalhando-se sobre os dois pés, pernas, coxas, com crosta, violenta coceira, piora ao lavar-se e com o calor. Constitucionalmente essa paciente era um caso típico de *Sulphur*, pesadona, gorda, suorenta com pele oleosa, sendo que seus variados sintomas agudos e crônicos tinham, até então, reagido bem ao *Sulphur*. O *Sulphur*, portanto, parecia claramente o mais indicado, embora, claramente também, não tivesse causado nenhum benefício. Foram feitas algumas infrutíferas tenta-

194

tivas de prescrição, que foram logo abandonadas por falta de sintomas que apontassem em outra direção que não o *Sulphur*. Em vez disso, conversei com ela sobre sua vida pessoal. Imediatamente contou-me que antes do aparecimento do seu problema cutâneo, sua irmã havia sido internada num hospital estadual. Isso causou nela profunda humilhação e mágoa; enquanto contava-me isso, hesitando nas palavras, não pôde reprimir as lágrimas. Receitei-lhe imediatamente *Natrum muriaticum*; a despeito de sua obesidade, duas doses de 200 e uma de 1M foram suficientes para livrá-la do problema. Mesmo que não se pense inicialmente em *Natrum muriaticum* nos casos de eczema, nem tampouco em pessoas obesas, ele, no entanto, contém em alto grau o eczema (*raw eczema*) e é o indicado em males que se seguem a situações humilhantes e à mágoa.

Caso 2 — Em contraste, lembro-me de uma senhora de meia-idade com acne muito pronunciada e deformante no rosto. Ela tomava *Sepia* e *Natrum muriaticum* para seus vários males constitucionais e agudos. Todos respondiam prontamente aos remédios, menos a acne. Devido à crescente pressão dos problemas pessoais, foi iniciada psicoterapia analítica. Ao trabalhar com seus sonhos, veio à tona uma forte preocupação inconsciente e um senso de vergonha por ser judia. Durante a adolescência sofrera intensamente com a discriminação e sentiu que devia esconder o fato ao se candidatar a empregos para "livrar a cara". Nessa época surgiu a erupção facial, persistindo durante vinte anos, a despeito do *simillimum*, até que os sentimentos reprimidos foram trazidos à tona. Somente então, sem outra prescrição, houve melhora na erupção facial. Para as outras condições intercorrentes, foram mantidos a *Sepia* e o *Natrum muriaticum*.

Caso 3 — Um jovem de 18 anos queixa-se de um recorrente inchaço da garganta que o impede de engolir, causando sufocamento. Sente o ângulo do maxilar inchado e dolorido. Tem sensações como de protuberâncias no crânio e sente também o aparecimento de saliências longitudinais no mesmo. Sente ainda como se os ossos da pélvis tivessem mudado de forma e estrutura, como se sua energia estivesse desaparecendo; apesar do intenso esgotamento, não consegue dormir; receia estar com uma doença incurável. Não havia qualquer evidência física que corroborasse os sintomas; temos aqui uma severa neurose de ansiedade. Prescrições anteriores dadas por colegas experientes foram em vão; parecia-me também não existir nenhum remédio que se adequasse ao caso. Tivemos uma entrevista de duas horas no curso da qual um sonho trouxe à tona o que realmente o preocupava. Ele sentia-se ameaçado pelos fortes desejos sexuais, os quais se determinara manter sob rígido controle. Quanto mais rigidamente os reprimia mais cresciam e o torturavam. Desviando sua mente dos desejos, surgiram as síndromes de ansiedade que se projetaram sobre os sintomas apresentados previamente; novamente na linguagem típica do simbolismo corporal, afetando a área pélvica e a cabeça (as duas áreas em conflito) e a disfagia retratando a inútil tentativa de "engolir" seu conflito. Contudo, esses sintomas foram inúteis para a prescrição. Os sintomas utilizados foram os mentais, baseados no que a análise do seu sonho revelara: males decorrentes da vergonha, sonhos e ilusões amorosas, partes aumentadas do corpo, sonolência porém incapaz de dormir, supersensibilidade, espasmos na garganta, violenta excitação sexual. O remédio foi o *Opium* administrado nas potências de 200 a 1M. Juntamente com uma eficaz e franca conversa sobre a necessidade de dar ao corpo o que este necessita, a situação foi resolvida.

Caso 4 — O próximo caso é de uma mulher com séria depressão climatérica, com extremo medo de qualquer responsabilidade, chorando e se desesperando sempre que se trate de assumir qualquer responsabilidade, como receber visitas, dar recepções etc. Queria fugir, esconder-se de tudo. A paciente era do tipo *Phosphorus,* refinada, bem-educada, supersensível, tranqüila, reservada e disciplinada, não demonstrando as emoções que agora a têm em seu poder. Havia também sérios sintomas reumáticos e eczemas crônicos. Os resultados das prescrições foram indiferentes e por fim teve que ser hospitalizada em estado de profunda letargia; foi aplicada terapia de choque. Depois disso ela voltou a me procurar. Ela estava um pouco menos deprimida que nos piores dias, porém em estado de torpor que geralmente se segue à terapia de choque. A tentativa de análise não levou muito longe, mas possibilitou pelo menos torná-la consciente, bem como os seus médicos, do fato de que, por baixo da superfície de uma pessoa supersensível, refinada, culta e superdisciplinada, existia um vulcão em ebulição, um temperamento violento, cheio de ressentimento e hostilidade. O temperamento vulcânico indica *Magnesium.* A superfície refinada significa *Phosphorus. Magnesium phosphoricum* em todos os graus de potência a partir de 200 a CM, durante longos períodos, junto com alguns *insights* adquiridos, proporcionaram-lhe as condições de enfrentar a vida e pelo menos um mínimo de responsabilidade.

O último caso mostra uma interessante combinação de modalidade determinantes. Tratava-se de uma senhora solteira que vivia uma vida reclusa e virtuosa, cuidando de sua sobrinha, que era bastante liberada e vivia à solta bebendo e divertindo-se com homens. Apesar de dedicar-se e preocupar-se com essa criança problemática, sua sobrinha, nossa paciente vivenciava através dela o que a sua própria vida havia lhe negado. Já próxima da idade crítica, a "má" sobrinha subitamente deixou-a para casar-se, indo viver noutra parte do país. O vazio em que de repente se transformou sua vida e atravessando ao mesmo tempo a fase do climatério resultaram num sério desequilíbrio emocional: ficou deprimida e caiu na rua quebrando a cabeça do fêmur; após a intervenção cirúrgica e cerca de dois meses de hospitalização, ficou com um defeito que persistiu, deixando-a manca. Podemos dizer que foi essa a sua maneira de colapso nervoso; acidentes ocorrem freqüentemente como tentativas de suicídio inconscientes. O defeito da perna melhorava com calor, piorava ao levantar, melhorando com movimento continuado; reagiu lentamente à *Sepia,* que já a ajudara em várias ocasiões anteriores. Agora, à medida que seu ciclo menstrual diminuía, desenvolveu-se uma desagradável cistopatia com micção intensamente dolorosa, mais de natureza espástica que inflamatória. Piora antes das regras e melhora com o início do fluxo menstrual. Seu estado emocional era de irritável depressão. Não é raro o aparecimento de patologia urinária nas mulheres em conseqüência de tensões emocionais reprimidas, especialmente tensão sexual. Em termos de sintomas gerais, temos agora um quadro de irritabilidade depressiva, oligomenorréia, piorando antes e melhorando depois do início das regras; é friorenta; melhora com o calor e ao movimentar-se, especialmente ao ar livre, apresenta repressão emocional e sexual, queixas do climatério, artrite traumática, irritação urinária.

Fica-se vacilando entre *Lachesis* e *Pulsatilla* e talvez alguns traços de *Arnica,* porque nenhuma delas se ajusta inteiramente ao quadro. A totalidade do medicamento é encontrada no *Aristolochia clematis:* irritabilidade depressiva, menopausa e amenorréia, patologia geniturinária e traumática, freqüentemente cistite traumática, piora antes e melhora com o início da menstruação e secreções livres, artrite, reumatismo, melhor com menstruação, friorenta, melhor com calor, com movimento, melhor ao ar livre.

Os casos selecionados apresentam uma evidente interação psicossomática e que na resposta terapêutica demonstraram todas as reações possíveis, desde a total refratariedade ao *simillimum,* exigindo, pelo contrário, a psicoterapia, até a resposta imediata ao remédio sem qualquer elucidação psicoterapêutica. Entre esses pólos extremos estão os casos em que a resposta ao remédio é insatisfatória até que a exploração psicológica aconteça. A exploração psicológica confronta o médico com *insights* no mecanismo psicodinâmico e que são essenciais para a adequada seleção do remédio ou proporcionam auxílio direto ao paciente através do alívio daquelas tensões emocionais que bloqueiam a resposta ao remédio.

Não existe uma maneira racional de se chegar *prima facie* a um diagnóstico diferencial entre desordens somatogênicas e psicogênicas. O caminho prático é *ex remedio,* qualquer um que possa ajudar.

Em nosso último caso, a depressão seria somatogênica devido à menopausa ou seria a patologia da menopausa psicogênica? Teria a cistite uma origem traumática, ou seriam a fratura e a cistite psicogênicas? As alucinações corporais dos jovens seriam psicogênicas ou seriam estados obsessivos e as depressões da puberdade somatogênicas? Seria o corpo o nível mais profundo do inconsciente ou seria a psique o nível mais elevado de diferenciação biológica? Podemos nos dedicar a esse tipo de exercício indefinidamente e não perceber que a questão toda reside numa divisão *a priori* dualista em corpo e mente daquilo que é em essência uma unidade funcional, manifestando-se à nossa experiência sensorial como dualisticamente separadas.

Tertium non datur: a inexplicável totalidade individual encarnada em corpo e alma, o Archeus de Paracelsus, o corpo "sutil" do místico, ou seja como o queiram chamar, não é observável diretamente. Pode ser descrito ou circunscrito, mas não definido.

O problema da psicossomática surge apenas em função do controle mais prático de uma situação individual, isto é, se é o remédio ou a exploração psicológica, ou uma combinação dos dois, o meio mais eficaz. Naturalmente, um remédio é mais simples, requer menos tempo e é mais barato que a psicoterapia. E, no entanto, quando esta for a indicação óbvia, é um desperdício gastar nosso tempo e o dinheiro do paciente na procura de um remédio que não tem nenhuma possibilidade de ajudar.

Através dos anos e da minha própria experiência, cheguei a uma diferenciação prognóstica que eu chamaria de *lei das modalidades.* Considerei a natureza, preponderância ou ausência de modalidades para indicar a direção do tratamento terapêutico e o provável prognóstico. Uma preponderância de modalidades mentais e emocionais indica a necessidade de psicoterapia, enquanto a preponderância de modalidades físicas torna o remédio mais indicado. Quanto menos modalidades houver, tanto mais difícil o prognóstico em qualquer direção. Observem, por favor, que eu digo *modalidades* e não *sintomas mentais.* Um caso poderá apresentar muitos sintomas mentais e no entanto poucas — ou nenhuma — modalidades emocionais. As modalidades não são meramente características, ou sintomas, ou sinais concomitantes, mas são *condições de melhora e agravamento.* Elas indicam o grau de fixação ou alterabilidade e, conseqüentemente, a possibilidade de reação do organismo e da patologia. Elas indicam a posição do problema terapêutico no processo vital no seu todo,

198

deficiências, super-reatividade ou hipersensibilidade ou estabilidade, falta de reação ou insensibilidade. Entre esses dois pólos se encontra a reatividade terapêutica adequada e a capacidade de crescimento e mudança através de provações e sofrimento.

A preponderância de modalidades físicas faz com que procure o remédio; a preponderância de modalidades emocionais leva-me a explorar o fundo psicológico inconsciente. Poucas modalidades fazem-me sacudir a cabeça. Os sintomas e características mentais devem ser considerados quando e se, dada a presença de modalidades físicas, um remédio deve ser selecionado. Conseqüentemente, os *sintomas* mentais, diferentemente das *modalidades* mentais, não contribuem para determinar se um remédio deve ser usado, mas sim *qual* remédio, se for o caso. Por exemplo, no temperamento depressivo e perverso do *Lachesis,* o medicamento será indicado somente quando os males do paciente piorarem pelo sono, pela estação do ano etc. Se o estado temperamental por si fizer surgir as agravações sem reação física, em outras palavras, quando tivermos apenas o temperamento e a patologia do *Lachesis,* sem muitos sinais biológicos de reações físicas do tipo *Lachesis,* da minha parte não esperaria muito, nem efeitos duradouros do remédio. Nesse caso o chamado à consciência e à realização deverá ter prioridade.

IMPACIÊNCIA: UM DIAGNÓSTICO DIFERENCIAL

Os medicamentos mais importantes dentre os oitenta e dois relacionados por Kent sob o título IMPACIÊNCIA são: *Aconitum, Arsenicum, Aurum, Bryonia, Calcarea carbonica, Chamomilla, Colocynthis, Hepar, Ignatia, Iodum, Kali carbonicum, Lachesis, Lycopodium, Medorrhinum, Natrum muriaticum, Nux vomica, Platinum, Psorinum, Pulsatilla, Rhus toxicodendrum, Sepia, Silicia, Staphisagria, Sulphur.*

Argentum nitricum não é mencionado por Kent mas, certamente, deverá ser acrescido à lista, totalizando vinte e cinco remédios para um diagnóstico diferencial.

Como justificar a prática de seguirmos sintomas mentais na seleção de remédios para doenças físicas? Nossa experiência demonstrou que os "mentais" têm freqüentemente uma dominante importância na determinação do remédio que representa o semelhante, na totalidade do complexo de sintomas da condição do paciente. Além de justificar nosso método de seleção do remédio, o fato também sugere que, provavelmente, as atitudes mentais são de suma importância para o estabelecimento do próprio complexo psicossomático, que representa a doença. Ao estudar, além da química anormal, as atitudes mentais dos doentes, podemos obter uma visão mais profunda no funcionamento dos acontecimentos patológicos.

De uma forma experimental, as provas demonstram que cada sintoma constitucional provoca o surgimento de sintomas mentais. Por outro lado, a pesquisa da psicossomática moderna mostrou conclusivamente que as atitudes mentais e emocionais têm profunda influência no funcionamento fisiológico.

Desse modo, a impaciência, o sistema escolhido para discussão, deve ser visto como a expressão dos distúrbios das funções somáticas, como também um fato que pode causar, por si mesmo, patologia somática. A exigência terapêutica no primeiro caso pode levar a uma diferenciação de remédios por meio de seus sintomas mentais; o segundo aspecto exige um trabalho de autodesenvolvimento interno e de psicoterapia. Somente se tivermos em vista estes dois lados é que poderemos nos considerar bons médicos e não apenas bons "receitadores".

No nível físico, a cura só pode ser realizada quando a manifestação da doença não for suprimida pelo *contrário,* mas se for confrontada pelo semelhante, ou seja, o complexo de energias exógeno, análogo. De forma análoga, também ao nível psicológico, a supressão pelo *contrário* não resultará na cura. No caso específico da impaciência, a abordagem contrária, de mera autodisciplina ou autosugestão, resultará apenas em ocultar o distúrbio. A abordagem do semelhante psicológico consiste na confrontação com os elementos conflitantes do inconsciente, levando a uma gradual compreensão e a uma integração consciente de uma personalidade mais ampla e profunda. A técnica dessa abordagem evoluiu para além da estreiteza unilateral da abordagem freudiana, através da escola da psicologia analítica de C.G. Jung.

Sendo que o objetivo desse nosso encontro é o instrumento homeopático, nossa atenção focalizará a tarefa mencionada em primeiro lugar, que é a diferenciação dos remédios caracterizados por impaciência.

O sintoma se presta ao uso prático na prescrição quando é encontrado em grau relativamente relevante; pode então ser considerado como tendo uma posição chave no distúrbio total. Desde que um determinado traço apresente um relativo equilíbrio e esteja integrado no funcionamento do todo, não é patogenético. Até certo ponto, todos são impacientes ou indolentes, irritáveis ou temerosos etc. Conseqüentemente, para o propósito de seleção de remédio, o sintoma tem valor somente quando:

1. Unilateralmente relevante em quantidade (intensidade), como numa pessoa excessivamente impaciente ou numa pessoa tranqüila que, ao contrário de sua disposição normal, é tomada por aguda impaciência.
2. Quando o sintoma é um fator distintivo em virtude de sua importância qualitativa, não quantitativa. Uma pessoa pode não ser excessivamente impaciente, contudo sua impaciência pode ser bastante característica e peculiarmente distintiva em função de sua personalidade.

No primeiro caso, devemos escolher entre os remédios comparativamente agudos com forte impaciência (*Aconitum, Arsenicum,*

201

Bryonia, Chamomilla, Colocynthis, Ignatia, Lachesis, Nux vomica, Rhus toxicodendron) e também entre aqueles que, dentro de um aspecto mais constitucional, possuam o sintoma num grau bem marcante (*Arsenicum, Hepar, Ignatia, Iodum, Lachesis, Medorrhinum, Nux vomica, Sepia, Sulphur*).

Na avaliação mais qualitativa do caso 2, lidamos com tipos constitucionais mais amplos, sendo a impaciência apenas um dos sintomas qualificativos (*Argentum nitricum, Arsenicum, Aurum, Calcarea, Hepar, Ignatia, Iodum, Kali carbonicum, Lachesis, Lycopodium, Medorrhinum, Natrum muriaticum, Nux vomica, Platinum, Psorinum, Pulsatilla, Sepia, Silicia, Staphisagria, Sulphur*).

Devemos ter em mente, entretanto, que para efeito didático estamos traçando uma linha divisória onde, na realidade, existem apenas transições fluidas. Portanto, a divisão dos remédios em agudos e crônicos nunca deverá se tornar um conceito rígido.

Em nosso diagnóstico diferencial devemos, dessa vez, nos limitar expressa e deliberadamente a uma investigação dos vários tipos de impaciência à medida que emergirem da totalidade da composição psicológica do paciente. Por razões de tempo e espaço, apenas os pontos principais mais pertinentes podem ser dados; deixaremos de considerar todos os demais sintomas que, desnecessário lembrar, devem ser efetivamente considerados na seleção clínica. Este estudo especializado de uma estreita área é oferecido como um adendo e não em substituição a um estudo profundo da ampla totalidade do remédio.

Uma avaliação da personalidade psicológica deve fazer parte da rotina da tomada de um caso. Especialmente quando houver carência de um suficiente número de generalidades e modalidades sobre o qual basear uma prescrição adequada, podemos tirar o máximo proveito de uma avaliação do tipo psicológico.

ACONITUM

No paciente que necessita de *Aconitum,* a impaciência brota de um estado de medo, pânico ou susto. Ele implora com veemência e impaciência que se faça algo para impedir a catástrofe que julga iminente. Embora indicado nos casos muito agudos, não deve ser esquecido nos estados crônicos que se desenvolvem após susto ou choque.

ARSENICUM

Também o *Arsenicum* é indicado quando a impaciência se originar de uma ansiedade subjacente, seja consciente ou inconsciente. A personalidade do *Arsenicum* é superexigente, supercrítica e supersensível, exigindo esforços tanto da pessoa como daqueles que a rodeiam, sem dó e sem cessar; essa personalidade foi muito acertadamente comparada a um cavalo de corrida. Enquanto a ansiedade do *Aconitum* é associada com o assalto violento da mais aguda congestão sobre um tipo hiperastênico, o estado do *Arsenicum* pode ser descrito de forma mais adequada, como fraqueza irritante com intranqüilidade angustiante, terminando em extrema prostração, encontrável mais freqüentemente no tipo astênico.

RHUS TOXICODENDRON

A impaciência da *Rhus tox.* origina-se também de irritante inquietação. Enquanto o *Arsenicum* é obcecado e enlouquecido pela sua inquietação, o estado da *Rhus tox.* é mais passivo, é uma impaciência, uma apreensão mais submissa. Pode ser ilustrado como exemplo, pelo fato de que o paciente de *Arsenicum* é levado a ir de cama em cama ou de quarto em quarto, enquanto o paciente de *Rhus* rola e se debate, porém permanece na cama.

CHAMOMILLA

Chamomilla fica num estado frenético, supersensível ao desconforto e à dor, incapaz de suportar alguém ou alguma coisa e controlar seu temperamento descortês. Nada se move com suficiente rapidez, nada é feito convenientemente; tudo é rejeitado assim que terminado, segundo as rápidas mudanças e os caprichosos desejos do paciente.

COLOCYNTHIS

Mentalmente, Colocynthis já ultrapassou a pior fase quando você o encontra; já se acalmou e está sofrendo as conseqüências físicas de sua raiva. Enquanto a *Chamomilla* pode mostrar-lhe a porta à simples aproximação, *Colocynthis* oculta sua exasperação; ele não a revela a não ser que o questionem sobre isso. Sua impaciência nasce da raiva e da humilhação.

NUX VOMICA

A impaciência da *Nux vom.* pode ser menos aguda, contudo é bastante profunda, habitual e permanente. O tipo *Nux* é nosso bem conhecido contemporâneo, o supercivilizado habitante da cidade, o superintelectual ou o mentalmente superexcitado e estafado advogado ou contador, um funcionário tirânico, meticuloso, exigente, crítico, exasperante, supersensível, nervoso e sujeito a incontroláveis acessos temperamentais.

BRYONIA

Quando a raiva, irritação e a impaciência não encontram sua expressão através de explosões, mas permanecem lentamente roendo e corroendo internamente ou completamente inconscientes, desenvolve-se o estado tenso e rígido da *Bryonia*. Como um urso lambendo suas patas, quer que o deixem em paz; ele rosna e mostra os dentes se alguém o perturbar. Enquanto a *Nux vomica* é um tipo refinado, até mesmo super-refinado, entregando-se (e adoecendo) a intricados jogos mentais e aos prazeres da mesa, *Bryonia* tende a ser uma espécie mais prosaica, preocupada com negócios, a bolsa de ações e o pão nosso de cada dia: ele se preocupa com quantidade e não com qualidade. Assim, seu sofrimento deriva de negócios malsucedidos e da gula.

Partindo dos remédios "agudos", somos levados gradativamente a descrever os estados constitucionais mais amplos nos medicamentos que se seguem.

IGNATIA

A impaciência da *Ignatia* surge de confusão emocional. Ela se encontra num impasse de emoções contraditórias ou emoções que conflitam com as exigências da realidade. São geralmente pessoas refinadas, bem-educadas e cultas, de disposição gentil; os pacientes de *Ignatia* estão tomados por tempestades emocionais, dor pela perda de um ente querido, ou alguma desilusão amorosa. Tensos, magoados, sentem-se abandonados e apaixonados, são capazes de ações estranhas e explosões passionais. Sua impaciência, originária desse estado supertenso, quase histérico, expressa as desesperadas tentativas de se libertar da rede em que se sentem presas.

LACHESIS

No *Lachesis* a nota principal é repressão física, mental e emocional. A paixão mais profunda, quando lhe negam expressão, está sujeita a perverter-se, transformando-se no veneno do ódio, da crueldade e do ciúme. Emoções inconscientes reprimidas, como espíritos malignos corroendo internamente, não permitem a paz ou a tranqüilidade, resultando na inquietação, impaciência, suspeita e ansiedade de *Lachesis*.

SEPIA

Enquanto o *Lachesis* é caracterizado por repressão geral, a *Sepia* tende mais especificamente à frustração ou à inibição das qualidades femininas. Os pacientes de *Sepia* são fortemente emocionais, no entanto são reprimidos em seus afetos e sua sexualidade. O quadro do amor pervertido em raiva, inveja, ciúme e ódio, acompanhado de inquietação e impaciência é, portanto, bastante parecido ao *Lachesis*. Contudo, no *Lachesis* o instinto pervertido tende a assumir um domínio impiedoso e permanente; na *Sepia,* a qualidade feminina, apesar de obscurecida e frustrada, consegue de alguma forma manter a mulher gentil e dócil, por mais que elas se ressintam e tentem esconder esse fato.

MEDORRHINUM

O estado mental de *Medorrhinum* pode ser descrito como o de alguém desamparado, sendo impelido por um pânico inconsciente.

É como se uma função protetora da vida interior tivesse se degradado, tornando a paciente uma presa desamparada das ondas de ansiedade, inquietude e apressada impaciência. As forças mentais podem falhar gradualmente, enquanto a incontrolável e inquietante angústia, alternando entre excessiva languidez e exaustão, podem adquirir um caráter quase obsessivo.

ARGENTUM NITRICUM

De maneira muito parecida, o *Argentum nitricum* é uma pessoa tomada de ansiedade, pressa e preocupação. Todavia, enquanto o estado mental do *Medorrhinum,* o nosódio, parece fazer efeito impedindo e paralisando a vitalidade, a prata, o metal, afeta primeiramente as funções nervosas. Ambos, o *Medorrhinum* e o *Argentum nitr.* têm o sintoma do pressentimento. O *Medorrhinum,* com funções vitais profundamente desorganizadas, mostra um estado alterado de consciência que pressente, muitas vezes corretamente, acontecimentos futuros ainda desconhecidos. O *Argentum nitr.* é representado pelo tipo do trabalhador intelectual tenso, enervado, ou pelo ator já desgastado e ultrapassado que, tomado de pânico interior, encontra desculpas para suas deficiências. Ele exauriu suas funções mentais normais e perdeu sua autoconfiança. Sua antecipação é em direção aos acontecimentos conhecidos e esperados mais que os ainda desconhecidos. Seguindo o padrão neurótico, sua capacidade de pressentir é transformada em sintomas físicos.

IODUM

Encontramos outra personalidade impulsionada pela inquietação e a impaciência no *Iodum.* Aqui a inquietação nos parece ser do tipo motor. Ele tem que estar constantemente em atividade e em movimento. Mesmo a sua ansiedade toma a forma de medo de algum desastre iminente, que exija alguma forma de ação. Nessa inquietação motora, pela qual o paciente literalmente se queima, podemos reconhecer facilmente o tireoidismo manifesto ou oculto.

SULPHUR

Sulphur, o rei dos antipsóricos, também está sempre em movimento e cheio de iniciativas. Os alquimistas chamavam o *Sulphur* de: "criador de mil coisas", "o calor e a força de todas as coisas", e o "fermento que dá vida, inteligência e cor aos corpos imperfeitos". Assim, a personalidade do *Sulphur,* agindo como catalisador, sente-se na necessidade de manter as coisas e as pessoas em ação; ele deve sempre tomar a iniciativa para evitar que as coisas se tornem estagnadas. Está sempre cheio de idéias novas, muitas vezes brilhantes, embora seja pouco eficiente quanto ao planejamento sistemático e execução. *Sulphur* é impaciente com os que o rodeiam, com o mundo lento que não tem capacidade de acompanhar a velocidade

205

e os vôos de sua imaginação. Tem sempre uma pronta sugestão do que deve ser feito para qualquer problema que se apresente, porém, infelizmente não pode desperdiçar seu precioso tempo em ele próprio fazê-lo; e, no entanto, este mundo ingrato parece nunca apreciar suficientemente o seu gênio. Que mais lhe resta senão impacientar-se?

PSORINUM

Comparável ao estado do Sulphur com um denominador negativo, o nosódio antipsórico tem a atividade do *Sulphur*, mas é totalmente destituído de energia vital que o ampare. Existe a mesma impaciente agitação, mas falta-lhe o sentido otimista da realização. Ao invés de ir em frente com entusiasmo, o *Psorinum* se mantém, inquietamente ocupado. Cheio de pessimismo e desespero, ele espera fracassar em todas suas empreitadas e teme acabar num asilo.

HEPAR

No *Hepar,* o fogo do *Sulphur* acha-se modificado pela *Calcárea* indefesa e estagnada. Disso resulta um estado peculiar de hiper-sensibilidade, de lerdeza irritável, pontuada de erupções vulcânicas de ira e rancor. A impaciência do *Hepar* tem as características de impetuosidade e violência, de explosões temperamentais de alguém que não atura qualquer oposição, dor ou fato desagradável.

No próximo grupo de medicamentos, a impaciência está mais próxima de ser um fator qualitativo do que quantitativamente marcante em sua intensidade.

CALCÁREA CARBONICA

O paciente típico da *Calcárea* pode ser comparado a uma ostra sem a concha; ele representa um organismo indefeso, lasso, faltando-lhe organização interior e defesa exterior. Exaure-se facilmente, é fraco, lerdo e indiferente, sem iniciativa, incapaz de se dedicar a qualquer tarefa ou concentração mental. Esse estado indefeso e de fraqueza cria ansiedade e um estado nervoso de preocupação e impaciência.

SILÍCIA

Comparando-a com a falta da concha protetora e organização interior da Calcárea, podemos descrever a *Silícia* como bem organizada porém destituída de fibra, haste ou firmeza (Silícia é o principal componente mineral dos tecidos fibrosos e das hastes). A *Silícia* tende a ser um tipo muito ordeiro, sempre bem arrumado, porém retraído e tímido, sem autoconfiança, sempre na expectativa de um fracasso. Tornam-se irritáveis e impacientes quando muito pressionados, agredidos ou provocados.

206

PULSATILLA

Quando encontramos falta de resistência (força, vigor), não nas profundezas da personalidade, mas na forma mais superficial de instabilidade e mutabilidade emocionais, a *Pulsatilla*, a anêmona-dos-prados (freqüentemente a forma aguda da *Silicia*), pode ser indicada. São inconstantes, irresolutos, impressionáveis, tipos bastante superficiais, sempre necessitando de apoio emocional e de simpatia. Seus estados mentais e físicos estão sujeitos a freqüentes e rápidas mudanças, com avanços e retrocessos, indo da doçura complacente à irritabilidade e agitada impaciência.

KALI CARBONICUM

Kali carb. representa uma instabilidade mutável, que lembra muitas vezes o estado mental da *Pulsatilla*. A condição do *Kali carb.* parece fazer parte de um estado geral de baixa energia vital, com perturbação do funcionamento adrenal e vagotonia. O paciente é caprichoso, contraditório, dado a discussões, temeroso e ansioso. Ele é impaciente já que seus mutáveis caprichos não podem ser satisfeitos imediatamente.

LYCOPODIUM

Lycopodium apresenta uma tendência desproporcional ao favorecimento do equilíbrio intelectual, às custas de uma vida emocional atrofiada e das energias puramente vitais. Estes pacientes são bastante introvertidos e freqüentemente não são tipos sociáveis; externamente são talvez arrogantes e dominadores; internamente são inseguros, cheios de temores e com senso de inferioridade. Irritabilidade e impaciência são as expressões desse precário desequilíbrio de sua vida interior.

NATRUM MURIATICUM

Também os pacientes do *Natrum mur.* são excessivamente introvertidos, como os do *Lycopodium*, mas o seu desequilíbrio se origina da hipertrofia das emoções mais que do intelecto. Seu estado é de isolamento emocional, seja ele por auto-imposição ou por força das circunstâncias, como pela perda de entes queridos e tristeza; eles se ressentem violenta e impacientemente de qualquer invasão do círculo do seu solitário isolamento e introversão.

AURUM

O paciente do *Aurum* é também solitário e depressivo. Ele arca com o peso de responsabilidades reais ou imaginárias, auto-impostas ou determinadas pelas circunstâncias. É dado a auto-acusações, a remoer seus problemas, à depressão melancólica, pessimismo desesperançado e a impaciente e agitada ansiedade.

PLATINA

Enquanto a tendência do *Aurum* é o de depreciar e humilhar

seu ego em relação ao que ele sente que deveria ter atingido, *Platina* se engrandece e menospreza seu ambiente. Ele se entrega a um suposto senso de superioridade e ignora tudo que não se enquadre nos padrões de sua pretensão. Em função de sua sede de poder, as demais emoções e instintos são sacrificados e reprimidos, resultando numa perversão de sua vida sexual e instintiva, com uma irritabilidade e impaciência que, por vezes, atinge um caráter histérico.

STAPHISAGRIA

A *Staphisagria* também tende a aumentar a sua importância, embora muitas vezes não tenha consciência disso. É muito auto-indulgente e não se nega a satisfazer suas necessidades emocionais e sexuais. Sendo muito sensível à opinião que os outros possam ter dele, em relação à sua aparência artificialmente mantida, torna-se um alvo fácil a ofensas à sua vaidade, mas que não são admitidas nem devem ser notadas pelos outros. O preço para manter essa estrutura artificial é pago em tensão, histeria, espasticidade e impaciente irritabilidade.

CIRURGIA: UMA ATITUDE DA MEDICINA ATUAL

Nos últimos cem anos a cirurgia avançou rapidamente. Da posição menos importante, desenvolveu-se no ramo mais evoluído da medicina. De um modo geral, a opinião pública identifica o médico bem-sucedido com o cirurgião. E essa crescente admiração pela cirurgia revela uma atitude mental bem característica da nossa época.

A cirurgia, hoje em dia, não é utilizada somente para corrigir os danos causados por ferimentos, porém, em grau cada vez maior, no tratamento de doenças. Observem, no entanto, que existe uma diferença fundamental entre esses dois campos de aplicação. As conseqüências dos ferimentos são desarranjos mecânicos de partes de um organismo sadio, e é óbvio que para se corrigir essas condições os meios mecânicos se façam necessários. A cirurgia, nesse caso, é construtiva.

Na doença, o caso é diferente. Aqui o distúrbio não é de natureza mecânica e a causa não é externa. A infecção tem sido ocasionalmente considerada de origem externa, mas suficientes evidências foram acumuladas para provar que depende inteiramente da "resistência" do organismo para que a infecção se instale ou não. Um indivíduo sem "disposição" para infecções pode se expor a bactérias patogênicas sem sofrer qualquer mal. Inúmeros médicos e enfermeiros passam por epidemias sem nada sofrer. Quando uma infecção já se instalou, a experiência já demonstrou freqüentemente que se pode combatê-la mais eficazmente, independente de medidas bactericidas, através do fortalecimento das forças repelentes e de recuperação do corpo. Um organismo com a saúde em perfeito equilíbrio vive na presença constante da maioria dos microorganismos sem se deixar afetar. Somente uma perturbação vinda de fora o torna vulnerável à infecção.

A explicação que se dá geralmente quanto a utilidade da cirurgia no tratamento de doenças é que o organismo humano é uma máquina mecanoquímica muito complicada. Cada órgão é comparado a uma parte de uma máquina. A doença é considerada como uma falha do funcionamento de uma destas partes, seja ela causada por dano externo ou desgaste interno. As partes danificadas de uma máquina devem ser retiradas ou trocadas. Essa solução é imitada pela terapia da remoção e substituição cirúrgica.

Para determinados processos do organismo humano admitem-se explicações puramente mecânicas e químicas. Por outro lado, muitos processos no organismo vivo agem ao contrário das leis químicas e mecânicas da natureza inerte. Quando a orelha cortada (desmembrada) de um coelho é mergulhada numa mistura de pepsina e ácido hidroclorídrico, igual a que se encontra no estômago, ela é prontamente dissolvida e digerida. Quando a orelha não cortada de um animal vivo é imersa na mesma mistura, nada lhe acontece. O organismo vivo anula e cancela o ataque químico.

Podemos estudar reações que acontecem única e exclusivamente de acordo com as lei da química externa em órgãos que tenham sido removidos do corpo e estão, portanto, em processo de desintegração, ou então quando o organismo todo está morto. Nesses casos, as forças mecânicas e químicas da natureza externa causam a decomposição e desintegração do corpo. Por outro lado, as atividades vitais do corpo humano têm a tendência de anular, até mesmo de se opor ativamente às leis químicas e mecânicas da natureza externa. Nenhuma máquina possui o dom da vida ou de produzir vida. Em contrapartida, é necessário que algumas forças antivida atuem até certo ponto também em nós, causando a lenta desintegração que faz parte da idade e conduz à morte.

A observação íntima mostra que tudo que tem a ver com sentimento e consciência tende a promover esses processos de desintegração. Uma das razões de nos sentirmos refeitos e fortalecidos após dormir é que as forças destruidoras da consciência não estão ativas durante o sono e o pólo oposto da vitalidade pode desenvolver o processo de regeneração. Por outro lado, sem essas forças destruidoras da consciência o homem estaria sempre dormindo e não seria um ser humano completo.

Existe uma polaridade no nosso organismo entre o contínuo processo de desintegração que segue e expressa a lei da química externa e as forças que promovem a vida e a reprodução. O equilíbrio entre esses dois extremos representa a saúde. Qualquer perturbação do delicado equilíbrio entre esses dois pólos interfere na saúde. As forças vitais podem ser enfraquecidas por um modo de vida inadequado, hábitos alimentares, efeitos climáticos etc. As doenças também podem ser provocadas quando os processos de decomposição são intensificados pelas influências da vida psíquica. Preocupações, tristeza ou alta tensão, medo e ódio, ou mesmo as dificuldades interiores de uma personalidade em desenvolvimento podem causar doenças.

Uma vez compreendidos esses fatores, fica óbvio que as mudanças estruturais anormais encontradas em órgãos enfermos são antes conseqüências ao invés de causas dos distúrbios. São os produtos finais de uma metamorfose que se inicia com alteração na função e só gradativamente resulta em mudanças na química e na estrutura orgânica.

Qual seria então o efeito da remoção cirúrgica de uma parte anormal? É óbvio que não elimina nem as causas da doença, nem a própria doença, mas elimina apenas o resultado da doença. Até onde isso possa representar um fator de perturbação às outras partes, algum alívio imediato poderá se seguir à cirurgia e se, de fato, o distúrbio tenha se tornado perigoso, a vida do paciente estará salva temporariamente. Entretanto, o distúrbio básico permanece. Se nada for feito por outros métodos para erradicá-lo, esse distúrbio básico poderá evoluir para novas e maiores formas de destruição.

Seu avanço parece seguir certas regras bem definidas que são o reverso das Leis de Cura de Hering. Toda desordem afeta em primeiro lugar os órgãos menos vitais, a pele e as partes periféricas. Às vezes tem-se a impressão que o estado patológico tenta criar uma porta de saída por onde eliminar seu refugo ao manter uma inflamação ou uma descarga contínua através de uma abertura do corpo. Quando for tolhido nessa expressão primária através da remoção cirúrgica ou do tratamento local, a condição básica, ainda existente, muda-se para um novo local de manifestação. Tendo sido removida a parte menos vital, um órgão mais importante será afetado a seguir. Quando a lesão periférica for fechada, inicia-se uma desordem interna mais profunda. Quem vê na doença apenas um distúrbio isolado de uma das partes da "máquina", não repara nessas ligações. É freqüente diagnosticar o que se supõe seja uma nova condição quando não passa de uma manifestação mais insidiosa do antigo mal. Um novo feito cirúrgico pode então ser recomendado, criando-se um círculo vicioso que só poderá levar para mais destruição.

Mesmo que não se leve em conta a possível progressão da doença para partes mais vitais, não se deve considerar a remoção de um órgão de forma leviana. Do modo como esse assunto é geralmente discutido, tem-se a impressão de que alguns órgãos do nosso corpo não têm qualquer função e é melhor retirá-los o quanto antes — como, por exemplo, o apêndice e as amígdalas.

Mas será que algum órgão possa ser desnecessário? A própria idéia não será absurda? Observando a natureza e o cosmos, verificamos com respeito e admiração a grandeza e a profunda sabedoria em toda a criação. Existem ainda muitas coisas que não entendemos, porém cada nova descoberta serve para comprovar essa abrangente sabedoria. É, portanto, com humildade que um estudioso da natureza deve abordar fenômenos desconhecidos; e não podemos deixar de sentir que é uma atitude arrogante declarar levianamente que uma parte desse complicado e mais sábio membro da criação, a organização humana, seja desnecessária somente porque nossos limitados meios de comprovação não podem explicar sua função. É característico da atual atitude da ciência supor que tudo aquilo que não se revela prontamente aos nossos métodos mecânicos seja insignificante e inconseqüente. Existe pouca vontade de elucidar-se acontecimentos e efeitos que são revelados somente através de observação mais sutil.

A remoção de qualquer órgão não pode deixar de ter conseqüências perturbadoras. Estas podem surgir muitos anos depois e manifestar-se como perturbações em regiões remotas e de natureza aparentemente diversa da condição original. A ligação de fases aparentemente desconexas da mesma perturbação exige um método de observação dos mais pacientes, requintados, beirando quase o artístico. E é justamente esta atitude de reverência, esta capacidade de observar a organização humana como a maior obra de arte de toda a criação que falta à pesquisa científica em nossos dias.

Tudo isso pode parecer como a total condenação da cirurgia em função das doenças. Devemos, portanto, sublinhar que a cirurgia tem seu lugar no tratamento de doenças. Além de ser indicada quando uma parte doente perturba outras partes (conforme já observamos), ela é freqüentemente necessária para se criar uma abertura pela qual o pus possa ser liberado. Além disso, justifica-se quando não houver mais nenhum outro recurso, quando a destruição progrediu a tal ponto que a cura é impossível, ou quando estivermos perante uma condição eminentemente perigosa. A cirurgia deve então ser considerada, por sua própria natureza, não como um meio de se curar a doença, mas como uma ajuda necessária no prolongamento da vida do paciente quando a doença tenha se tornado incurável.

É interessante notar que, enquanto hoje a tendência é de identificar o médico bem-sucedido ao cirurgião, no passado fazia-se a distinção entre o médico que tratasse do caso e o cirurgião que fosse remover o incurável. O uso, ainda hoje, do título "médico e cirurgião" indica que deve ter havido uma clara distinção. Em contraste à nossa atitude atual, antigamente a cirurgia não gozava de alto conceito e, em conseqüência, era menos desenvolvida que a medicina.

212

Hoje explica-se esse baixo nível de desenvolvimento da cirurgia de antigamente como decorrência da inexistência de anestesia, tornando certas cirurgias maiores impraticáveis. No entanto, não se trata disso. As drogas anestésicas e soporíferas eram conhecidas mesmo nos tempos mais remotos e, de uma forma ou outra, a anestesia podia ser induzida, embora não com tanta freqüência e nem com o alto grau de perfeição atuais. Um estudioso da medicina medieval e, mais especialmente, da Antigüidade, fica imaginando se a falta de habilidade em anestesia e cirurgia não se devia ao fato de que os médicos e curandeiros daquela época não as praticavam por sentirem que sua verdadeira missão era a de curar com as forças interiores e não a de mutilar. Hipócrates, o "pai da medicina", foi o último discípulo importante dos antigos centros de cura e que possuía, aparentemente, uma ampla visão instintiva dos poderes das ervas, dos minerais e metais. Contudo, além dessa abordagem instintiva não havia ainda uma compreensão científica real. Nos séculos que se seguiram, um tradicionalismo imprudente tomou conta da medicina. Uma crescente confusão e um abuso irracional das drogas e dos venenos atingiu seu clímax durante os séculos XVII e XVIII. Os métodos de pesquisa científica abriram as portas da ciência natural e puseram um fim a esse intolerável caos. Com esse objetivo, Samuel Hahnemann, através do seu preciso método de experimentação de cada medicamento em seres humano sadios, estabeleceu o exato relacionamento entre cada medicamento e o estado de doença que ela pode curar. Este relacionamento está resumido na "Lei dos Semelhantes" que forma a base da homeopatia. Todavia, até o presente momento, a maioria dos médicos recusa-se até a investigar as descobertas de Hahnemann e limitam suas experiências a animais e órgãos isolados ou extirpados. Eles perdem de vista o fato de que um organismo vivo, portador de uma personalidade consciente, é um todo inseparável e diferente de um órgão isolado que se encontra em estado de decomposição ou de uma cobaia que tem uma estrutura corpo-alma inteiramente diferente. Comparados aos experimentos homeopáticos em provadores humanos, as experiências com animais são inexatas e pouco confiáveis. Elas informam apenas as propriedades tóxicas mais primárias das substâncias medicinais, garantindo seu uso para a supressão de sintomas isolados, mas não para uma cura harmoniosa do distúrbio psicossomático alma-corpo como um todo, e que está na base de toda doença.

A moderna medicina alopática prima pelo uso do diagnóstico casuístico — e conduz ao niilismo terapêutico. Não é de admirar que o cirurgião conquistou triunfalmente o campo do qual o médico abdicou. Existirá ainda esperança de a medicina voltar a ser a ciência e a arte de curar e não a arte de mutilar? Somente o reconhecimento da necessidade da observação paciente do que está por trás dos acontecimentos puramente mecânicos e químicos pode fazer face a este desafio. A homeopatia desenvolveu o método experimental cientificamente exato, que dá início a esse novo entendimento do homem como a unidade integrada do corpo, da alma e do espírito — uma plena realização da medicina psicossomática. Está nas mãos das futuras gerações abdicarem do brilho das luzes da sala de operações e retomarem o trabalho silencioso do curador de pacientes.

4.ª PARTE

ESTUDO DE CASOS

DIÁTESES ALÉRGICAS

Os dois casos apresentados a seguir foram escolhidos pelo fato de seus remédios curativos serem relativamente menos conhecidos e insuficientemente experimentados mas, não obstante, contarem com uma ampla margem constitucional de atuação.

O primeiro aconteceu com um menino de quatro anos de idade com ataques recorrentes e graves de asma brônquica. Por duas vezes no passado tinha sido hospitalizado com estado de mal asmático e broncopneumonia. Sua compleição é escura e gorducha, lívida e pálida com pele seca. Causa uma impressão de lentidão e apatia, cansa-se muito facilmente mas também se irrita com muita rapidez; é muito emotivo e sensível. O quadro piora no inverno, com chocolate e, principalmente, com leite, de que ele não gosta; piora também com tempo úmido. Transpira com facilidade, especialmente nas mãos e na cabeça.

Durante um certo tempo seu quadro melhorou com *Calcarea carbonica*. Depois a tendência asmática retornou e deixou de reagir a repetições e potências mais altas de *Calcarea carbonica*.

A prescrição então foi *Viscum album* 200. No auge de um ataque agudo de asma, *Viscum* se mostrou o intercorrente necessário. Controlou as exacerbações agudas. *Calcarea carbonica* novamente atuou como proteção constitucional, reduzindo gradualmente a intensidade do início dos ataques. Os próprios ataques pediam *Viscum album*. O uso complementar de *Calcarea,* a nível crônico, e de *Viscum,* a nível agudo, normalizou aos poucos o problema.

A tradução de *Viscum album* na experimentação apareceu na edição de maio-junho de 1960 do *Journal of the American Institute of Homeopathy*. Repito aqui simplesmente os pontos mais característicos de sua sintomatologia. *Viscum album* é um medicamento espástico adequado a perturbações espásticas, emocionais e nervosas, aplicável numa ampla gama de pessoas hipersensíveis. O paciente *Vis-*

cum é triste, cansado, sente-se desgastado, é apático mas ao mesmo tempo inquieto, hipersensível a ruídos, tem aversão por pessoas, quer ser deixado a sós, não consegue reagir adequadamente às pessoas. Há uma tendência a chegar aos extremos: hiperestimulação, capacidade intensa, quase que maníaca, de reagir, assim como, mais freqüentemente, uma hipersensibilidade depressiva. Vertigem é um sintoma-guia. Junto com as *Magnesias, Mandragora, Phosphorus* e *Conium maculatum, Viscum é um dos mais importantes remédios na vertigem.* Seus sintomas pioram à noite. Tem uma distinta afinidade orgânica com as perturbações neurovegetativas, particularmente as relativas aos sistemas circulatório e respiratório. Deveria ser considerada em primeiro lugar na *tosse espástica* com dispnéia e irritação, na *asma brônquica,* na *angina pectoris,* em problemas das coronárias, nas neuroses cardíacas, nas perturbações cardíacas de origem emocional, como a taquicardia paroxística e, possivelmente, em quaisquer outras interferências funcionais ou orgânicas com inervação cardíaca.

O segundo caso é o de uma garota de 15 anos, alérgica a batom. Sempre que usava batom seus lábios rachavam e a pele ficava ressecada, além de surgir uma erupção cutânea em torno dos lábios. Sofria também de rinite vasomotora, de comichão e irritação da conjuntiva. Isto porém não a incomodava. Mas a impossibilidade de usar batom representava para ela uma tragédia pessoal.

Ela é esguia, de aparência quase que transparente, compleição escura, olhos grandes, muito sensível, excitável. Há uma tendência a resfriar-se com facilidade. É muito friorenta. Tende a sentir-se enjoada. Tem cólicas menstruais e dores nas pernas que "crescem".

O primeiro remédio prescrito foi *Phosphorus;* surtiu efeito moderado mas não permanente. Foi seguido por *Psorinum* que teve um efeito igualmente insignificante. O caso foi então reestudado e prescreveu-se *Thyreoidinun C 200* que, em potências variadas, mostrou-se o remédio indicado que cobriu adequada e satisfatoriamente a sintomatologia.

Gostaria de rever brevemente a sintomatologia de *Thyreoidinum* que, embora não adequadamente conhecido, é um remédio constitucional do mais amplo espectro, quando usado em forma potencializada.

Os pacientes *Thyreoidinum* são friorentos; só raramente têm sangue quente. São de formação esguia, temperamento nervoso, olhos saltados. O remédio não é, porém, contra-indicado para pessoas gordas. O paciente *Thyreoidinum* tem rosto balofo e uma tendência a edemas angioneuróticos, a urticária, asma e eczema. Em outras palavras, *Thyreoidinum* potencializado cobre a constituição alérgica, angioneurótica e vasomotora em suas variadas manifestações. As pessoas que precisam de *Thyreoidinum* têm desajustes nervosos e emocionais e mostram perturbações do equilíbrio vasomotor, bem como tendências histéricas e alérgicas.

Nos ataques convulsivos de recém-nascidos, nos vômitos de bebês após o parto (às vezes com icterícia), nos vômitos e diarréias provenientes da dentição e no marasmo infantil, é um remédio pertinente. É indicado para as decorrências de exageros sexuais, para os efeitos de desajustes na função sexual, para queixas incidentais e perturbações menstruais e agravadas por estas ou para irregularidade menstrual. Portanto, enquadra-se com os sintomas da puberdade e da menopausa, com os distúrbios mentais da puberdade e da menopausa e também com os que se seguem ao parto.

Nas condições acima citadas, quando o remédio habitual aparentemente indicado deixa de agir, pode-se usar *Thyreoidinum*. É o nosódio para as constituições de tipo alérgico, histérico e as predispostas a distúrbios vasomotores de natureza emocional.

INDICAÇÕES NOVAS OU ESQUECIDAS DE TUBERCULINUM

S.B., 3 anos. Otite média purulenta bilateral. Apesar da descarga contínua pelos dois ouvidos, continua a dor e a febre por volta dos 38°. Apresenta melhora com aplicações quentes; a secreção é amarela e pegajosa. A criança é clara, loira e rechonchuda; constitucionalmente apresenta pouco apetite, tendência a constipação e a um considerável suor na cabeça. Tendência a febres altas repetidas. Nos últimos seis meses anteriores ao início da presente enfermidade, a criança evoluiu em geral bem com *Calcarea carbonica* 200 a 1M; contudo, seu problema atual surgiu apesar de uma recente repetição de *Calcarea*. Rx: *Hepar sulphuris* 200; sem resposta. *Sulphur, Silicia, Pulsatilla* (a despeito da modalidade local) também não surtiram efeito. Um otorrinologista insiste em penicilina à base de óleo, 300.000 unidades; este medicamento é dado sem qualquer efeito considerável. É dado então uma dose única de *Bacillinum* 30. Há um súbito aumento de temperatura, persistente por algumas horas. Depois de 24 horas, a temperatura volta ao normal e a dor desaparece. Dois dias depois, não há mais secreção pelo ouvido e a recuperação final acontece.

Sr. E.S., 41 anos, cabeleireiro profissional. Eczema crônico em ambas as mãos, virilhas e pés. Testes de reação alérgica forneceram evidências conclusivas de que o problema é devido a uma alergia às tinturas que ele precisa usar no trabalho. Sempre que pára de usar as tinturas, sua pele fica limpa e seca. Quando retorna o trabalho, o eczema volta. Ele deseja se livrar desta hipersensibilidade. Os especialistas de pele e alergia por ele consultados anteriormente já lhe asseguraram que isto é impossível. Constitucionalmente, é esguio, de peito estreito, compleição lívida, temperamento sangüíneo, inquieto, sobressaltado, irritadiço e impaciente. Transpira abundantemente e se incomoda com o seu próprio cheiro. Sensível a correntes de ar com tendência a resfriados freqüentes e a sentir-se pior geralmente no inverno; sente os pés quentes como se estivessem queimando e gosta de deixá-los descoberto. Tem tendência a constipação, desejo de comer carne e alimentos fortemente temperados. Evidentemente, este é um caso nítido para *Sulphur*. Mas, infelizmente, *Sulphur* não surte qualquer efeito neste paciente.

Quando o medicamento aparentemente bem indicado deixa de agir, ensinam-nos a prescrever *Sulphur*. Mas então qual deve ser nossa prescrição quando, como neste caso, o próprio *Sulphur* é o medicamento aparentemente bem indicado? Com base na regra terapêutica, esboçada ao final deste artigo, dá-se *Tuberculinum*. A tarefa aparentemente impossível para este paciente é realizada. Várias doses de *Tuberculinum* devolvem-lhe uma pele razoavelmente normal, apesar de continuar usando as tinturas para cabelo.

O sr. W.G., de 47 anos, tem uma história de repetidos e severos ataques de vesícula biliar. Extremamente enfraquecido pelas cólicas que ocorrem freqüentemente, sugeriram-lhe que se submetesse a uma colicistectomia. Os ataques não manifestavam quaisquer sintomas característicos ou incomuns. É trabalhador braçal, baixo, atarracado, de estrutura sólida e quadrada e um pouco lento em suas respostas e reações. Transpira com facilidade, aprecia doces, sofre de constipação, mas tem um apetite excessivo, geralmente tem seus ataques por comer demais. Rx: *Calcarea carbonica,* que no intervalo de um ano foi de 200 a 10M. Nesse período, houve uma considerável melhora geral e também na freqüência e na intensidade de seus ataques que, finalmente, não ocorreram mais. Contudo, continua a incomodá-lo um considerável desconforto abdominal. E também persistem obstinadamente alguns sintomas novos, na forma de dores no cotovelo direito e na parte baixa das costas. Novamente prescrevemos *Tuberculinum,* obtendo a remoção completa dos sintomas biliares e também reumáticos.

Discutimos um caso de otite média aguda, de eczema crônico e de colecistopatia. Para nenhum deles, enquanto condições clínicas, pensaríamos em *Tuberculinum* como adequado, apesar do fato de haver na lista de Nosódios de Allen: "secreção de matéria amarelada pelos ouvidos, inchaço das glândulas em torno dos ouvidos, dores como câimbra no estômago e no abdômen, cólica com sede forte, dor em pontadas na região do fígado, sensação de intumescimento no abdômen, eczema, exsudação com comichão e sensação de queimação, formando crostas". Infelizmente, temos o hábito de pensar em *Tuberculinum* como remédio limitado aos vários transtornos do tipo tísico de constituição e, em particular, aos problemas torácicos.

Com base em minha experiência pessoal, *Tuberculinum* tem-se mostrado um policresto de primeira linha que, em média, é indicado tão freqüentemente quanto *Sepia, Nux vomica, Phosphorus, Pulsatilla* etc. Pode ser considerado como segundo remédio apenas em relação a *Sulphur*, na freqüência de solicitação. Uma vez que, como *Sulphur*, sua esfera patogenética parece cobrir praticamente todos os transtornos herdados pelo homem, não podemos prescrevê-lo primariamente à base de considerações clínicas, como também não o fazemos por exemplo com *Sulphur* ou *Sepia*. Problemas tão díspares clinicamente quanto artrite, febre do feno, cistite, pielite, hemorróidas, colicistopatia, dispepsia crônica, pneumonia, distúrbios da tireóide, otite média, ciática, enxaquecas, eczemas, foram sanados com a sua prescrição. É totalmente óbvio que uma prescrição bem-sucedida deste medicamento precisa ser baseada tanto nos aspectos mentais quanto nos elementos gcrais, da mesma forma como se procede para qualquer outro policresto. A dificuldade de se aplicar esta regra a *Tuberculinum* reside no fato de que tanto os *Repertórios* de Kent quanto de Boeninghausen, deram, na melhor das hipóteses, uma atenção muito reduzida a este medicamento e, por outro lado, nenhuma matéria médica individual apresenta um levantamento compreensivo e completamente abrangente da totalidade de seus sintomas. Embora o *Dicionário* de Clarke possa ser considerado como o trabalho que chega mais perto de um quadro compreensivo deste nosso medicamento, ainda é altamente aconselhável estudá-lo em várias e diversas fontes. Para darmos uma caracterização geral, na forma de uma única regra terapêutica, podemos dizer que, além dos sintomas já relacionados na matéria médica, *Tuberculinum* também participa da sintomatologia não só de *Phosphorus* como também, mas quase que ainda mais, da de *Sulphur* e *Calcarea carbonica*. Deveria ser axiomático considerar *Tuberculinum* como o remédio mais proximamente complementar a *Sulphur, Calcarea* e *Phosphorus*. Como regra terapêutica segura, e não para prescrições automáticas, evidentemente, mas visando antes a prioridade do estudo do remédio para cada caso, podemos estipular que qualquer caso que apresente os quadros de sintomas de *Sulphur, Calcarea* ou *Phosphorus*, e que, no entanto, deixem de reagir bem ao remédio aparentemente bem escolhido, podem ser considerados como casos para *Tuberculinum*.

NOSÓDIOS INTESTINAIS

Quando encontramos um paciente que não responde ao medicamento aparentemente bem indicado, consideramos sua falta de reação uma expressão de "psora", segundo o preceito hahnemanniano. Buscamos então uma prescrição "antipsórica" entre remédios como *Calcarea, Lycopodium, Sulphur, Carbo vegetabilis* etc. Contudo, o que devemos fazer num caso que, por seus próprios sintomas, desde seu aparecimento, exige claramente *Sulphur, Calcarea, Lycopodium*, ou qualquer outro destes medicamentos relacionados por Hahnemann como antipsóricos e que, porém, de maneira igualmente clara, deixam de lhe responder? Postula-se que, diante desta situação, exige-se a prescrição de um nosódio. Independente de crermos ou não na teoria dos miasmas de Hahnemann (as melhores teorias não passam de racionalizações temporárias de fatos enigmáticos), sabemos empiricamente que existe um relacionamento complementar entre os medicamentos; este conhecimento nos permite escolher uma segunda e terceira prescrições capazes de corrigir o fracasso do primeiro medicamento aparentemente bem indicado. A nível estritamente empírico, para dar alguns exemplos simples, temos relações complementares grupais entre *Mercúrio, Hepar sulphuris* e *Silicia; Mercúrio, Aurum, Kali iodatum* e *Ácido nítrico; Arsenicum album, Lachesis, Lycopodium* e *Hepar sulphuris*. Todos estes, por sua vez, estão relacionados complementarmente a *Syphilinum*.

Sepia, Thuja, Staphisagria, Ácido nítrico e *Argentum nitricum* estão novamente relacionados entre si assim como *Medorrhinum*.

Calcarea, Sulphur, Lycopodium, Magnesium, Sepia, Phosphorus, Kali carbonicum, Carbo vegetabilis, Graphites, Ácido nítrico, Causticum etc. representam uma família relacionada a *Tuberculinum, Psorinum, Streptococcinum* e aos nosódios intestinais.

O sr. H.S., 50 anos, vem se queixando nos últimos dez anos de gases e de distensão abdominal, discreta tendência a constipação, falta

222

de apetite, gengivas inchadas, odor bucal etc. Optou pelo vegetarianismo e é um arrematado hipocondríaco no sentido mais literal do termo. Idéias excêntricas, magro e desengonçado, curvado, pele ligeiramente suja. O exame gastrintestinal é negativo a nível clínico e de raios-x. *Sulphur* consegue um alívio apenas temporário. Finalmente, depois de quase perder a própria fé na capacidade de ajudá-lo, *Morgan* puro 200 resolve a situação. Desde então a melhora é permanente, necessitando de uma única prescrição por ano.

O sr. A.N., 50 anos, tem uma otite média antiga e recorrente no ouvido direito, com secreção fétida. Tendência a gripes cefálicas, a dores de cabeça congestivas occipitais, com vômito, que pioram com o odor de alimentos. Intensa fermentação e distensão intestinais. Pressão e pletora na região do fígado, comichão anal. História de pequenos cálculos rcnais à direita. Tendência a lumbago. Prefere doces, é sensível a roupas apertadas, é friorento mas sente-se melhor ao ar livre e quando em movimento. Os sintomas parecem apontar claramente para *Lycopodium*. Na realidade, *Lycopodium* sempre alivia de imediato mas, apesar de tentar-se toda a amplitude de potências, deixa de prevenir a recorrência destes transtornos. Também aqui *Morgan* puro 200 mostrou-se a ideal prescrição constitucional, cobrindo tanto as fases agudas quanto as crônicas.

A srs. H.H., 29 anos, sofre há seis anos de cólicas por cálculos biliares de severidade crescente. Perdeu aproximadamente cinco quilos nas últimas seis semanas. No momento, apresenta dores na região da vesícula biliar que começam, aproximadamente, 20 minutos após as refeições e se irradiam para o ombro direito. Grande distensão abdominal com eructações. Constipação com dependência de laxantes. As dores melhoram com aplicações quentes e depois de eructações. Deseja doces e gorduras, que agravam seus sintomas. É sensível à pressão de roupas em torno da cintura. A menstruação é atrasada e escassa; ela piora antes da menstruação. É mentalmente introvertida, de compleição escura, enbranquecimento precoce do cabelo, irritadiça e impaciente. *Lycopodium* em variadas potências obteve boa resposta mas não se conseguiu obter uma melhora permanente. *Morgan Gaertner* 200, quatro doses, em três meses, mudou completamente o quadro. No último ano e meio a paciente permaneceu completamente livre de qualquer distúrbio.

A sra. M.H., 27 anos, foi atendida a primeira vez há cinco anos, apresentando a queixa de resfriados sempre recorrentes, geralmente com febre. Começam na garganta e terminam no peito ou no nariz. História de broncopneumonia recente. Muito poucos sintomas individualizadores. A paciente é alta, pesada, feições razoáveis, loira de aparência algo lívida, mas mentalmente muito ativa. Friorenta, sente-se pior em locais úmidos e durante o inverno; apresenta desejo de doces e alimentos altamente condimentados. Os principais remédios eram *Calcarea carbonica* e *Sulphur*. Após dois anos, a severidade dos resfriados tinha diminuído consideravelmente, mas sua freqüência continuava a mesma. Em vista de uma resposta aparentemente insuficiente ao remédio obviamente indicado, foi lhe indicado um nosódio, mas nem *Tuberculinum* nem *Psorinum* foram úteis. Foi observado então que, muitas vezes, o início de um resfriado coincidia com halitose e constipação intensificada. Por meio destas pistas um tanto vagas, foi chamada a atenção para o trato intestinal como fator concomitante. *Sycotic co.* 200 mostrou-se a resposta constitucional ao problema e a libertou de sua vulnerabilidade a resfriados.

O aspecto principal dado por Paterson ("The Bowel Nosodes"; *The British Homeopathic Journal*, julho de 1950) para *Morgan* (Bach) é "congestão". "Espasmo" poderia ser justificadamente acrescentado. Esse medicamento abrange aquela gama de funções e de localizações que geralmente associamos a *Sulphur* e a *Lycopodium*. Suas mais destacadas localizações de ação são o sistema gastrintestinal (problemas de congestão, espásticos, biliares); o trato respiratório (bronquite, pneumonia, principalmente em crianças); pele (eczemas crônicos) e cabeça (dores de cabeça congestivas). Geralmente piora com calor, antes de tempestades com trovões, em veículos coletivos e com excitação. O tipo de personalidade é marcado por grande introspecção, ansiedade com respeito à própria saúde e depressão. Compartilha com *Lycopodium* o sintoma peculiar de aversão por companhia, mas o medo concomitante de ser deixado sozinho.

O subtipo *Morgan gaertner* parece mais provavelmente indicado na presença de uma colecistite real (segundo Paterson, também na nefrolitíase). Segundo minha experiência pessoal, a diferenciação de *Morgan* (Bach) e *Morgan* puro pode ser muito difícil, em certas ocasiões, sem a ajuda de um método objetivo de seleção do medicamento.

Para *Sycotic co.*, Paterson apresenta "irritabilidade" como aspecto principal. Talvez "hipersensibilidade" pudesse ser acrescido como descrição modificadora do fator que condiciona a irritabilidade. Medo do escuro, de estar só, emoções reprimidas. A irritabilidade também acontece fisicamente nas membranas sinoviais e mucosas. Traços constitucionais típicos são feições lívidas, ceráceas, anêmicas ou amarelada, com pele oleosa. Há uma pronunciada diátese exsudativa, que se manifesta em todos os tipos de alergias, inflamações e "resfriados". A mais próxima semelhança é com *Tuberculinum*. Paterson também menciona *Lycopodium*, *Thuja* e *Ácido nítrico*, como remédios constitucionais relacionados, mas enfatiza o fato de que o *Sycotic co.* deve ser considerado como medicamento pré-tuberculoso, correspondendo a uma tendência catarral.

MIASMAS CRÔNICOS

A teoria dos miasmas crônicos proposta por Hahnemann é uma de suas mais significativas contribuições para o enfrentamento da enfermidade crônica. No entanto, em vista de nosso nível atual de compreensão da patofisiologia, continua sendo também a mais obscura. Tem sido defrontada com uma oposição persistente, mesmo por parte de seus seguidores e, fora da homeopatia, tem sido ridicularizada. Segundo Hahnemann, a origem de todos os distúrbios crônicos reside em três "miasmas": psora, sicose e sífilis. Segundo o dicionário, miasmas são "emanações nocivas, de natureza imponderável". O próprio Hahnemann considerava a existência destes miasmas como inquestionável; realmente, para a medicina do século XVIII, eram entidades padrão, isentas da necessidade de definições mais precisas durante todo o tempo em que viveu.

No momento presente, entidades deste tipo parecem vagas demais e não-científicas. Aceitamos que, há duzentos anos, "miasmas nebulosos" tivessem sido postulados por falta de um conhecimento mais preciso, mas, em nosso tempo, foram identificados microorganismos definidos. Sífilis e gonorréia, além das várias condições "psóricas" da pele (principalmente a sarna), são causadas não por influências "miasmáticas" que afetam o funcionamento do corpo todo, mas por invasão de germes de infecções locais. Além disso, uma vez que para a maioria das doenças crônicas não se pode demonstrar a presença de quaisquer microorganismos, muito menos de natureza sifilítica ou gonorréica, o pressuposto de origem sifilítica ou gonorréica para aquelas é bastante absurdo em termos dos distúrbios mais inespecíficos. A crença de que miasmas causam doenças crônicas não parece inicialmente pouco mais promissora do que a crença nos efeitos deletérios que podem decorrer de bruxarias ou de "olho gordo".

O clínico homeopata pode questionar também — na ausência de um histórico de gonorréia, sífilis ou dermatite — se a origem psórica, sifilítica ou sicótica de um estado crônico não poderia simplesmente ser deduzida do fato de o transtorno responder satisfatoriamente a um dos remédios "antipsóricos", "antisifilíticos", ou "antisicóticos". É diante deste dilema que faremos uma reavaliação e uma retomada das evidências relativas aos miasmas crônicos.

Evidentemente, um problema resolvido por um medicamento classificado como antisicótico, como *Thuja*, não necessariamente precisa ser de natureza gonorréica, assim como uma resposta a *Mercúrio* não prova uma origem sifilítica para o problema. Contudo, quando um problema crônico responde a um nosódio como *Medorrhinum* ou *Syphilinum*, deve existir alguma ligação entre gonorréia ou sifílis e o problema daquele paciente. Pode, por conseguinte, mostrar-se útil enfrentarmos nosso problema valendo-nos das evidências clínicas fornecidas pela ação destes nosódios. Arbitrariamente escolheremos *Syphilinum* como exemplo.

Em suas experimentações com sujeitos saudáveis, *Syphilinum* produz sintomas que podem ser classificados em dois grupos. O primeiro (A) tem uma semelhança inquestionável com os sintomas da sífilis clínica, em seus vários estágios (úlceras de cancro, erupções de cor de cobre, dores noturnas nos ossos, cefalalgia etc.). No segundo grupo (B), de sintomas típicos de *Syphilinum* (medo da noite, perda de memória, predileção por álcool, ozena, úlceras nas amígdalas etc.), não podemos ainda constatar quaisquer evidências convincentes de sífilis clínica.

Os dois grupos de sintomas são produzidos por material que, em virtude de sua elevada atenuação como potência, não tem possibilidade de conter quaisquer espiroquetas. Tampouco podemos, por qualquer vôo da imaginação, classificar o distúrbio produzido pela experimentação do nosódio como "infeccioso". E, no entanto, não podemos negar que, no grupo de sintomas A, emerge um quadro parecido com sífilis desta atenuação não-material que consiste não de espiroquetas, e sim de uma energia dinâmica, realmente uma "emanação de natureza imponderável". Eis aí uma evidência experimental das emanações, bastante próxima à definição dada pelo dicionário ao "miasma" — emanações capazes de causar perturbação na saúde. Não estamos diante de fantasias meramente pré-científicas, e sim frente a fatos demonstráveis.

Qual é a natureza das condições patológicas produzidas desta forma? Tendo sido desencadeados por material sifilítico potencializado (o qual, neste caso, endossa a definição de miasma), os sintomas tanto do grupo A quanto do B são expressões de um experimentador saudável, acometido por um miasma sifilítico. Vemos, além disso, que a esfera de ação deste miasma inclui (neste grupo A de sintomas), mas também ultrapassa (com o grupo B) o que hoje definimos como sífilis clínica, isto é, os sintomas de uma infecção sifilítica.

Quando vemos um paciente que manifesta sintomas que, em sua totalidade, fazem pensar no grupo A, no grupo B, ou numa combinação de ambos, o medicamento será *Syphilinum*. Aconteceria a mesma coisa se o caso manifestasse uma grande semelhança com a totalidade de sintomas do grupo B. Isto significa que estamos em posição de classificar esta desordem como sifilítica, neste último caso, mesmo não havendo nenhum dado pessoal ou familiar de uma infecção sifilítica clínica? Se *Syphylinum* cura, pode alguém simplesmente descartar esse fato, considerando esse problema como uma doença inteiramente diferente, não-sifilítica, para a qual *Syphilinum* coincide ser o medicamento. Afinal de contas, qual é o *significado funcional* da fórmula homeopática fundamental, *similia similibus curentur* — "que os semelhantes curem os semelhantes"? Hahnemann estipulou-a como nada mais que uma regra de terapêutica prática. Ele não a declarou lei natural e nem se preocupou com uma explicação da dinâmica que se manifesta através da similitude.

Qual é realmente a relação entre os sintomas do experimentador e a enfermidade similar? Não podemos ainda dizer com segurança que um medicamento cura *porque* é capaz de produzir sintomas similares aos do paciente. O *similia similibus* não oferece qualquer explicação para a capacidade de curar; só explica *quando* o remédio pode curar, e não por que o faz. Este "por que" envolve a dinâmica básica da analogia na natureza; e, no entanto, estamos à deriva no que diz respeito a uma explanação. Realmente, temos evitado pensar no assunto. A física, por sua vez, nos fornece um fenômeno que pode nos ajudar a entender a questão; especificamente a interferência da luz ou, mais geralmente, os padrões de onda. Duas energias vibratórias de natureza *idêntica,* isto é, de freqüência e ritmo vibratório idênticos, mas de origens, direções ou fases diferentes, eliminam uma à outra quando se encontram. Este parece ser exatamente o fenômeno que encontramos pela frente quando a energia vibratória do medicamento potencializado neutraliza a energia vibratória da doença. Portanto, por analogia com o exemplo da física, podemos postular que a energia do medicamento deve ser de natureza, freqüência e ritmo vibratório, idêntica à energia da doença. Medicamento e doença só diferem em termos de fase, ou seja, origem e direção. A energia do remédio é de origem exógena, faz parte da natureza externa; a doença se origina no interior do paciente. Como Paracelsus, devemos falar de uma doença semelhante a mercúrio, a sífilis, ou a ouro; os metais ou nosódios na natureza representam a doença similar dentro do paciente. E podemos aceitar que é a expressão do miasma sifilítico no paciente, qualquer que seja a desordem que exiba sintomas *Syphilinum* curáveis por este nosódio, mesmo que não haja qualquer semelhança ou histórico envolvendo o que comumente chamamos de sífilis clínica.

Ao definirmos a esfera do miasma sifilítico em termos dos sintomas do nosódio e de medicamentos afins, percebemos que aquilo que costumávamos chamar de sífilis, em sentido clínico, não passa de uma pequena parte da totalidade de sua esfera miasmática. Freqüentemente encontramos sintomas miasmáticos em pacientes sem sífilis clínica, mas nunca encontramos sífilis clínica sem sintomas miasmáticos. Isto poderia não justificar a conclusão de o estado miasmático ser uma condição anterior, e a sífilis clínica ser secundária, incidental? Quando uma pessoa é constitucionalmente afetada por um miasma sifilítico, sicótico ou psórico, pode ser vítima de uma infecção por espiroquetas, gonococos ou qualquer um dos germes encontrados nas condições psóricas. A exposição a uma fonte discreta de infecção significa que algumas pessoas "vão pegar" a doença, mas não todos os que foram a ela expostos. Essa discrepância tem sido explicada por um fator até agora indefinido de resistência, ou por uma lesão de pele altamente hipotética. Sentimo-nos justificados ao pressupor que esta resistência depende, pelo menos em parte, de uma predisposição miasmática.

Por conseguinte, não é a sífilis, a gonorréia ou a sarna clínica que subjazem às doenças crônicas. Tampouco são elas, como pretendem nossas atuais teorias, infecções incidentais e meramente externas e locais. São, ao contrário, expressões de perturbações específicas, preexistentes, da energia vital do paciente. Qualquer influência que incorpore ou intensifique a influência miasmática, ou seja, de alguma outra forma, capaz de converter o estado crônico num estado agudo, produzirá o quadro clínico de sífilis, de gonorréia, ou de alguma das manifestações psóricas, criando desta forma um meio ambiente local adequado ao crescimento de germes, que, num estado não-miasmático, seriam repelidos. Talvez, como o demonstraram nossas experimentações, quando o impacto exógeno acontece de ser desproporcionalmente forte ou repetitivo, pode até mesmo incorporar o campo miasmático a um organismo que, em circunstâncias normais, não o "contrairia". Vemos este fenômeno nas epidemias e na resposta a "medicamentos epidêmicos", que refletem o miasma "presente".

No momento, não estamos em condição de definir a natureza dos miasmas senão afirmando que se parecem com uma energia que, na natureza externa, é representada pela força dinâmica de *Syphilinum, Medorrhinum, Psorinum, Mercúrio, Thuja, Sulphur* etc. Podemos asseverar também que podem passar a fazer parte de um organismo até então saudável de uma maneira parecida com o que acontece numa experimentação quando esta ultrapassa os limites indivi-

228

duais de tolerância. A antiga definição de miasma como emanação nociva de natureza imponderável ainda parece tão boa quanto as demais de origem mais recente.

Assim que admitimos que os sintomas do grupo A ou B são as verdadeiras expressões do miasma sifilítico, devemos aplicar este relacionamento a qualquer outro remédio que produza e cure estes sintomas. A similaridade entre a totalidade dos sintomas do paciente e do experimentador não é uma coincidência superficial e sim a expressão de uma identidade entre as energias básicas tanto do medicamento quanto da doença. Estamos assim em condições de concluir que, na medida em que *Syphilinum, Mercúrio, Aurum* ou outras substâncias compartilham sintomas reconhecidos como sifilíticos, também compatilham e expressam o miasma sifilítico.

Sífilis e sicose apresentam quadros de doenças relativamente simples, em comparação com a psora, que Hahnemann chamava de hidra das mil cabeças. Os princípios estipulados para aquelas, no entando, devem necessariamente ser válidos também para a psora, apesar de seu caráter múltiplo.

Os miasmas podem se expressar em manifestações agudas e periféricas da pele, órgãos genitais etc., e estes casos, como sabemos, oferecem os melhores prognósticos. Os casos mais difíceis de doenças crônicas são os que sofreram uma supressão das manifestações periféricas, ou nos quais estas nunca aconteceram: a psora, a sífilis ou a sicose insidiosas.

Enfim, o que são os miasmas? Tendo em vista sua analogia com os efeitos do medicamento potencializado e sua capacidade de serem incorporados (note-se que o efeito do medicamento pode ser incorporado também por substâncias não-vivas, como vidro, cortiça e grânulos de açúcar), podemos considerar que são campos estruturais ou arquetípicos de energia, que são vórtices de energia. São capazes de desestruturar a atividade vital mas, de um modo ou de outro, devem necessariamente ser também fatores que promovem integralmente a vida e a conscientização da constituição humana. Para mim, é insuficiente a classificação dos miasmas apenas como psora, sífilis e sicose. Precisam ser acrescidos pelo menos tuberculinismo e cancerinismo. Numa investigação mais criteriosa podemos encontrar outros mais. Efetivamente, uma pesquisa mais minuciosa sobre as "personalidades" dos miasmas continua sendo uma tarefa desafiadora que exige mais trabalho.

Impresso na

**press grafic
editora e gráfica ltda.**
Rua Barra do Tibagi, 444 - Bom Retiro
Cep 01128 - Telefone: 221-8317